Pränatale Diagnostik

Pränatale Diagnostik

Eine
Auseinandersetzung

Dietrich Berg
Patrick Boland
Rudolf Pfeiffer
Hans-Bernhard Wuermeling

Friedr. Vieweg & Sohn · Braunschweig/Wiesbaden

CIP-Titelaufnahme der Deutschen Bibliothek

Pränatale Diagnostik : eine Auseinandersetzung / Berg.... – Braunschweig; Wiesbaden:
Vieweg, 1989

NE: Berg, Dietrich [Hrsg.]

Herausgeber: Professor Dr. med. D. Berg, Amberg
Monsignore P. Boland, Bad Schwartau
Professor Dr. med. R. A. Pfeiffer, Erlangen
Professor Dr. med. H. B. Wuermeling, Erlangen

Die Wiedergabe von Gebrauchsnamen, Handelsnamen, Warenbezeichnungen usw. in
diesem Buch berechtigt auch ohne besondere Kennzeichnung nicht zu der Annahme, daß
solche Namen im Sinne der Warenzeichen- und Warenschutzgesetzgebung als frei zu
betrachten wären und daher von jedermann benutzt werden dürfen.

Der Verlag Vieweg ist ein Unternehmen der Verlagsgruppe Bertelsmann.

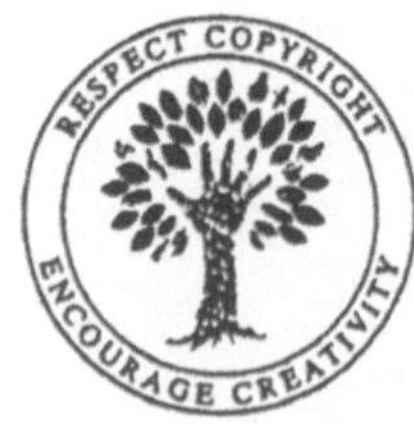

Konzeption und Realisation: Jürgen Weser, Gütersloh
Herstellung: Gütersloher Druckservice GmbH, Gütersloh

ISBN 978-3-663-01923-7   ISBN 978-3-663-01922-0 (eBook)
DOI 10.1007/978-3-663-01922-0

Inhaltsverzeichnis

Verzeichnis der Referenten

Professor Dr. W. Becker
Zentrum für Philosophie der Universität
Otto-Behagel-Straße, D-6300 Gießen

Professor Dr. D. Berg
Frauenklinik des Städt. Marienkrankenhauses
Mariahilfbergweg 6, D-8450 Amberg

Monsignore P. Boland
Geibelstraße 20, D-2409 Bad Schwartau

Professor Dr. G. Büschges
Sozialwissenschaftliches Institut der Universität
Findelgasse 7–9, D-8520 Erlangen

Dr.in U. Friedrich
Bartholin Bygningen Aarhus Universität
DK-8000 Aarhus C/Dänemark

Professor Dr. J. Gründel
Institut für Moraltheologie und christliche Sozialethik der Universität
Geschwister-Scholl-Platz 1, D-8000 München 22

Professor Dr. M. Hansmann
Universitäts-Frauenklinik
Sigmund-Freud-Straße 25, D-5300 Bonn

Ministerialrat Dr. G. Hirsch
Willibald-Popp-Straße, D-8900 Augsburg 21

Professor Dr. G. Jasper
Institut für politische Wissenschaften der Universität
Kochstraße 4, D-8520 Erlangen

Professor Dr. K. M. Laurence
Dept. Child Health
Cardiff CF 44 XN/England

Professor Dr. Z. Papp
Dept. Obstetr. Gynecol. University Medical School
H-4012 Debrecen/Ungarn

Professor Dr. R. A. Pfeiffer
Institut für Humangenetik und Anthropologie
Schwabachanlage 10, D-8520 Erlangen

Professor Dr. H. H. Ropers
Anthropogenetisch Instituut
Geert Grooteplein zuid 20, NL-6500 HW Nijmegen/Niederlande

Professor Dr. B. Rupprecht
Institut für Kunstgeschichte der Universität
Orangerie, D-8520 Erlangen

Professorin Dr. T. Schröder-Kurth
Institut für Humangenetik und Anthropologie
Im Neuenheimer Feld 328, D-6900 Heidelberg

Professor Dr. E. Schwinger
Institut für Humangenetik der MHL
Ratzeburger Allee 160, D-2400 Lübeck

Primarius Dr. A. Staudach
Landesfrauenklinik
Müllner Hauptstraße 48, A-5020 Salzburg/Österreich

Professor Dr. H.-G. Ulrich
Institut für systemat. Theologie der Universität
Kochstraße 6, D-8520 Erlangen

Professor Dr. Ch. Vogel
Institut für Anthropologie der Universität
Bürgerstraße 50, D-3400 Göttingen

Professor Dr. H. Weitzel
Frauenklinik im Universitätsklinikum Steglitz
Hindenburgdamm 30, D-1000 Berlin 45

Professor Dr. H.-B. Wuermeling
Institut für Rechtsmedizin der Universität
Universitätsstr. 22, D-8520 Erlangen

Vorwort

Bevor er in diese Welt eintritt, bewegt sich der Mensch in einem fast rechtlosen Raum. Nicht die Einmaligkeit seines gottgewollten Daseins, das vor der Zeugung, nicht seine biologische Individualität, die mit der Empfängnis begonnen hat, ja nicht einmal die Zeichen eigenständigen Lebens als Gestalt, Herzschlag und Bewegung, die längst vor der Geburt manifest sind, gewähren ihm Schutz vor fremdem Zugriff. Sein existentieller Anspruch auf Leben und Gesundheit bleibt den Ansprüchen der Mutter, der Familie, der Gesellschaft nachgeordnet.

War das Kind vielleicht früher einmal demütig und wie ein Geschenk hinzunehmen, das so lange der mütterlichen Sorge allein und allenfalls der unterstützenden Vorsorge des Arztes anvertraut war, bis es endlich dem Licht und den Blicken ausgesetzt wurde, so sind es heute oft Angst und Neugier, die ihm in das Dunkel entgegenleuchten und ES, das künftige „Schwangerschaftsprodukt", lange vor der Geburt einer objektiven Prüfung unterziehen. Der Wunsch danach mag uralt sein („l'oeuf transparent"); aber angefangen hatte seine Erfüllung erst mit der Vorhersage von Krankheiten, der Abschätzung des Risikos, daran zu erkranken und den medizinischen Methoden, eine Diagnose bereits vor der Geburt zu stellen.

Angefangen hatte es vor allem mit den Chromosomenanomalien, die aus Fruchtwasserzellen leicht nachgewiesen werden können und für die ohne Ausnahme die Regel gilt, daß sie geistige Retardierung, Unmündigkeit, Hilflosigkeit und unheilbare Krankheiten verursachen. Nicht nur für Chromosomenanomalien, sondern für jede Krankheit kann ein „Wiederholungs"-risiko angegeben werden. Es läßt sich leicht aus der Häufigkeit ihres Vorkommens in der Bevölkerung und den damit belasteten Familien ableiten. Die Angst, ein krankes Kind zu bekommen, und der Wunsch nach frühzeitiger Erkennung, ja sogar die Forderung nach ungefährlicher Diagnostik könnte aus der Summe aller Risiken heraus entstanden sein. Sie dürften auch von den technischen Fortschritten der Medizin gefördert worden sein. Diese reziproke Entwicklung erhielt ihre Rechtfertigung dadurch, daß sie der Beruhigung der Mutter und dem Schutz des gesunden Feten zu dienen vermag. Daß der Nachweis einer Krankheit mangels therapeutischer Möglichkeiten den Tod des Kindes nach sich ziehen könnte – dafür hat man die Bezeichnung „therapeutischer Abort" geprägt – erschien nicht nur medizinisch vertretbar, sondern war sogar durch das Recht vorgesehen, mindestens aber ausdrücklich toleriert. Sicher hatte es sich der Gesetzgeber nicht leicht gemacht, wenn er die Entscheidung über Leben und Tod des Ungeborenen zwar allein der Mutter überließ, zugleich aber durch eine Fristensetzung und Beratungspflicht begrenzte. Die Auslegung im Einzelfall mußte jedoch in einen beinahe ausweglosen Konflikt zwischen ethischen Forderungen und psychologischen und sozialen Gegebenheiten aller an der *PRÄNATALEN DIAGNOSTIK* beteiligten Personen führen. Ist die Mutter überhaupt entscheidungsfähig? Was darf oder kann der Frau zugemutet werden?

Die in der gesetzlichen Schwangerschaftsvorsorge verankerte Untersuchung des Feten mittels Ultraschall war ohnehin geeignet, in jeder Schwangerschaft unerwartete und sogar ungeahnte Gespenster zu beschwören. Sie werden auch durch die Fortschritte einer pränatalen Medizin kaum gebannt. So kamen und wuchsen mit den Erfahrungen uferlose Probleme. Seitdem werden hilfreiche Antworten auf die ethischen und religiösen Fragen gesucht. Da es in unserer Zeit und Gesellschaft allgemein verbindliche Auffassungen kaum geben dürfte, bleibt es ein ständiger Auftrag, bisherige Erfahrungen kritisch zu sichten, Trends zu erkennen und Ziele zur Diskussion zu stellen.

Lassen sich vielleicht aus der Gegenüberstellung von überlieferten – absoluten? – Wertvorstellungen mit pragmatischen – relativen? – Entscheidungen Richtlinien ableiten und Maßstäbe setzen, die helfen, mit Konflikten zu leben und trotzdem verantwortlich zu handeln? Muß die Erhaltung des Lebens um jeden Preis an den Möglichkeiten und Grenzen medizinischer Therapien gemessen werden? Wie muß die Rolle und die Macht derjenigen, denen das Ungeborene anvertraut ist, definiert werden?

Selbstbesinnung, die aus Wunsch, Versagen und Rechtfertigung erwächst, erscheint geeignet, unseren Stadtort zu bestimmen. Dazu müssen auch

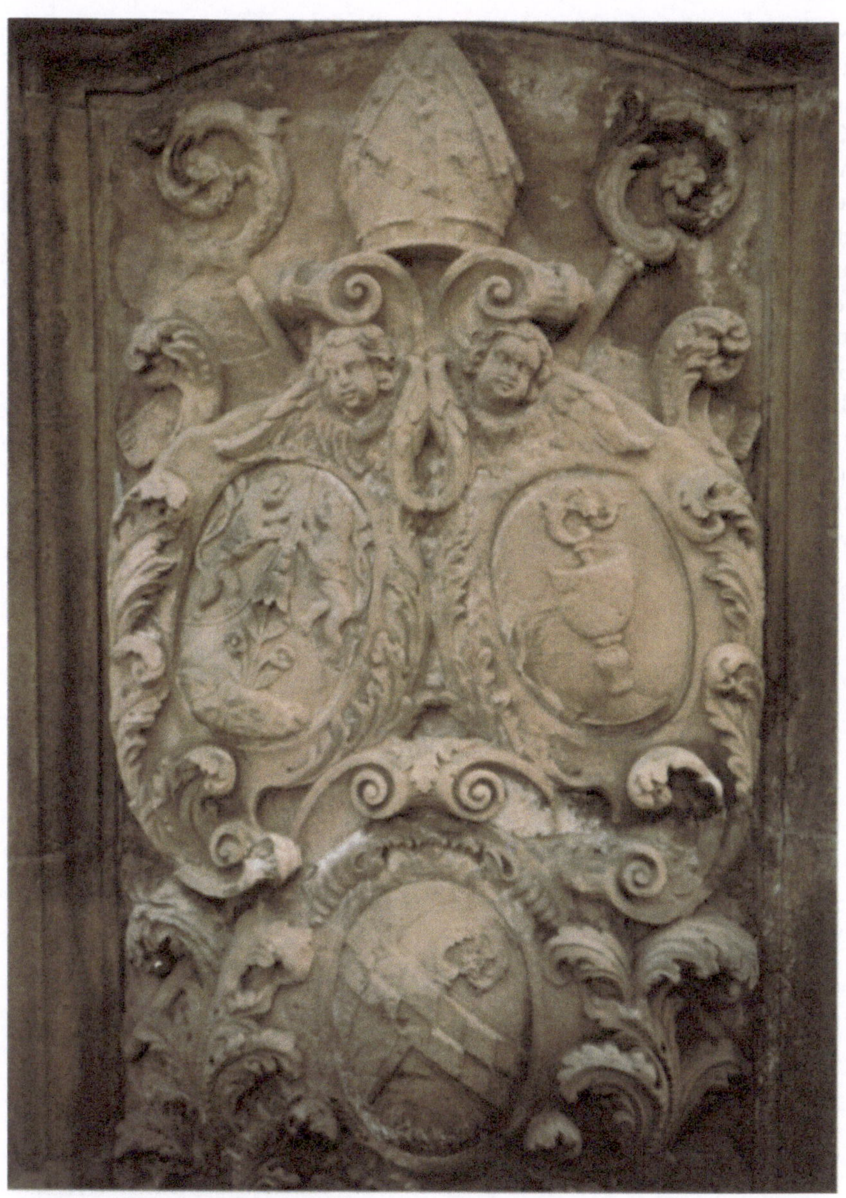

Wappen der Äbte in Kloster Banz

Natur- und Geisteswissenschaften, nicht nur Medizin und Recht, befragt und gehört werden, will sich die Diskussion auf eine umfassende Sachkenntnis stützen, um Mißverständnisse frühzeitig zu vermeiden. Haben die Konfessionen Antworten bereit?

Auf der Suche nach einem Kompaß, der uns in scheinbar ausweglosen Entscheidungssituationen den rechten Weg weist, haben die Veranstalter ein knappes Hundert Gäste in das vorsommerliche Banz geladen, jene Schloß- und Klosteranlage über dem Obermaintal, die mit Blick auf die Basilika Vierzehnheiligen, fast in Hörweite der Glocken von Bamberg und gerade noch in der Nachbarschaft der Universität Erlangen zur Begegnung und zum Gespräch einlädt. Sie sollten über die Referate nachdenken, die in diesem Buch zusammengestellt sind. Alle wußten, daß ihnen die Unbefangenheit und Vertrauensseligkeit der Votivtafel abhanden gekommen war, aber sie spürten auch, daß sie nicht selten auf die Hilfe von Kräften angewiesen bleiben, wie sie in diesem Land als die Vierzehn Nothelfer auftreten, die – welch unheimliche Symbolik! – in der Gestalt von Kindern den Leser verabschieden.

Pränatale Diagnostik heute

D. Berg

Eine Einführung

Wissenschaft und Forschung sind Sonderformen der normalen menschlichen Neugier, sehr eskalierte und sehr ernsthafte Varianten. Eskaliert ist der permanente menschliche Drang zur Entdeckung von Neuem, und ernsthaft sind Wissenschaft und Forschung durch die notwendigerweise kritische Auseinandersetzung der Entdeckung mit bis dahin gesicherten, aber möglicherweise überholten Erkenntnissen. Die Benutzung des bisherigen Wissensstandes und seiner Verankerung im ethisch-gesellschaftlichen Umfeld als Basis der wissenschaftlichen Neugier bedeutet naturgemäß den gelegentlichen Bruch mit früheren Erkenntnissen und den Bruch mit früheren ethischen Normen. So hat Wissenschaft auch immer bisher eingehaltene Grenzen überschreiten lassen. Das gilt auch für die Medizin. So war die Einführung der Leichenöffnung als Methode der wissenschaftlichen Forschung einerseits ein Neubeginn wissenschaftlicher Methodologie, andererseits ein Bruch mit Normen der Gesellschaft und der Obrigkeit. Die Reaktionen dieser Obrigkeit und der Gesellschaft waren damals und sind auch heute in der Regel zunächst übersteigert, bedingt durch mangelhafte Sachkenntnis, Betroffenheit und Überraschung. Es folgt dann zumeist eine sehr lange und schmerzvolle Zeit, bis sich die Spreu vom Weizen gesondert und sich ein neues Weltbild geformt hat.
In neuester Zeit haben wir diesen Prozeß mit der Einführung der In-vitro-Fertilisation (IVF) erlebt. Die Befruchtung im Reagenzglas hat neue Möglichkeiten der Behandlung eröffnet und medizinische Grenzen überschritten, die durch die natürliche Empfängnis im Körper der Frau gesetzt schienen. Es folgte eine intensive, manchmal auch übersteigerte und emotional geführte Diskussion. Auch war nicht – und das ist beklagenswert – ein voreiliger Ruf nach dem Gesetzgeber zu überhören. Dieser reagiert unter dem Druck seiner Wähler möglicherweise nicht mehr in einer wissenschaftlich

nachvollziehbaren, sondern nur noch politisch zu verstehenden Art mit der Verabschiedung eines Gesetzes. Im Augenblick steht zu befürchten, daß sowohl das Embryonenschutzgesetz als auch Formulierungen des Gesundheitsreformgesetzes, die sich mit der künstlichen Befruchtung befassen, durch diesen staatlichen Übereifer unausgereift und ohne den notwendigen wissenschaftlichen und ethischen Hintergrund erlassen werden. Im Prinzip ist nichts gegen Gesetze oder Verordnungen zu sagen, die nach einem ausreichend langen Prozeß der Prüfung und Wertung neuerer wissenschaftlicher Erkenntnisse und Methoden deren sinnvolle Nutzung regeln und möglicherweise auch zu einer Beschränkung dieser Methoden führen. Voraussetzung bleibt jedoch ein ausreichend langer Prozeß der Auseinandersetzung und des Nachdenkens.

Im allgemeinen beginnt die Diskussion um wissenschaftliche Neuerschließungen, wenn gesellschaftlich relevante Kreise – von den Kirchen über die Parteien bis zu den Gewerkschaften – aus der Tageszeitung davon Kenntnis erlangt haben. Selten erfahren sie direkt von den Wissenschaftlern selbst, um was es sich eigentlich handelt. Wir wollen mit dieser Tagung dazu beitragen, das Gespräch zwischen den Medizinern, die mit ihrer Forschung an bestimmte Grenzbereiche stoßen, und denjenigen, von denen ein Beitrag zur ethischen, moralischen, gesellschaftlichen und religiösen Wertung zu erwarten ist, in Gang zu setzen. Wir wollen die notwendige Phase der Diskussion durch die Möglichkeit der *direkten Kontaktaufnahme,* der *direkten Information* und der *multivarianten Diskussion* erleichtern.

Der Grenzbereich, den wir hier diskutieren wollen, betrifft die Chancen und Rechte des Embryos und des Feten. Gemeint sind damit die Chancen, die die Natur dem Ungeborenen gibt und die wir Ärzte möglicherweise verbessern können, und gemeint sind die Rechte des Embryos auf Leben und Gesundheit, die es auch gegenüber seiner eigenen Mutter oder der Gesellschaft und Umwelt zu vertreten gilt. Diese Chancen und Interessen sind natürlich abzuwägen gegen die Interessen der Umwelt und insbesondere seiner Mutter – aber es muß uns bewußt sein, daß der resultierende Konflikt in der Regel nur durch die Beendigung der Existenz des Feten gelöst wird. Eine befriedigende Lösung?

Mit der Zunahme der diagnostischen Möglichkeiten in der Frühschwangerschaft werden wir immer leichter Fetalerkrankungen immer früher erfassen können. Wir erleben dabei, daß die Schwangere in Konflikte gestürzt wird, bei denen sie unsere ärztliche und humanitäre Hilfe benötigt, und wir erleben gelegentlich den Konflikt zwischen den Interessen der Mutter und denen des Ungeborenen.

Patentlösungen gibt es nicht, sind auch nicht zu erwarten. Die einfachste Lösung ist die bisher praktizierte, nämlich der Abbruch einer Schwangerschaft, die zu Konflikten führte. Diese Lösung ist zu einfach, begünstigt einseitig die Interessen der Gesellschaft oder der Mutter und bedeutet in 200 000 bis 400 000 Fällen die Beendigung beginnenden Lebens. Erleichtert wird diese Entwicklung nicht nur durch die Gesetzgebung, sondern auch durch das Vorhandensein eines juristisch fast rechtsfreien Raumes, in dem sich das Ungeborene während der Schwangerschaft befindet.

Was uns fehlt, ist ein allgemeiner Konsens der Gesellschaft hinsichtlich des Wertes des ungeborenen Lebens, der Bedeutung von Krankheiten, die den Embryo oder Feten treffen können im Spannungsfeld zwischen seinen eigenen Interessen und denen der Mutter. Wir Ärzte brauchen für unser tägliches Handeln Richtlinien für unsere berufliche Tätigkeit, benötigen einen Rahmen, der auch juristisch abzustecken ist, der uns die Berufsausübung in einem recht verstandenen Sinne ermöglicht.

Auf dieser Tagung wollten die Ärzte beschreiben, wo die medizinische Wissenschaft auf dem Gebiet der pränatalen Diagnostik heute steht. Die Geisteswissenschaftler unter uns sollten damit vorbereitet werden auf die Probleme, die mit der modernen technologischen Entwicklung auf diesem Gebiet verbunden sind.

Fetale Anatomie

A. Staudach

Wir haben in der Ultraschalldiagnostik eine physikalische Methode vor uns, die zunehmend – wie viele andere auch – in das Spannungsfeld der alternativen Medizin gekommen ist. Immer wieder hören wir Stimmen, die darauf hinweisen, daß wir zur sog. natürlichen Geburt zurückkehren sollten. Wir wollen jetzt kurz rekapitulieren, was denn das im 18. Jahrhundert war. Die erste Abbildung zeigt eine Votivtafel aus dem 18. Jahrhundert in Tirol, die für sich spricht. Das war natürliche Geburtshilfe früherer Jahrhunderte.

In der Zwischenzeit haben sich durch die Einführung der Ultrasonographie Möglichkeiten ergeben, spezielle Fragestellungen in der Geburtshilfe zu klären, wie dies mit keiner anderen Methode möglich ist: Sicherung des Tragzeitalters, Feststellung von Mehrlingsschwangerschaften, Erkennung von Mangelernährung und Überwuchs, Ausschluß von Plazentationsstörungen und – worum es heute vor allem geht – Nachweis und Ausschluß lebensfähiger oder nicht lebensfähiger Kinder mit Mißbildungen.
Wir können heute mit guten Geräten und ausreichender Erfahrung beinahe alles erkennen, was wir auch beim geborenen Embryo mit freiem Auge äußerlich und bei der Autopsie erkennen können. Im Grunde beginnt die *geburtshilfliche Ultraschalldiagnostik* schon vor der Erkennbarkeit fetaler Strukturen, nämlich bei der Beobachtung eines wachsenden Follikels im menschlichen Eierstock und der Eiblase zum Zeitpunkt der ausgebliebenen Regelblutung. Heute verfügen – geordnet nach der Reihenfolge der Einführung – die Bundesrepublik Deutschland, Österreich und Norwegen über ein Mutterschaftsvorsorgeprogramm, das die Ultraschalldiagnostik zum festen Bestandteil hat. So wird heute jede Schwangere und jeder Gynäkologe mit den Möglichkeiten der pränatalen Diagnostik konfrontiert.
Mißbildungsdiagnostik beginnt am Ende des 1. Trimenons mit der Kontrolle

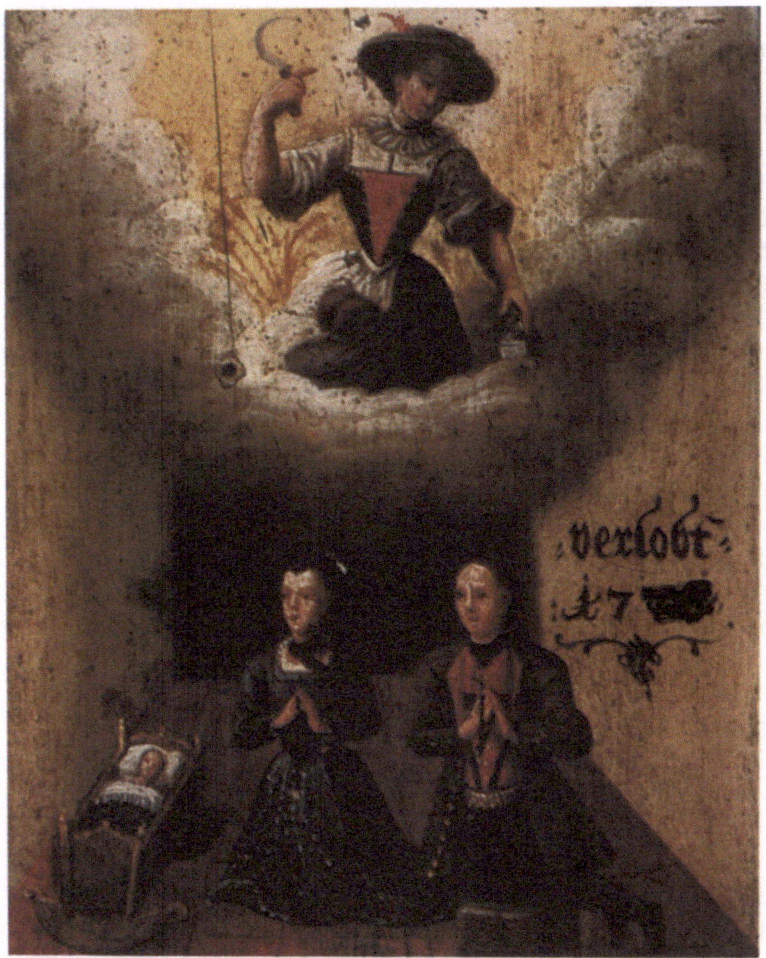

Abb. 1: Über Leben und Sterben der Maria Josepha Aschauer

„Sie erblickte die Welt den 6. Janner 1763, verließ sie am 25sten Herbstmondes 1789. Lebte das Leben der zärtlichen Gattin, starb den Tod einer vollkommenen Christin. Vier ihrer Kinder warteten dort ihrer, zwey ließ sie zum Trost ihres Gatten zurück."

Ein Epitaph in einer Kirche

über die Integrität des Embryos bzw. Feten hinsichtlich seiner Oberflächenkonturen und später, vor allen Dingen im 2. und 3. Trimenon, hinsichtlich der Erkennbarkeit innerer und äußerer Entwicklungsanomalien. Der zunehmende Einsatz der Ultraschalldiagnostik hat ganz wesentlich dazu beigetragen, daß die Zahl der perinatalen Todesfälle einerseits, aber auch der an Mißbildungen Gestorbenen andererseits abgenommen hat: Die erkrankten Embryonen oder Feten wurden vorzeitig eliminiert.

An den folgenden Beispielen möchte ich Ihnen zeigen, was darstellbar und im jeweiligen Organbereich an Mißbildungen erkennbar ist. Beurteilt werden Außenkonturen des Feten, seine inneren Strukturen, aber auch sein Umfeld, nämlich Fruchtwasser und Plazenta, ferner seine Dynamik und sein Bewegungsverhalten.

Der Nachweis eines *Anenzephalus* ist so gesichert, daß eine Fehlerkennung praktisch nicht mehr vorkommen sollte. Andere Fehler im Bereich des Neuralrohrs, wie die Spina bifida, sind schwieriger zu erkennen und in ihrer Bedeutung für den weiteren Lebensweg des Kindes derzeit noch schwer abzuschätzen. Gleiches gilt für Fehler des zentralen Nervensystems, wie die Mikrozephalie, Zystenbildungen und andere zerebrale Mißbildungen. Auch Lippen-Kiefer-Gaumen-Spalten und andere Veränderungen des knöchernen Schädels können erkannt werden. Ein Fehlverhalten und damit der Verdacht auf eine übergeordnete Störung ist gegeben, wenn der Fet – ultrasonographisch erkennbar – den Mund ständig offen hält oder seine Zunge zu groß ist. Derartige Auffälligkeiten führen zum Einsatz einer komplexen Diagnostik unter Einbeziehung auch genetischer Untersuchungstechniken.

Weitere erkennbare Defekte betreffen Tumore, z. B. im Bereich des Steißbeines, Brüche der Bauchwand mit der Vorlagerung von Darm und anderen Organen im Bauchraum, Herzmißbildungen etc. Die ultrasonographische Wertung der Befunde eröffnet die Möglichkeit, eindeutigere Aussagen über die Prognose und eine gegebenenfalls operative Korrekturmöglichkeit zu machen – eine ganz wesentliche Voraussetzung zur Klärung der Frage, ob eine Fehlbildung Aussichten für ein lebenswertes Überleben bietet. Ein Beispiel hierfür ist auch die Beurteilung der Nieren und ableitenden Harnwege mit ihren möglichen Störungen. Fehlbildungen können in diesem Bereich eingebettet sein in ein übergeordnetes Syndrom mit völlig fehlender Überlebenswahrscheinlichkeit, sie können aber auch Indikation sein für eine rechtzeitige operative Korrektur. Auch das geburtshilfliche Procedere wird dadurch natürlich mitbestimmt. Der Verantwortungsbereich des Ultraschalldiagnostikers nimmt damit ständig zu.

Es ist heute – Gott sei Dank, oder man möchte manchmal sagen: „Leider!" – alles zu diagnostizieren, was von der anatomischen Norm so weit abweicht, daß man es auch makroskopisch erkennen kann. Tatsächlich aber kann ein Screening natürlich nicht so effektiv sein. Wir kommen heute auf eine Trefferquote um 70 % im Durchschnitt. Wenn ein Untersucher mit entsprechender Erfahrung gezielt unter dem Aspekt „Mißbildung ja oder nein" an dieses Problem herangeht, kann die Trefferquote auf 90 % steigen. Bei Einzelfallanalysen zeigt sich jedoch auch dann eine Reihe von Fehlbefunden (Tab. I).

In vielen Fällen ist der auffällige ultrasonographische Befund Einstieg in die *genetische Mißbildungsdiagnostik.* Etwa 5 % aller in der Genetik diagnostizierten Mißbildungen gelangen über die Ultraschalldiagnostik zur abschließenden genetischen Untersuchung.

	n:	n:	Mißbildungen gesamt: n:	n:	richtig positive Diagnosen: n:	n:	%	falsch negativ: n:	n:	falsch positiv: n:	n:
1. Routinediagnostik:		2569		64		59	92 %		5		1
2.a Familiäres Risiko:	152		11		10				1		
2.b Exogene Noxen:	60										
2. Anamneserisiko:		212		11		10	91 %		1		
3.a Hydramnion:	113		8		8						
3.b Oligohydramnie:	57		14		13				1		1
3.c Wachstums-Retardierung:	42		12		10			2			
3. Alarmhinweise:		212		34		31	91 %		3		1
4. Missbildungsverdacht		225		81		81	100 %				
Summe:		3218		190		181	95 %		9		2

Tab. 1: Frauenklinik Salzburg 1980–1985
Diagnostizierte Mißbildungen in einem Kollektiv von 3.218 prospektiv untersuchten Patienten (alle Untersuchungen von ein und demselben Untersucher)

Das ist nicht das Ende der Entwicklung. In den nächsten Jahren werden wir von der Anatomie übergehen in die Physiologie, in die Durchblutung, die Dynamik etc. Das Problem wird sich nicht nur diagnostisch erweitern, sondern auch in physischer und psychischer Hinsicht.
Vielleicht werden wir uns eines Tages zurückwünschen in die Zeit der Votivtafeln, wo das Leben mit der Geburt begann und in seiner Wertigkeit schicksalhaft determiniert war.

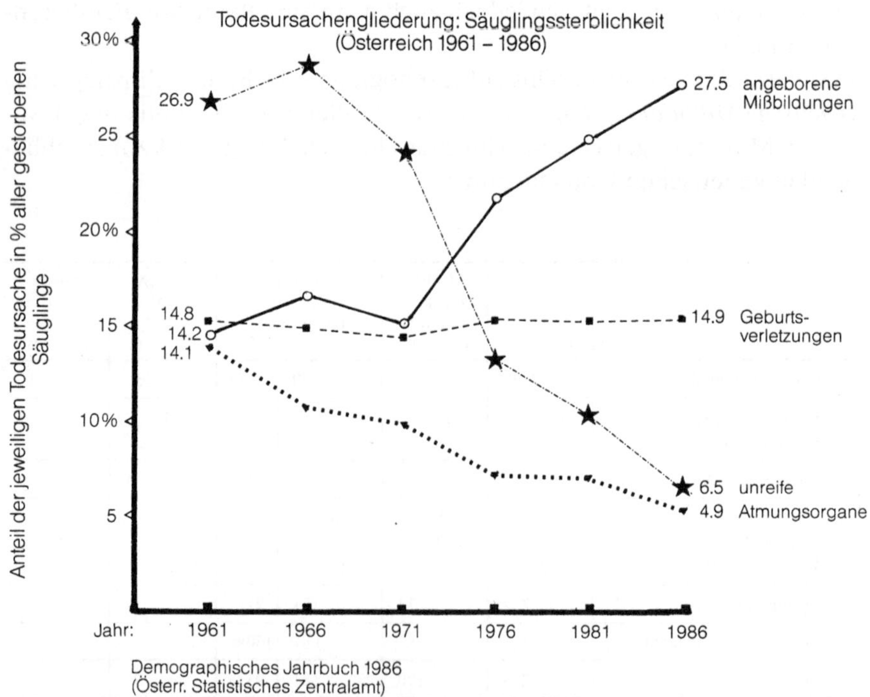

Abb. 2: Der Stellenwert des Problems „Entwicklungsanomalie" für die Säuglingssterblichkeit kommt besonders deutlich zum Ausdruck, wenn man eine Analyse anhand großer Zahlen über einen längeren Zeitraum durchführt.

Aktuelle diagnostische und therapeutische Verfahren

M. Hansmann

Direktzugang zum Feten

Insgesamt sind 3 % der Neugeborenen behindert, wobei uns das nicht immer bei der Geburt auffallen muß, sondern auch erst später zutage treten kann. Etwa 1/2 % der Neugeborenen haben eine Chromosomenstörung und 1 % leiden an monogenen Erbleiden. Vor dem Hintergrund dieser Zahlen ist die Angst vieler Eltern vor der Geburt eines kranken Kindes verständlich. Die heutigen Möglichkeiten der Früherkennung umfassen die nicht-invasive Methode der Ultrasonographie und die invasiven Methoden der Chorionzottenentnahme, der Fruchtwasserpunktion und der Gewinnung fetalen Blutes.

Ultraschallscreening

Das Mehrstufenkonzept des Ultraschallscreenings hat sich bewährt. Nach der den Verdacht auf Mißbildung äußernden Basis-Ultraschalluntersuchung (Level I) kann die Patientin an einen höhergradig qualifizierten Diagnostiker (Level II) und bedarfsweise dann an ein Ultraschallzentrum (Level III) überwiesen werden. 1985 fanden wir unter den uns mit entsprechendem Verdacht zugewiesenen Fällen in 58 %, im ersten Halbjahr 1987 61 % Fehlbildungen – d. h. also in etwa 40 % der Fälle keine. Stellen Sie sich die verheerenden Konsequenzen vor, wenn dieser Verdacht nicht ausdiagnostiziert worden wäre.

Aber auch die erkannten Fehlbildungen müssen weiter untersucht werden, denn eine Hirnventrikelerweiterung mäßigen Grades sagt ja nichts über die Äthiologie und die Prognose aus. Hier brauchen wir die invasiven Techniken mit der Gewinnung fetalen Untersuchungsmaterials. Eine gesicherte Diagnose kann dann natürlich im Interesse der Eltern dazu führen, die Schwangerschaft zu beendigen. Korrigierbare Fehler zwingen uns, insbesondere wenn sie spät in der Schwangerschaft entdeckt werden, zum Zuwarten, oder aber nach Behandlungsmöglichkeiten in utero zu suchen. Auf diesem Gebiet hat sich in den letzten Jahren einiges getan. Wir können z. B. die Art und den Zeitpunkt für die Entbindung wählen, wir können die Rahmenbedingungen für die Geburt optimieren, wir können für die Behandlung notwendige Spezialisten rechtzeitig hinzuziehen.

Fetal-Blood-Sampling (FBS)

Eine Methode, die ganz wesentlich die diagnostischen Möglichkeiten erweitert hat, ist das Fetal-Blood-Sampling (FBS). Mit diesem Verfahren kommen wir zugleich in die Nähe der pränatalen Therapie. Indikationen sind z. B. der Verdacht auf fetale Anämie bei Blutgruppen-Inkompatibilitäten, möglicherweise auch Vaterschaftsprobleme, die fetale Gasanalyse bei schlechtem CTG, Wachstumsretardierungen, der Verdacht auf fetale Infektionen und schließlich auch die Möglichkeit einer fetalen Therapie; vor allen Dingen aber natürlich der Verdacht auf fetale Mißbildungen auf der Basis von *Chromosomenanomalien* (schnelle Karyotypisierung). DAFFOS hat gezeigt, daß es relativ risikolos ist, transplazentar gewissermaßen von hinten in den Nabelschnuransatz zu gelangen. Hier ist die Nabelschnur gut fixiert und kann gut erreicht werden. Blutungen aus der Punktionsstelle spielen keine wesentliche Rolle. Wir können so ab der 18. Woche zielsicher punktieren, zu einer Zeit, in der das Blutgefäß eine lichte Weite von 3 mm oder mehr hat. DAFFOS berichtete im Herbst letzten Jahres über seine Erfahrungen in 1.700 Fällen. Er gewann in 96,5 % im ersten Versuch Fetalblut. Während dieser Studie kam es zu 12 fetalen Todesfällen, von denen 9 keine direkte Beziehung zum Eingriff hatten. Das ist verständlich, wenn man bedenkt, daß die Fetalblutpunktion ja auch eine Indikation hatte und nur entwicklungsgestörte Schwangerschaften diesem Eingriff ausgesetzt wurden. Fetale Todesfälle dürfen dann natürlich nicht dem Eingriff angelastet werden. Letztlich waren es nur 4 fetale Todesfälle, die der Methode zuzuschreiben sind. Und damit bewegen wir uns mit der Komplikationsrate in der gleichen Größenordnung wie bei der Amniozentese.

Wir hatten bis Oktober 1987 403 Fetalblutproben entnommen, vorwiegend zum Zwecke der raschen Karyotypisierung. In 16 Fällen hatten wir einen spezifischen Verdacht, der sich in 14 Fällen bestätigte. Insgesamt fanden wir in 17 % pathologische Karyotypen: 1mal Trisomie 9, 3mal Trisomie 13, 8mal Trisomie 18, 9mal Trisomie 21, 1mal Trisomie 22, 3 Diploidien und 6 andere Fälle.

Auch bei den fetalen Infektionen können wir mit dem FBS wesentliche Fortschritte erwarten. Wir können die pränatale Diagnostik vollenden oder gar erst ermöglichen und notwendige Behandlungsmethoden einsetzen. Wir können auch die fetale Entwicklung und die fetale Physiologie besser studieren, wenn wir Blutproben untersuchen können. Wir erfassen den Zustand des Kindes besser, und wir können eine Gefahr besser behandeln. Hier eröffnet sich ein Riesengebiet in den nächsten 5–20 Jahren, wenn man die *pränatale Pharmakologie* mit einbezieht. Insgesamt wollen wir den Feten als Patienten verstehen, ernst nehmen und nicht warten, bis er durch eine Erkankung intrauterin abstirbt. Früher konnte man nichts anderes tun als zuzusehen, wie solch ein Kind intrauterin abstarb, ohne daß wir Möglichkeiten hatten zu helfen. Das erklärt wohl am besten die für viele zunächst unverständliche Aggressivität von Geburtshelfern in der Anwendung invasiver Maßnahmen. Ein erster solcher therapeutischer Ansatz war die 1964 von LILEY und Mitarbeitern entwickelte und jetzt durch die intravasale Technik optimierte Behandlung des an einem *Morbus haemolyticus* erkrankten Kindes. Zunächst wurden 30 % Therapieerfolge beschrieben, größere Zentren erreichten jedoch nie mehr als 50 %. Erst mit der Einführung des Ultraschalls und der ultraschallkontrollierten intraabdominellen Transfusion wurden die Ergebnisse besser und erreichten in den 70er Jahren etwa 70 %. Und schließlich kam Charles RODECK mit der fetoskopisch kontrollierten Punktion und erreichte 80 %. Die Möglichkeit, die fetale Nabelschnur zu punktieren und dort zu transfundieren, hat die Ergebnisse heute optimiert. Voraussetzung ist natürlich eine weiterführende Diagnostik mit Abklärung der Ursache der Fetalerkrankung. In prognostisch aussichtslosen Fällen wird man eine Therapie unterlassen können. Wenn wir früher von einer Mortalität des nicht-immunologischen Hydrops von 95–100 % ausgingen, so ist es zweifellos ein Fortschritt, wenn wir heute unter 205 Fällen nach der 24. Woche in 31% gesunde überlebende Kinder erzielen können. Insgesamt überleben Feten mit schwerer Anämie unterschiedlicher Ursache zu 80% durch fetale Bluttransfusionen, auch wenn das Ausgangs-Hb nur 3,5 g/dl beträgt.

Eine weitere Einsatzmöglichkeit betrifft die intrauterine Behandlung eines *herzkranken Kindes*. Ich berichte Ihnen von einem Kind, das 1983 geboren wurde und bei dem der Schwangerschaftsabbruch in der 24. Woche schon programmiert war. Wir haben damals erfolgreich die erste direkte invasive Therapie durchgeführt. Wir haben heute in 80% überlebende Kinder mit sog. Flatterherzen, wenn sie rechtzeitig erkannt und therapiert werden. Zusammenfassend wurde der Fet zum Patienten im klassischen klinischen Sinn.

Der selektive Fetocid

Wir kommen nun zu einer unangenehmeren Seite der pränatalen Diagnostik: Wir kommen in Bereiche, die schwierig zu bewerten sind, die uns vorgegeben sind und die wir uns nicht aussuchen können. Aber es ist notwendig, sich auch diesen konfliktträchtigen Bereichen zuzuwenden und darüber nachzudenken. Das erste Problem betrifft den Fetocid.

Bei *Mehrlingsschwangerschaften* kommt es, besonders weil es sich meistens um mehreiige Mehrlinge handelt, immer wieder vor, daß ein Kind erkrankt ist und das andere gesund. Lehnt die Mutter das Austragen des einen erkrankten Kindes ab, mußte bisher die ganze Schwangerschaft abgebrochen werden – zu Lasten des oder der gesunden Feten. Das ist eine schwierige und außerordentlich belastende Situation für die Eltern und auch für den Arzt, der diesen Eingriff mit sehr gemischten Gefühlen durchführen muß. Natürlich wäre es einfacher, die Schwangerschaft auch mit dem kranken Kind intakt zu lassen, aber aus pragmatischen Gründen wird dieser Weg nicht begangen. RODECK hat hier eine Methode gesucht und gefunden, die das gezielte Abtöten eines Kindes im Mutterleib ermöglicht, ohne das andere dadurch unbotmäßig zu gefährden. Man hat beim kranken Kind mit einer CO_2-Insufflation eine Herzembolie provoziert und es in utero belassen. Es wandelte sich um in einen Fetus papyraceus, der am Termin mit dem gesunden Kind geboren wurde. Über große Fallzahlen verfügt natürlich niemand, auch RODECK hat nicht mehr als 20 Fälle. Problematisch kann es werden, wenn sich das überlebende, gesunde Kind in das abgetötete hinein verblutet, weil Gefäßverbindungen und ein Druckgefälle bestehen. Wir injizieren jetzt dem kranken Kind vor dem Eingriff Erwachsenen-Hämoglobin (HbA) und punktieren das gesunde, um zu prüfen, ob HbA übergegangen ist und in welcher Menge. Läßt sich dieses HbA nicht nachweisen, wird das Abtöten des kranken Kindes für das gesunde keine Konsequenzen haben. Als Beispiel demonstriere ich Ihnen einen Acranius acardius, der weder Großhirn noch Herz hat. Aber er lebt, er bewegt sich, und er gefährdet als Satellit das gesunde Kind, denn seine Versorgung erfolgt über das Herz des gesunden Kindes. Die Lebensgefahr für dieses besteht in der kardialen Dekompensation. Es muß letztlich einen riesigen Tumor miternähren. Die Komplikationen reichen von der Frühgeburt, dem Blasensprung zum nicht-immunologischen Hydrop und zum intrauterinen Fruchttod. Wir haben bei derartigen Zuständen mehrere Kinder verloren, bis eine Methode entwickelt wurde, die die Umbilikalvene versiegeln ließ. Der Satellit löste sich auf, und das gesunde Kind erholte sich völlig. Wir haben dieses Verfahren 4mal, davon 3mal mit Erfolg, zur Anwendung gebracht.

Die Reduktion von Mehrlingen

Ist die Abtötung eines kranken Mehrlings noch eine Methode mit eindeutiger medizinischer Indikation, so kommen wir in beträchtliche Schwierigkeiten bei der Reduktion von *Mehrlingsschwangerschaften* zu Drillingen oder Zwillingen. Es handelt sich um Schwangerschaften mit 5–7 Feten. Verursacher sind in der Regel Ärzte, die sterile Frauen von ihrer Kinderlosigkeit befreien wollen. Dann erreichen sie einen Zustand, vor dem sie selbst Angst bekommen, denn die Diagnose einer Fünflings-, Sechslings- oder Siebenlingsschwangerschaft ist keine gute Nachricht mehr. Die Konsequenz einer solchen Schwangerschaft ist in der Regel der Totalverlust. BURCKEWITZ und Mitarbeiter haben bisher 12 Fälle behandelt, bei denen sie in 2/3 das Überleben von Zwillingen erreichen konnten. Insgesamt waren es 15 Kinder, die sie gerettet haben. 15 Lebende, die es nicht gäbe, wenn nicht die Methode des selektiven Fetocid angewandt worden wäre. Wir überblicken derzeit 11 Fälle, in denen wir eine Vielfachschwangerschaft auf Zwillinge oder Drillinge reduziert haben, indem wir die restlichen Feten intrauterin abtöteten. Die Indikation hierzu ist nicht immer nur die Notwendigkeit oder der Wunsch, wenigstens zwei bis drei der zuviel angelegten Feten zu retten, sondern es ist in vielen Fällen auch die mütterliche Indikation, weil eine Vielfachschwangerschaft eine ernste gesundheitliche und auch lebensbedrohende Gefahr darstellt. Man kann diesem mütterlichen Problem keinesfalls ausweichen.

Die kindliche Mortalität für Drillinge beträgt 31%, 43% für Vierlinge, 90% für Sechslinge. Nimmt man noch die Morbidität hinzu, muß man in 60% Hirnblutungen beispielsweise bei Vierlingen in Kauf nehmen. 1987 hat ein Roundtable in Harrisburg stattgefunden, das zu der Erkenntnis kam, daß die Reduktion von multiplen Feten eine lebensrettende Maßnahme sei. So schlimm und unangenehm auch die Durchführung eines solchen Eingriffs ist, zählt letztlich das Endergebnis, nämlich das Überleben von Kindern, die ohne diesen Eingriff keine Lebens- oder Gesundheitschance gehabt hätten. Beispielhaft nenne ich unseren ersten Fall mit einer Fünflingsschwangerschaft, bei der nicht nur das Patientenehepaar, sondern auch der Therapeut, der die Schwangerschaft erzielt hatte, nach Bonn kamen mit der alternativen Forderung „Fetocid oder Gesamtabbruch". Wir haben den Eingriff abgelehnt, und die Schwangerschaft wurde beendet. Dieser Konflikt hat mich lange belastet.

Der Fet als Organspender

Das letzte Problem, das ich ansprechen möchte, betrifft den Anenzephalen als Organspender. In 90% entdeckt man ihn vor der 20. Woche, und die Schwangerschaft wird beendet. Bei 500.000 Geburten in der Bundesrepublik sind es bei einer Wahrscheinlichkeit von 1% 500 anenzephale Kinder, von denen 10%, d. h. also 50, die 20. Woche überschreiten. Viele von ihnen sterben noch während der Geburt, und es werden sicherlich nicht mehr als insgesamt 10 jährlich lebend geboren. Man könnte natürlich bei rechtzeitiger Diagnosestellung den Kaiserschnitt einsetzen, um mehr anenzephale Kinder lebend auf die Welt zu bringen, um ihre Organe für die Entnahme zu retten. Aber es wird selten sein, daß ein anenzephales Kind an einem Ort entbunden wird, an dem die Möglichkeiten der Organentnahme gegeben sind. Bei rechtzeitiger intrauteriner Diagnose des Anenzephalus muß natürlich die Patientin informiert werden und selbst entscheiden, ob sie aus der Entnahme von Organen bei ihrem todgeweihten Kind einen Sinn für diese Schwangerschaft ableiten kann. Letztlich ist die Diskussion darüber nicht abgeschlossen, ob anenzephale Neugeborene analog zum Transplantationsgesetz behandelt werden können. Prinzipiell muß man an der Forderung festhalten, daß, wie auch sonst in der Transplantationschirurgie, der Hirntod dieses neugeborenen Menschen festgestellt ist. Wie das methodisch zu geschehen hat, muß noch definiert werden.

Cytogenetische Untersuchungen im Rahmen der pränatalen Diagnostik

E. Schwinger

Cytogenetische Untersuchungen werden im Rahmen der Pränataldiagnostik an Fruchtwasserzellen nach Amniozentese, an transcervikal oder transabdominal punktierten Chorionzotten und in seltenen Fällen an Lymphozyten des fetalen Blutes nach Blutentnahme aus der Nabelschnurvene durchgeführt. Ziel der Untersuchungen ist es, im Falle erhöhter Risiken für kindliche Chromosomenstörungen diese möglichst früh zu erkennen, wenn die betroffenen Ehepartner dies wünschen.

1. Amniozentese

Die seit den frühen 70er Jahren zunehmend durchgeführte Fruchtwasserentnahme im Rahmen der Pränataldiagnostik hat sich zu einer weitgehend akzeptierten und relativ sicheren Untersuchung entwickelt. Es ist zu erwarten, daß im Jahre 1988 der Anteil der Schwangeren über 35 Jahren, die eine vorgeburtliche Chromosomenuntersuchung nach Amniozentese und Chorionzottenentnahme wünschen, auf deutlich über 50 % ansteigen wird. Das Risiko für das Auftreten einer Fehlgeburt in zeitlichem Zusammenhang nach der Fruchtwasserentnahme ist in Zentren mit großer Erfahrung auf unter 0,5 % gesunken. Die Technik der Amnionzellkultur ist heute so ausgereift, daß Kulturversager und damit erneute Punktionen praktisch nur bei technischem Versagen, wie Ausfall eines Brutschranks oder der Verwendung von verunreinigt gekauften Medien, vorkommen. Die Zellkultur dauert unter Standardbedingungen zwischen 10 und 14 Tagen, im Routinebetrieb ist eine weitere Woche bis zur endgültigen Befundung notwendig. Die Chromosomendiagnostik ist sicher, die Chromosomenbänderung kann, wenn die sogenannte Suspensionstechnik angewendet wird, sehr hochauflösend sein, so daß nicht nur zahlenmäßige Abweichungen vom normalen Chromosomensatz, sondern auch kleinere Strukturveränderungen erkannt werden können.

Zum Zeitpunkt der Fruchtwasserentnahme in der 16. Schwangerschaftswoche ist der Prozentsatz von auffälligen Chromosomenbefunden abhängig vom Alter des untersuchten Kollektivs. Werden ältere als 35jährige Schwangere untersucht, findet man 1–2% pathologische Chromosomensätze (autosomale Trisomien, geschlechtschromosomale Aberrationen, unbalancierte Chromosomentranslokationen). Unter 3.524 Chromosomenanalysen nach Amnionzellkultur von über 35 Jahre alten Schwangeren fand man in Lübeck 46 pathologische Chromosomenbefunde (1,3%). In 40 Fällen wurde nach genetischer Beratung ein Schwangerschaftsabbruch durchgeführt (Tab. 1).

Der späte Zeitpunkt dieser sicheren Untersuchung ist ihr Hauptnachteil. Sowohl unter medizinischen als auch unter psychologischen Aspekten ist ein Schwangerschaftsabbruch in der 20. Schwangerschaftswoche ungünstig. Ein Teil der über 35jährigen Schwangeren, die keine Pränataldiagnostik wünschen, begründen dies mit dem späten Zeitpunkt der Untersuchung. Diese Frauen lehnen einen Schwangerschaftsabbruch bei gesicherter,

Typ der Chromosomenstörung	Anzahl	Schwangerschaftsabbruch
Trisomie 21	23	23
Trisomie 18	6	6
47,XXY	5	3
47,XXX	5	2
47,XYY	1	0
69,XXY	1	1
46,XX,i(18q)	1	1
46,XY,i(21q)	1	1
46,XY,fra(X)(q)	1	1
46,XX/47,XX,+22	1	1
46,XY,-13,+der(13;3)	1	1

Tab. 1: Pathologische Chromosomenbefunde nach 3.524 Chromosomenanalysen aus Amnionzellkultur

schwerwiegender kindlicher Störung nicht kategorisch ab, sie würden einen solchen Schwangerschaftsabbruch in der 20. Schwangerschaftswoche aber nicht mehr durchführen lassen. Der Vergleich des zeitlichen Ablaufs der Untersuchung nach Amniozentese bzw. Chorionzottenentnahme zeigt, daß die Chorionzottenentnahme nicht nur wesentlich früher in der Schwangerschaft erfolgt, sondern daß auch die langen Züchtungszeiten der Amnionzellkultur entfallen.

Vergleich: Amniozentese – Chorionzottenentnahme

16. SSW	Amniozentese	8.–11. SSW	Chorionzottenentnahme
18.–19. SSW	Amnionzellkultur beendet		Direktpräparation oder Kurzinkubation
19.–20. SSW	Diagnostische Auswertung, Befundung	9.–12. SSW	Diagnostische Auswertung, Befundung

2. Chromosomendarstellung nach Chorionzottenpunktion

Die Vorverlegung der Chromosomendiagnostik im Rahmen der Pränataldiagnostik ist unter medizinischen Gesichtspunkten und psychologischen Aspekten wünschenswert. Die Entnahme von Chorionzotten wurde in der Volksrepublik China in den 70er Jahren zur fetalen Geschlechtsbestimmung durchgeführt[1]. Nach Entwicklung einer Technik zur schnellen Chromosomendarstellung aus Zellen des Trophoblasten[2] wurde diese Möglichkeit der Pränataldiagnostik schnell bekannt. Da zwischenzeitlich sehr viele Laboratorien mit Erfahrung der Chromosomendarstellung aus Amnionzellen existierten, setzte sich diese Methode viel schneller durch als die Amnionzellkultur. Anfang des Jahres 1988 waren mehr als 45.000 diagnostische Chorionzottenpunktionen dokumentiert (CVS News Letter, No. 25, 30.3.1988). Die Anzahl der wirklich weltweit durchgeführten diagnostischen Chorionzottenpunktionen ist wesentlich größer, da sich nur ein Teil der Untersucher an einer Dokumentation beteiligt. Für die Bundesrepublik Deutschland werden für 1987 über 3.000 diagnostische Chorionzottenpunktionen geschätzt. Es ist zu erwarten, daß die Akzeptanz der frühen Möglichkeit einer fetalen Chromosomendiagnostik weiter zunimmt. Es werden Frauen, die früher die Amniozentese hätten durchführen lassen, die Chorionzottenuntersuchung wünschen, und Frauen, die früher wegen der späten Diagnosestellung keine Pränataldiagnostik anstrebten, nunmehr eine solche frühe Diagnose durchführen lassen wollen.

Die frühe Pränataldiagnostik hat neben dem zeitlichen Vorteil aber auch deutliche Nachteile gegenüber der Untersuchung von Amnionzellen. Das Risiko der transcervikalen Chorionzottenentnahme erscheint z. Zt. deutlich höher als das Risiko der Amniozentese. Da die natürliche *Abortfrequenz* vor der 12. Schwangerschaftswoche hoch ist, ist die Angabe des punktionsbedingten Abortrisikos schwierig. Verwirrend erscheinen die Angaben zum *Gesamtabortrisiko* nach Chorionzottenpunktion, da hierbei nicht differenziert wird zwischen Aborteintritt als möglicher Punktionsfolge oder einer anderen erkennbaren Abortursache. Im eigenen Untersuchungskollektiv traten im Jahr 1987 nach 153 Punktionen 4 Fehlgeburten (2,6 %) im Abstand von 14, 23, 40 und 94 Tagen nach der Punktion auf. Von diesen war eine (Abstand 23 Tage) mit Sicherheit Folge der Punktion (Infektion mit septischem Abort). In den größeren Zentren, in denen transcervikale Chorionzottenentnahmen häufig durchgeführt werden, scheint sich das Risiko für das Eintreten eines Aborts als wahrscheinlich punktionsbedingt bei 2 % einzupendeln. Bei transabdominalen Punktionen wird das Risiko geringer angegeben. Sichere Aussagen über das punktionsbedingte Abortrisiko sind dann zu erwarten, wenn laufende prospektive Studien zu diesem Thema abgeschlossen sein werden.

Neben dem Abortrisiko besteht im Gegensatz zur Pränataldiagnostik nach Amnionzellkultur ein höheres Risiko, daß eine diagnostische Aussage nicht gemacht werden kann. Im Jahr 1987 wurden in Lübeck 153 Chorionzottenpunktionen durchgeführt. In zwei Fällen wurden durch die Punktion keine Chorionzotten gewonnen, in zwei anderen Fällen waren nicht genügend Mitosen nach Präparation auswertbar. In diesen beiden Fällen war die punktierte Chorionzottenmenge sehr gering. Bei diesen beschriebenen Fällen (2,6 %) mußte den Frauen eine zusätzliche Amniozentese nach dem erfolglosen Versuch der Diagnostik an Chorionzotten empfohlen werden.

Auffällige Chromosomenbefunde sind nach Chorionzottenpunktion entsprechend der frühen Schwangerschaft wesentlich häufiger als zum Zeitpunkt der Amniozentese. Unter 374 in Lübeck untersuchten Fällen fand sich 25mal (6,7%) ein auffälliger chromosomaler Befund. Die auffälligen Befunde lassen sich in drei Gruppen gliedern:

1. *Pathologische Chromosomenbefunde,* wie sie auch nach Amnionzellkultur gesehen werden (z. B. Trisomie 21, Trisomie 18, 47,XXY und 45,X). In den Fällen der autosomalen Trisomien erscheint verständlich, daß die ratsuchenden Ehepartner sich für den Schwangerschaftsabbruch entscheiden. Bei geschlechtschromosomalen Aberrationen scheint die Tendenz, sich zum Schwangerschaftsabbruch zu entscheiden, ebenfalls stärker zu sein als in der 20. Schwangerschaftswoche nach Amnionzellkultur.
2. Pathologische Chromosomenbefunde, die zum Zeitpunkt der Chorionzottenentnahme bei noch intakter Schwangerschaft entdeckt werden, die aber bis zur 16. Schwangerschaftswoche zu einer missed abortion geführt hätten (z. B. Trisomie 22, Trisomie 14 und in seltenen Fällen Trisomie 16).
3. Chromosomenmosaike (z. B. 46,XY/47,XY,+3; 46,XY/47,XY,+16; 46,XX/47,XX,+5).

   Diese Fälle stellen häufig ein Problem dar, da nach Chorionzottenuntersuchung nicht mit absoluter Sicherheit ausgeschlossen werden kann, daß sich diese Mosaike nur auf die Plazenta beziehen und nicht auch im heranwachsenden Feten der abnorme Chromosomensatz vorliegt. Häufig wird in diesen Fällen eine Amniozentese empfohlen, nach der dann fast immer ein normaler fetaler Chromosomensatz feststeht. Diese Chromosomenmosaike treten nach Direktpräparation oder nach Kurzzeitkultur in ca. 3% der Untersuchungen auf. Die in diesen Fällen gebotene Vorsicht schränkt die Sicherheit der Methode nicht ein, macht aber weitere Amniozentesen mit nachfolgender Amnionzellkultur notwendig.

Trotz der geschilderten Nachteile setzt sich die Chorionzottenuntersuchung in den Zentren, in denen diese Untersuchung angeboten wird, weiter durch. Als mögliche längerfristige Auswirkungen der Untersuchung von Chorionzotten sind zu bedenken:

1. Höhere Akzeptanz der Untersuchung im Rahmen der frühen Pränataldiagnostik mit weiterer notwendiger Ausweitung cytogenetischer Untersuchungsstellen.
2. Wunsch nach Chorionzottenpunktion auch bei jüngeren Schwangeren.

3. Vor allem unter älteren Schwangeren könnte die frühe Pränataldiagnostik verstärkt schwangerschaftsverhaltend wirken.
4. Die Chorionzottenentnahme ist die Methode der Wahl für biochemische Untersuchungen und DNA-Untersuchungen.
5. Zum Zeitpunkt der frühen Schwangerschaft kann eine geringere Bereitschaft bestehen, mögliche leichte Risiken für das heranwachsende Kind zu akzeptieren.

Der Vergleich der beiden gängigen Methoden zur Chromosomendarstellung im Rahmen der Pränataldiagnostik zeigt, daß die Chromosomendarstellung nach Chorionzottenentnahme, verglichen mit der nach Amniozentese, abgesehen von der früheren Diagnosestellung, erhebliche Nachteile aufweist. Insofern muß überlegt werden, ob nicht z. Zt. die Chorionzottenentnahme nur den älteren Schwangeren (älter als 38 Jahre) empfohlen werden sollte, da in diesem Kollektiv das Risiko für einen pathologischen kindlichen Chromosomensatz hoch ist und somit trotz der Nachteile der Untersuchung die Vorteile der Vorverlegung der Diagnostik überwiegen.

Literaturhinweise:

1. Department of Obstetrics and Gynecology, Tietung Hospital, Anshan Iron and Steel Company. Fetal sex prediction by sex chromatin of chorionic villi cells during early pregnancy. Chin Med J 1 (2): 117–126 (1975).
2. SIMONI G, BRAMBATI B: Efficient direct chromosome analysis and enzyme determinations from chorionic villi samples in the first trimester of pregnancy. Hum Genet 63: 349–357 (1983).

Genomdiagnostik

H. H. Ropers

Einleitung

Die Einführung von Methoden zur Untersuchung von Gendefekten auf der Ebene der DNS hat unsere Vorstellungen von Organisation und Funktion des menschlichen Erbguts einschneidend verändert und daneben neue Möglichkeiten für die Diagnose und Prävention von Erbkrankheiten eröffnet. In meinem Beitrag will ich nicht nur auf die konzeptuellen und methodischen Grundlagen, sondern auch auf die technischen und vor allem ethischen Probleme eingehen, die sich aus der Anwendung gentechnologischer Methoden in der präsymptomatischen oder pränatalen Diagnose von Erbkrankheiten ergeben.

Traditionell werden Erbkrankheiten in drei Kategorien eingeteilt, die der *Chromosomenaberrationen,* welche bei 0,5 % aller Neugeborenen gefunden werden, die große Gruppe der *polygenen* Krankheiten mit einer Häufigkeit von etwa 3–5 %, welche durch das Zusammenwirken mehrerer Erbanlagen entstehen, und schließlich die *monogenen Krankheiten,* die nach den Regeln von Mendel autosomal dominant, autosomal rezessiv oder X-chromosomal vererbt werden. Mit Hilfe der Amniozentese, der Ultraschalluntersuchung oder der Fetoskopie lassen sich viele der meist polygen vererbten, kongenitalen Mißbildungssyndrome vorgeburtlich erkennen. Darüber hinaus verfügen wir über technisch einfache und universell anwendbare Methoden zur Erkennung chromosomaler Aberrationen.

Sehr viel komplizierter dagegen ist die vorgeburtliche und präsymptomatische Erkennung von monogenen Erbkrankheiten. Mit beinahe 4.000 verschiedenen Krankheiten und einer kumulativen Häufigkeit von ungefähr 1 % sind monogene Defekte eine sehr heterogene Gruppe. Für weniger als 10 % dieser Krankheiten ist der grundlegende biochemische Defekt bekannt, und höchstens 5% lassen sich pränatal diagnostizieren. Darüber hinaus ist gerade diese Gruppe von Krankheiten durch ein hohes Wiederholungsrisiko bei Geschwistern gekennzeichnet, welches gewöhnlich viel höher ist als für chromosomale oder polygene Krankheiten. Das macht die Entwicklung von Methoden für die pränatale oder präsymptomatische Diagnose besonders erstrebenswert. Deshalb werde ich mich vor allem mit den Möglichkeiten der Gentechnologie für die Frühdiagnose und Prävention monogener Erbkrankheiten befassen.

DNS-Sonden als diagnostische Merkmale

Als Molekularbiologen vor einem Jahrzehnt vorschlugen, genetische Unterschiede in der Zusammensetzung der DNS zur Markierung von Genen zu verwenden, wurde diese Idee als konzeptuelle Revolution gefeiert[1]. Die diesem Vorschlag zugrundeliegende Idee ist jedoch keineswegs neu. Sie gründet sich auf die Tatsache, daß Erbanlagen, strikt genommen, nicht unabhängig voneinander, sondern als Bestandteile von Chromosomenabschnitten vererbt werden, weshalb Gene derselben Chromosomenregion während der Vererbung häufig beieinander bleiben. Es ist deshalb naheliegend, funktionell neutrale Gendefekte zu verwenden. In seinem kleinen Essay „On the future of biology" hat Haldane[2] dies bereits im Jahre 1927 sehr anschaulich formuliert. Er schreibt: „Die meisten Eigenschaften eignen sich nicht für diesen Zweck. Wir finden alle möglichen Abstufungen der Körpergröße, des Gewichts, der Haar- und Hautfarbe (...). Andere Eigenschaften, wie die Blutgruppen, werden nach einem sehr einfachen Schema vererbt und verteilen die Menschheit in (wenige) Klassen. Wenn wir jetzt über 50 derartige Merkmale verfügten, (...) könnten wir sie zur Markierung solcher Eigenschaften wie Musikalität, Fettsucht und Jähzorn gebrauchen".
Haldane stellte sich demnach vor, genetische Proteinpolymorphismen zur Diagnose von Erbanlagen in Familien heranzuziehen. Selbst heute jedoch, 60 Jahre später, reicht deren Zahl nicht aus, um mehr als einige wenige Erbkrankheiten auf diese Weise zu markieren. Eine Lösung für dieses Problem konnte durch die Suche nach genetischen Merkmalen in der menschlichen DNS selbst gefunden werden. Mit Hilfe einer Technik, die von SOUTHERN[3] eingeführt wurde (siehe Tab. 1), konnten auf allen menschlichen

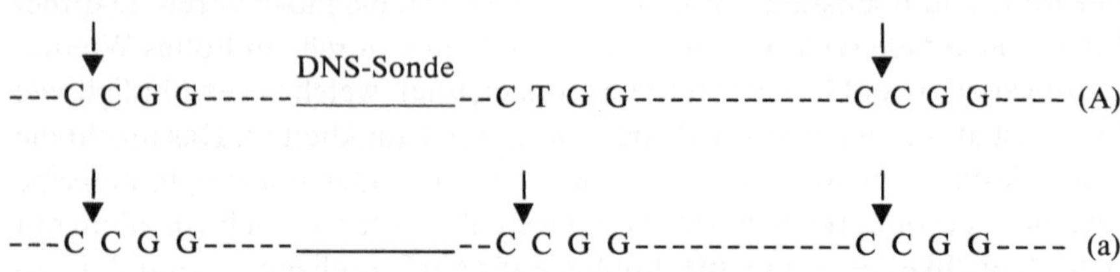

Tab. 1: DNS-Sequenzen in der Nähe einer DNS-Sonde auf zwei homologen Chromosomen. Die Abbildung zeigt die Erkennungssequenzen des Enzyms Mspl (CCGG). Chromosom A hat eine Erkennungssequenz weniger, weshalb sich die Sonde hier an ein längeres DNS-Fragment bindet als auf Chromosom a.

Chromosomen häufige Sequenzvarianten nachgewiesen werden, die sich zur Markierung von Gendefekten eignen.

Um derartige *Basensequenzvarianten* sichtbar zu machen, werden zwei Instrumente benötigt: erstens bakterielle Restriktionsenzyme, welche die DNS innerhalb spezifischer, meist 4 bis 8 DNS-Bausteine langer Erkennungssequenzen schneiden. Durch vollständige Verdauung menschlicher zellulärer DNS entstehen mehrere hunderttausend oder Millionen verschiedener Restriktionsfragmente, jedes Hunderte oder Tausende von DNS-Bausteinen lang. Genetische Unterschiede innerhalb von Erkennungssequenzen haben Unterschiede in der Länge der betreffenden *Restriktionsfragmente* zur Folge. Diese Fragmente lassen sich mit elektrophoretischen Methoden trennen, jedoch auf Grund ihrer großen Zahl nicht als individuelle Banden erkennen.

Um veränderte Bandenmuster sichtbar zu machen, verwendet man klonierte Sonden, hochgereinigte DNS-Sequenzen, die radioaktiv markiert sind und sich aufgrund ihrer Bausteinzusammensetzung spezifisch an individuelle DNS-Fragmente anlagern. Mit Hilfe autoradiographischer Methoden lassen sich diese anschließend im Gel oder auf einem Filterabdruck darstellen. Geeignete Sonden kann man in beliebiger Zahl aus sogenannten Genbibliotheken isolieren. Mit den meisten dieser Sonden ist es möglich, *P*olymorphismen der *L*änge von *R*estriktions*f*ragmenten (RFLPs) oder andere Basensequenzvarianten zu finden.

Bereits wenige Jahre nach der Einführung dieser Methoden verfügen wir heute über ein engmaschiges Netz von mehreren hundert DNS-Merkmalen, die mehr oder weniger gleichmäßig über alle menschlichen Chromosomen verteilt sind, dicht genug, um für die Diagnose von praktisch allen Gendefekten von Nutzen zu sein.

Ein Problem ist jedoch bislang noch nicht behandelt: Wie können wir herausfinden, welches DNS-Merkmal sich für die Diagnose einer bestimmten Krankheit eignet? Die Beantwortung dieser Frage ist konzeptuell einfach, jedoch in der Praxis sehr aufwendig: Wenn wir nicht davor zurückscheuen, viele große Familien mit Hilfe aller verfügbaren Sonden zu untersuchen, sollten wir ohne weiteres diejenigen Merkmale identifizieren können, welche zugleich mit der betreffenden Krankheit vererbt werden und deshalb für die Diagnostik in Frage kommen. Nach Testung von schätzungsweise 50 bis 100 Sonden kann man erwarten, ein Merkmal zu finden, das eindeutig mit der betreffenden Krankheitsanlage gekoppelt ist, wenn auch nicht notwendigerweise besonders eng. Im allgemeinen wird die Suche nach wirklich eng gekoppelten Merkmalen immer schwieriger, je näher man dem Gen kommt. Deshalb muß man durchweg sehr viele Familien untersuchen, um die Rekombinationshäufigkeit zwischen Krankheitsgenen und benachbarten diagnostischen Markern einigermaßen zuverlässig abschätzen zu können. Auf diesem Wege nach brauchbaren diagnostischen Merkmalen für sämtliche der 4.000 bekannten monogenen Defekte zu suchen, ist somit einerseits eine praktisch unlösbare Aufgabe.

Andererseits kann man erwarten, daß die systematische Frühdiagnose und Prävention von relativ wenigen monogenen Krankheiten bereits zu einer signifikanten Verringerung der Morbidität und Mortalität führen wird. Mein zu früh verstorbener Kollege BEN TE HAAR hat darauf hingewiesen, daß nur 22 der 4.000 *monogenen Krankheiten* für ungefähr 75 % aller Krankheitsfälle in dieser Gruppe verantwortlich sind. Die Suche nach DNS-Sonden für die Diagnose dieser Krankheiten hat bereits zu bemerkenswerten Erfolgen geführt (Tab. 2. Eine ausführliche Darstellung findet sich bei ROPERS [4]). 16 der 22 häufigsten monogenen Störungen in unserer Bevölkerung lassen sich bereits heute auf diese Weise feststellen, und die Zahl präsymptomatisch und pränatal diagnostizierbarer Krankheiten nimmt ständig weiter zu. Leider ist damit das Problem der Frühdiagnose und Prävention von monogenen Erbkrankheiten noch keineswegs gelöst. Das Konzept, chromosomal

---

Autosomal dominante Krankheiten:
Hypercholesterinämie, Zystennieren, Chorea Huntington, Neurofibromatose von Recklinghausen, Myotone Dystrophie, Polyposis coli

Autosomal rezessive Krankheiten:
Hämochromatose, α_1-Antitrypsindefizienz, Mukoviszidose, Phenylketonurie, Adrenogenitales Syndrom (21-Hydroxylase-Defizienz), Retinoblastom

X-chromosomale Krankheiten:
Geistige Retardierung mit Fra(X), Duchenne-Muskeldystrophie, Hämophilie (2 Formen), Ichthyosis vulgaris, Adrenoleukodystrophie

---

Tab. 2: Häufige *monogene Krankheiten,* welche mit Hilfe von DNS-Sonden diagnostiziert werden können

benachbarte genetische Merkmale zur Diagnose von Erbkrankheiten heranzuziehen, weist nämlich eine Reihe praktischer Schwächen auf.

Zum ersten sind derartige Diagnosen nicht völlig zuverlässig, da man auch bei enger Kopplung gelegentlich mit dem Auftreten von Rekombination rechnen muß.

Zum zweiten sind Diagnosen mit Hilfe von Sonden nur möglich, wenn man die betroffenen Chromosomen(abschnitte) eindeutig anhand typischer Restriktionsmuster identifizieren und von anderen (homologen) Chromosomen unterscheiden kann. Dies läßt sich nur durch vorherige Familienuntersuchung ermitteln; die Erkennung sporadischer Fälle ist deshalb nicht möglich.

Für die Prävention autosomal rezessiver, autosomal dominanter und X-chromosomaler Defekte hat dies unterschiedliche Konsequenzen. Autosomal rezessive Krankheiten sind meist auf eine Generation beschränkt, weil sie im allgemeinen nur auftreten, wenn beide Eltern (gesunde) Genträger sind und jeweils ein betroffenes und ein „gesundes" Chromosom tragen. Eine Frühdiagnose ist in dieser Situation erst nach der Geburt des kranken Kindes möglich, was für 2-Kinder-Familien bedeutet, daß nur 1/8 aller Fälle vorgeburtlich erfaßt werden können. Für schwere X-chromosomale Krankheiten, wie die *Muskeldystrophie vom Typ Duchenne,* ergibt sich ein ähnliches Bild, da hier ein Großteil der Fälle auf Neumutationen zurückgeht und die Familien in aller Regel klein sind. Nur für autosomal dominante Defekte mit niedriger Neumutationsrate, wie die Myotone Dystrophie, eine häufige Muskel- und Allgemeinerkrankung des Erwachsenenalters, oder die *Chorea Huntington,* eine Form der erblichen Demenz, die mit Veitstanz einhergeht, ist die Situation günstiger. Hier kann man hoffen, durch Familienuntersuchungen einen Großteil aller Fälle vorgeburtlich zu erfassen und dadurch im Laufe einer oder weniger Generationen die Inzidenz dieser Krankheiten signifikant zu senken.

Für rezessive Defekte wird es nur dann gelingen, die meisten Krankheitsfälle vorgeburtlich zu erfassen, wenn man in der Lage ist, die Mutation selbst zu erkennen. Dies erfordert die Klonierung der betreffenden Gene und ist nur möglich, wenn die betreffende Krankheit genetisch homogen ist, d. h. wenn eine einzige spezifische Mutation für praktisch alle Krankheitsfälle in unserer Bevölkerung verantwortlich ist. Dies ist für die (bei uns seltene) Sichelzellanämie bekannt; in jüngster Zeit mehren sich die Anzeichen dafür, daß eine ähnliche Situation auch für eine der bei uns häufigsten autosomal rezessiven Krankheiten, die *Mukoviszidose,* vorliegt. Bei der *Phenylketonurie,* einer rezessiven Form des Schwachsinns, hat die Klonierung des (Phenylalaninhydroxylase-)Gens zur Identifikation von 4 verschiedenen Mutationen geführt, die zusammen für mehr als 80 % aller Krankheitsfälle verantwortlich sind.

Dies bedeutet, daß man sich für die Diagnose von Erbkrankheiten nicht mit eng gekoppelten Sonden zufrieden geben, sondern, wenn immer möglich, versuchen sollte, die betreffenden Gene zu isolieren und die verantwortliche Mutation zu identifizieren. In vielen Fällen ist dies zudem der einzige Weg zur Aufklärung des grundlegenden biochemischen Defekts und – gegebenenfalls – zur Therapie.

Genklonierung: Implikationen für Diagnose und Therapie

Wenn man die Absicht hat, ein bestimmtes Gen zu isolieren, geht man normalerweise vom Krankheitsbild aus und sucht mit Hilfe von aufwendigen, jedoch meist ungerichteten Untersuchungen nach spezifischen Störungen im Stoffwechsel. Wenn man dabei Erfolg hat und die betreffenden Stoffwechselwege bekannt sind, bemüht man sich, den spezifischen biochemischen Defekt zu identifizieren, reinigt das entsprechende Protein und isoliert schließlich das dazugehörige Gen. Wenn man will, kann man als letzten

Schritt außerdem die chromosomale Lage dieses Gens bestimmen. Den basalen Defekt auf diese Weise zu finden, ist jedoch zufallsabhängig und keineswegs immer möglich, weil es beträchtlicher Einsicht in die relevanten Stoffwechselwege und die phänotypischen Konsequenzen spezifischer Defekte bedarf, um von den klinischen Symptomen auf den biochemischen Defekt zu schließen. Eine alternative Strategie, im Englischen *„reversed genetics"* genannt[5], erfordert keine derartigen Vorkenntnisse (s. Tab. 3). Diese Strategie geht von der chromosomalen Lage der betreffenden Gendefekte aus, die sich, wie vorstehend beschrieben, durch Kopplungsuntersuchungen mit Hilfe von DNS-Merkmalen bestimmen läßt, und zielt direkt auf die Isolierung der betreffenden Gene.

Wenigstens auf dem Papier ist dieses Vorgehen sehr einfach. Während der letzten Jahre sind zahlreiche Methoden entwickelt und verfeinert worden, die es erlauben, auf Chromosomen „herumzuspazieren" oder „herumzuhüpfen"[6, 7]. Mit Hilfe dieser Techniken ist es möglich, von einer eng gekoppelten Sonde aus auf Gene „zuzulaufen" und diese schließlich zu isolieren. Sobald ein Stück DNS isoliert ist, das alle Merkmale eines Gens trägt, ist es möglich, das zugehörige Eiweiß im Reagenzglas zu synthetisieren und auf seine Funktion zu testen. Vor kurzem hat dieser Ansatz zur Isolation des Duchenne-Muskeldystrophie-Gens und einiger anderer Gene geführt[8].

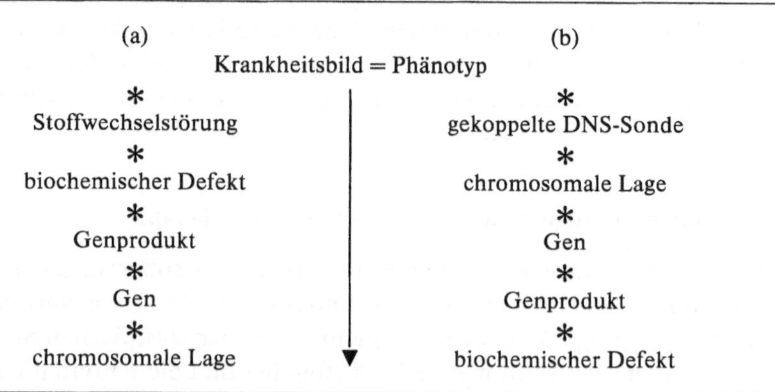

Tab. 3: Aufklärung von Gendefekten: konventionell (a) und durch *„reverse genetics"* (b)

Untersuchungen in unserem Labor konzentrieren sich auf die Feinlokalisierung und Isolierung der Gene, welche der *Myotonen Dystrophie* und einer X-chromosomal vererbten Blindheit des Erwachsenenalters, der *Chorioideremie,* zugrundeliegen. Mit einer Sonde vom langen Arm des X-Chromosoms haben wir kürzlich bei einer Reihe nicht verwandter Chorioideremiepatienten charakteristische Veränderungen in der DNS nachweisen können[9]. Diese Beobachtungen legen die Annahme nahe, daß wir den primären molekulären Defekt gefunden haben, welcher der Augenkrankheit bei diesen Patienten zugrundeliegt, und dieser Befund sollte die Suche nach dem Chorioideremie-Gen selbst sehr erleichtern. Im Laufe der kommenden Jahre sollten derartige Untersuchungen entscheidend dazu beitragen, die grundlegenden Defekte zu erkennen und aufzuklären, welche den meisten der 4.000 bekannten monogenen Krankheiten zugrundeliegen.

Perspektiven

Was können wir in der nahen Zukunft von diesen Entwicklungen erwarten? Der Katalog der Krankheiten, welche sich über eng gekoppelte DNS-Merkmale diagnostizieren lassen, wird ständig länger werden. Darüber hinaus wird man Gene identifizieren und markieren können, die eine wichtige Rolle in der Ätiologie von polygenen oder multifaktoriellen Krankheiten spielen. In die Gruppe dieser – im Vergleich zu monogenen Defekten sehr häufigen – Krankheiten, auf die ich bisher nicht eingegangen bin, gehören z. B. Herz- und Kreislauferkrankungen, die manisch-depressive Psychose, die Schizophrenie und verschiedene kongenitale Mißbildungen. Für einige dieser Krankheitsbilder hat man bereits genetische Risikofaktoren identifizieren und chromosomal zuordnen können, und zumindest diese Risikofaktoren wird man vermutlich in naher Zukunft ausschließen können.

Die *Klonierung von Genen* wird sich in größerem Maßstab fortsetzen und schließlich zumindest für einige Defekte die Erkennung der Mutation selbst möglich machen. In vielen Fällen werden diese Untersuchungen die Aufklärung der grundlegenden biochemischen Defekte nach sich ziehen und damit möglicherweise Perspektiven für die Behandlung dieser Krankheiten eröffnen. Die Aufklärung des grundlegenden Defekts ist auch eine Voraussetzung für die Erkennung gesunder Überträger von Erbkrankheiten in unserer Bevölkerung. Im Hinblick auf die ethischen und ökonomischen Konsequenzen muß man sich jedoch fragen, ob es wünschenswert ist, solche Untersuchungen im Bevölkerungsmaßstab durchzuführen.

Mit Hilfe neuer technischer Entwicklungen ist es möglich, Gendiagnosen anhand einzelner, z. B. embryonaler Zellen zu stellen. Im Hinblick auf Experimente, die bei Mäusen bereits an der Tagesordnung sind, könnte man auch beim Menschen daran denken, Embryonen durch In-vitro-Fertilisation im Reagenzglas zu erzeugen, eine Zelle des noch pluripotenten Embryos für die DNS-Untersuchung zurückzulegen, den Embryo einzufrieren, ihn nach erfolgter Diagnose aufzutauen und erst dann zu implantieren. Dadurch ließen sich spezifische genetische Risiken bereits vor der Implantation ausscheiden. Dieses Vorgehen ist zwar technisch sehr aufwendig, jedoch möglicherweise dann zu vertreten, wenn die Pränataldiagnose und der „therapeutische" Schwangerschaftsabbruch nicht akzeptiert werden.

Schließlich erscheint es denkbar, fetale Zellen aus dem Blut schwangerer Mütter anzureichern und mit Hilfe der oben erwähnten Methoden zu untersuchen. Ob man auf diesem Weg zu einer eindeutigen diagnostischen Aussage über den genetischen Status des Feten kommen kann und ob sich diese Technik je als Alternative zu Amniozentese oder Chorionbiopsie eignen wird, läßt sich zu diesem Zeitpunkt jedoch noch nicht beurteilen.

Erlauben Sie mir zum Abschluß noch einige Bemerkungen zu den ethischen Konsequenzen aus diesen Entwicklungen. Im Hinblick auf Erbkrankheiten, die sich spät manifestieren, haben nicht nur potentiell Betroffene, sondern auch *Risiko-, Lebens- oder Krankenversicherungen* ein verständliches Interesse an einer frühen Diagnose: die Betroffenen, um sich möglichst frühzeitig und vollständig gegen dieses Risiko einzudecken, die Versicherungen, um die Risikoträger soweit wie möglich auszugrenzen. Ebenso wird ein Arbeitgeber daran interessiert sein, bei der Einstellungsuntersuchung auch *genetische Risiken* erfassen zu können, die geeignet sind, die Arbeitsfähigkeit (negativ) zu beeinflussen. Die Interessen der Arbeitnehmer sind selbstverständlich gegenläufig. Muß der Gesetzgeber hier regelnd eingreifen und wenn ja: wie?

Ist es sinnvoll oder im Interesse des Gemeinwesens vielleicht sogar nötig, asymptomatische Überträger von Erbkrankheiten durch Reihenuntersuchungen zu erfassen? Immerhin vererben Träger einer dominanten Erbkrankheit die Anlage auf 50 % ihrer Kinder, und sie werden die Krankheits-

DNS-Sonden:
Diagnose aller häufigen monogenen und Erkennung von Risikofaktoren für multifaktorielle Krankheiten

Aufklärung von Gendefekten:
„direkte" DNS-Diagnose; verbesserte Aussichten für (Gen-)Therapie;
Reihenuntersuchungen (?)

DNS-Diagnose an Embryonen (nach IVF):
Pränataldiagnose ohne Risiko durch Untersuchung von Schwangerenblut (?)

Tab. 4: Perspektiven

anlage vor allem dann weitergeben, wenn sie nicht wissen, daß sie selbst
Merkmalsträger sind. Dieses Problem scheint im Hinblick auf die kontrovers geführte Diskussion über die Untersuchung potentieller AIDS-Patien-
ten besonders aktuell.
Mit den Möglichkeiten zur vorgeburtlichen Erkennung von Erbkrankheiten werden auch Prozesse von geschädigten Kindern gegen ihre Eltern
wegen unterlassener diagnostischer Maßnahmen – oder von Eltern gegen
Ärzte wegen falscher oder unvollständiger Beratung – zunehmen. Eine
Vielzahl dieser Probleme berührt das Recht auf individuelle Entscheidungs-
freiheit und deren Grenzen, insbesondere im Hinblick auf die Realisierung
eines Kinderwunsches bei bekanntem genetischen Risiko oder im Zusammenhang mit der Frage, ob man – aus welchen Gründen auch immer – dazu
gezwungen werden kann, sich genetisch untersuchen und gegebenenfalls
mit ungünstigen Prognosen konfrontieren zu lassen.
Eine weitere brisante Frage bezieht sich auf die juristische und ethische
Zulässigkeit von Schwangerschaftsunterbrechungen aus genetischer Indikation: Welche Krankheiten sind so schwerwiegend, daß sie gegebenenfalls
sogar einen Spätabort rechtfertigen? Hängt die Antwort auf diese Frage vom
Zeitpunkt der Diagnosestellung ab? Wäre es vertretbar, auch minimalen
Behinderungen, wie z. B. Farbsinnesstörungen, auf diese Weise zuvorzu-
kommen, wenn die Diagnose bereits im embryonalen Zweizellstadium
gestellt werden könnte? Dies rührt an die Frage, wann in der Keimesent-
wicklung das Menschsein beginnt und ob der menschliche Embryo unmit-

telbar nach der Befruchtung genausoviel „wert" ist wie in späteren Stadien der Schwangerschaft.

Dies sind Fragen, auf die man keine endgültigen und schlüssigen Antworten erwarten sollte, deren Diskussion jedoch gerade deshalb nicht zum Stillstand kommen darf. Schließlich kommt man meiner Meinung nach auch um die Eugenik nicht herum, nämlich im Zusammenhang mit der Tatsache, daß man durch eine systematische Erfassung von Gendefekten im Bevölkerungsmaßstab die Häufigkeit mancher Erbkrankheiten in wenigen Generationen drastisch senken könnte. Selbstverständlich ist dies ein positiver Aspekt, den man bei der Abwägung der Möglichkeiten und Grenzen der Gendiagnostik nicht unerwähnt lassen darf.

Lassen Sie mich versuchen, einige allgemeine Ausgangspunkte und Postulate für die Diskussion dieser strittigen Fragen zu formulieren. Im Hinblick auf die Versicherungsproblematik heißt das Schlüsselwort *„Solidarität",* wobei die Solidarität der Betroffenen gemeint ist. Im Durchschnitt ist jeder Mensch Träger von 2 bis 10 erblichen Defekten, von denen allerdings nur die wenigsten zum Ausdruck kommen. Ob man selbst zu den klinisch Betroffenen gehört, ist demnach einzig eine Frage des Glücks oder Pechs. In dieser Hinsicht unterscheiden sich also erbliche Krankheiten nicht oder kaum von im Laufe des Lebens erworbenen: Niemand ist davor gefeit, jedoch steht es uns frei, uns mit Hilfe von Versicherungen, die von uns allen finanziert werden, gegen bestimmte Risiken abzudecken. Es sollte den Versicherungen deshalb nicht erlaubt werden, bestimmte genetische Risiken auszugrenzen, jedenfalls nicht in größerem Umfang, als dies für andere Krankheitsrisiken üblich ist.

Mein zweiter Ausgangspunkt betrifft die *Freiheit des Kinderwunsches.* Ich denke, daß des den Eltern in jeder denkbaren Situation allein überlassen bleiben muß, ob sie Kinder haben wollen oder nicht. Ihnen – und weder dem Arzt noch dem Staat – obliegt in erster Linie die Sorge um die Kinder. Bei einer Entscheidung für einen Schwangerschaftsabbruch aus genetischer Indikation oder der Entscheidung gegen einen solchen Eingriff tragen sie primär die Verantwortung, ersteres natürlich im Rahmen der gesetzlichen Grenzen und der Grenzen der ärztlichen Ethik.

Derartige Entscheidungen erfordern beträchtliches Verständnis für die Größe und Bedeutung genetischer Risiken, worüber die meisten Eltern jedoch nicht verfügen. Neben der öffentlichen Diskussion über diese

Zusammenhänge in den Massenmedien macht dies drittens eine Ausweitung und Modernisierung des humangenetischen Unterrichts an den Schulen erforderlich, am besten durch Aufnahme der Humangenetik als eines der Kernfächer, um das Defizit an *humangenetischen Grundkenntnissen* zu verbessern.

Viertens sollte die Diskussion über die Zulässigkeit des *Schwangerschaftsabbruchs* aus genetischer Indikation weitergeführt werden, auch und gerade im Hinblick auf neue technische Entwicklungen, welche eine Diagnosestellung in der sehr frühen Schwangerschaft ermöglichen.

Fünftens gehört zu jeder Form der *Gendiagnostik* die *genetische Beratung* und wenn nötig eine länger dauernde psychosoziale Betreuung. Im Hinblick auf die teils komplexen Implikationen genetischer Untersuchungsbefunde halte ich es für sinnvoll, derartige Untersuchungen nach dem holländischen Modell auf einige wenige klinisch-genetische Zentren zu beschränken. Wildwuchs, wie etwa die Einrichtung ausschließlich gendiagnostisch orientierter Stellen, sollte nach meinem Dafürhalten unbedingt vermieden werden.

Literaturhinweise:

1. KAN YW, DOZY AM: Antenatal diagnosis of sickle cell anemia by DNA analysis of amniotic fluid cells. Lancet II: 910–912 (1978).
2. HALDANE JBS: On the future of biology. In: Possible worlds and other essays. Chatto and Windus: London 1927.
3. SOUTHERN EM: Detection of specific sequences among DNA fragments separated by gel electrophoresis. J Mol Biol 98: 503–17 (1975).
4. ROPERS HH: Use of DNA probes for diagnosis and prevention of inherited disorders. Eur J Clin Invest 6: 475–487 (1987).
5. ORKIN SH: Reverse genetics and human disease. Cell 47: 849–90 (1986).
6. COLLINS FS, WEISSMANN SM: Directional cloning of fragments at a large distance from an initial probe: a circularization method. Proc Natl Acad Sci USA 81: 6812–6816 (1984).
7. POUSTKA A, POHL T, BARLOW DP et al: Construction and use of human chromosome jumping libraries from NotI-digested DNA. Nature 325: 353–355 (1987).
8. MONACO AP, NEVE RL, COLLETTI-FEENER CW et al: Isolation of candidate cDNAs for portions of the Duchenne muscular dystrophy gene. Nature 323: 646–650 (1986).
9. CREMERS FPM, BRUNSMANN F, VAN DE POL TJR et al: Deletion of the DXS165 locus in patients with classical choroideremia. Clin Genet 32: 421–423 (1987).

Zusammenfassung der Diskussionen und Kommentar (D. Berg)

Die Diskussionen waren geprägt durch die Notwendigkeit, erst alles darzulegen, was von seiten der Mediziner zum technologischen Vorgehen in der Früherkennung gesagt werden muß. Die vorhandenen und die sich anbahnenden Möglichkeiten der Früherkennung, die keinesfalls nur als Segen empfunden wurden, lösten eine tiefe Betroffenheit aus.
Der medizinische Fortschritt, der darin besteht, alle schweren und vor allen Dingen immer leichtere Krankheitsbilder frühzeitig zu entdecken, hat mehrere unterschiedlich zu wertende Folgen:

a) Die Eltern werden von der Sorge und Angst vor einem kranken Kind entlastet.
b) Es wird notwendig, immer breitere Bevölkerungsgruppen in das pränatale Screening aufzunehmen.
c) Die Kosten der pränatalen Diagnostik werden steigen.
d) Die Schwierigkeiten bei der Bewertung der erhaltenen Befunde werden zunehmen, wenn man die Interessen des evtl. nur leicht geschädigten Kindes gegenüber denen der Mutter und der Gesellschaft berücksichtigen will.

Das methodische Repertoire bereicherte MURKEN durch die Vorstellung der *„Placentacentese"*. Die Methode kommt zwischen der 16. bis zur 35. Schwangerschaftswoche zum Einsatz, in einer Zeit also, in der sowohl die Chorionzottenbiopsie als auch die Fruchtwasseruntersuchung nicht oder nur mit großem diagnostischen Zeitverlust anzuwenden sind. Die Hauptindikation bestand in Ultraschallbefunden (pathologische Wachstumsentwicklung oder vermutete Fehlbildung des Feten), die der genetischen Abklärung bedurften. Ein besonderer Vorteil der Methode scheint darin zu bestehen, daß man frühzeitig Mosaikbefunde der Chorionzottenbiopsie überprüfen kann.

Insgesamt bereitete jedoch die Zunahme der *invasiven Diagnostik* wegen der damit verbundenen und schwer zu errechnenden Steigerung der *Abortrate* Sorgen. Auch bei sorgfältigster Technik und großer Erfahrung lassen sich Komplikationen, Infektionen oder die Auslösung von Blutungen, nicht immer vermeiden. Frau STENGEL-RUTKOWSKI hält die publizierten Abortraten für zu niedrig. Nach ihrer Meinung liegen sie über 5 %. Dem wurde widersprochen, und HEPP wies darauf hin, daß die invasive Diagno stik ja aus gegebener Indikation eingesetzt würde und daß sich in diesem Patientinnenkollektiv vermehrt Fälle befänden, die früher oder spä ter ohnehin zum Abort kämen. Es ist auch zu berücksichtigen (SCHWINGER), daß die Klärung der Abortursache beruhigend auf die Patienten einwirken könne und daß ohnehin in den meisten Fällen ein normaler Befund resultiere, der die Patientin von ihrer Sorge und Angst befreie. Zur Verminderung der Gefahr, durch die invasive Diagnostik ein gesundes Kind zu verlieren, wurden verschiedene Vorschläge gemacht. VON VOSS wies darauf hin, daß der gynäkologische Untersucher, der die Chorionzottenbiopsie oder die Amniozentese durchführen wolle, erst Erfahrungen sammeln müsse bei Patientinnen, bei denen ohnehin eine Interruptio geplant ist. SCHWINGER zitierte Forderungen, nach denen von einer gewissen Erfahrung erst gesprochen werden könne, wenn der Untersucher über etwa 50 Chorionzottenentnahmen an geplanten Abortfällen verfüge. Auch die exaktere Beschreibung des Risikokollektivs könne durch eine Verminderung der Zahl notwendiger invasiver diagnostischer Eingriffe dazu führen, daß die Gefahr, gesunde Kinder zu verlieren, abnehme. CLAUSSEN erinnerte daran, daß in 98 % der Fruchtwasseruntersuchungen normale Befunde erhoben werden und daß für diese 98 % ein unnötiges Risiko eingegangen werde.

Demgegenüber ist bekannt, daß sich die Mehrheit z. B. der Trisomien, in Absolutwerten gesehen, in einem Patientenkollektiv unterhalb der *Altersgrenze* von 35 Jahren befindet, und es ist mit Recht zu fragen, in welchem Ausmaß die invasive Diagnostik durch nicht-invasive Maßnahmen, vor allem die Ultrasonographie, übernommen werden kann. Wahrscheinlich wird bis zu einer optimalen Mißbildungsdiagnostik in allen Schwangerschaften noch viel Zeit vergehen.

Hilfreich könnte in diesem Zusammenhang die generelle Einführung eines *AFP-Screenings* sein, das derzeit in der Mutterpaßkommission der Kassenärztlichen Bundesvereinigung zusammen mit den Krankenkassen diskutiert wird.

In diesem Zusammenhang erhob sich natürlich die Frage nach der Einführung eines Mißbildungsscreenings generell. Hier sind sicherlich die Kosten zu diskutieren, darüber hinaus natürlich auch die Qualitätsanforderungen an die *Ultrasonographen* des sog. Level I (Basisversorgung der Schwangeren). STAUDACH ist der Meinung, daß sich ein Land wie England, das sich durch eine staatlich finanzierte, totale Zahnsanierung der Gesamtbevölkerung auszeichnet, auch ein Ultraschallscreening der Schwangeren leisten könne. Problematisch bleibt dabei jedoch die Frage, ob der die Basisversorgung der Patientin betreibende, ultrasonographisch tätige Gynäkologe all das können müsse, was die Experten im sog. Level III beherrschen. STAUDACH beantwortete diese Frage mit einem klaren „Nein". Er berichtete eindrucksvoll, daß sich die gezielte Mißbildungsdiagnostik deutlich vom ultrasonographischen Alltag unterscheide. Es seien stundenlange Ultraschalluntersuchungen, eingehendes Literaturstudium, die Hinzuziehung erfahrener Kollegen notwendig, was aber auch nicht verhindern könne, daß selbst ein erfahrener Diagnostiker in die Situation komme, eine schwere Mißbildung zu übersehen, weil er sein Augenmerk auf eine Region richtet, in der er die vermutete Mißbildung ausschließt – aber eine andere dabei übersieht.

Die zukünftigen Erfahrungen auf diesem Gebiet werden schmerzhaft sein sowohl für die Patientin als auch für den Arzt, der die Mißbildung letztlich nicht rechtzeitig erkannt hat und möglicherweise dafür haftrechtlich zur Verantwortung gezogen wird. Aber auch dann werden sich Probleme entwickeln, wenn eine Bagatellmißbildung entdeckt wird, die an sich den Schwangerschaftsabbruch nicht rechtfertigt. Man darf die Patientin auch mit einer Bagatelldiagnostik nicht im Stich lassen, wenn sie darum ringt, die richtige Entscheidung zwischen dem Schwangerschaftsabbruch und dem Austragen des Kindes zu wählen. Im letzteren Falle muß ihr in viel größerem Ausmaß als bisher geholfen werden, auf sie zukommende Belastungen medizinischer, menschlicher und finanzieller Art zu meistern. Bis dahin ist es ein weiter Weg.

Für BERG scheint die Bewertung eines erhobenen Befundes in Hinsicht auf die Lebensqualität des Kindes von zentraler Bedeutung zu sein. Diese Frage läßt sich auf die Dauer nur klären, wenn es gelingt, schon den Feten als Patienten zu sehen, der er juristisch erst nach der Geburt ist. Was fehlt, ist eine Einstellung, die es ermöglicht, auch das ungeborene Kind als lebenden Menschen ähnlich einzuschätzen wie das geborene. Solange dieser Schritt weder ethisch noch juristisch vollzogen ist, wird der Wert des ungeborenen Lebens von einer anderen und weitaus geringeren Qualität sein, er wird manipulierbar sein wegen der subjektiven Einschätzung der Fetalerkrankung durch die Patientin und wegen des gesetzlichen Freiraums, in dem sich der Fet befindet. Ohne einer kritiklosen Verweigerung des erwünschten Schwangerschaftsabbruchs das Wort reden zu wollen, erscheint die fast automatische Freigabe des erkrankten Feten zum Abbruch als Lösung zu einfach.

Die Entwicklung der Diagnostik wird fortschreiten. Sie wird von der Beschreibung anatomischer Gegebenheiten weiterführen zur funktionellen Diagnostik des Herz-Kreislaufsystems, fetaler Bewegungsmuster und auch fetaler Reaktionsweisen – letztlich eventuell auch zur Beurteilung fetaler psychologischer Gegebenheiten. Die differenzierte Diagnostik wird aber ihren Preis haben in Gestalt zunehmender individueller und allgemeinmedizinischer und ethischer Probleme. Man könnte sich, wie STAUDACH es in seinem Referat formuliert hat, in eine Zeit zurückversetzen wollen, in der das Aufstellen von Votivtafeln die einzige Problemlösung war.

Erfahrungen mit der pränatalen Diagnostik in Dänemark

U. Friedrich

Die pränatale Diagnostik wird in Dänemark seit 1970 durchgeführt. Zu diesem Zeitpunkt kannten wir bereits viele Risikofamilien, die bei verschiedenen wissenschaftlichen Bevölkerungsuntersuchungen gefunden worden waren. Z.B. wußte man aus der *Down-Syndrom-Studie* von Margareta MICKELSEN, wer Träger der erblichen Form des Mongolismus war. Die meisten Familien mit Cri du chat – der Deletion des kurzen Armes von Nr. 5 – waren ebenfalls untersucht. Auch dort kannte man die Träger struktureller Chromosomenabnormitäten, die ein erhöhtes Wiederholungsrisiko hatten. Und bei allen Neugeborenen einer Geburtsklinik in Aarhus waren über einen Zeitraum von 2 Jahren die Chromosomen untersucht worden. Die Angehörigen aller Kinder mit strukturellen Chromosomenveränderungen waren ebenfalls untersucht und über ihr Risiko informiert, eventuell ein chromosomal abnormes Kind zu bekommen.

Allen diesen Risikofamilien wurde zu Beginn der 70er Jahre die Möglichkeit der pränatalen Diagnose eröffnet – zunächst ausschließlich im Rahmen eines neuen Forschungsgebietes. Mit dem Bekanntwerden der Methode versuchten aber bereits nach wenigen Jahren die besser Informierten in der Bevölkerung, eine pränatale Diagnostik durchführen zu lassen. In der Mitte der 70er Jahre zeigte sich deutlich eine soziale Schlagseite im Untersuchungskollektiv. Langsam entwickelte sich die Methode zur Routine, die mit Forschung nichts mehr zu tun hatte. Gleichzeitig wurde auch deutlich, daß einige Ärzte das Angebot der pränatalen Diagnostik beinahe wie eine Hysterie der Genetiker betrachteten und ihren Patienten davon abrieten. Im Gesundheitsministerium erkannte man zum Glück recht früh, daß diese neue Methode feste Rahmen brauchte. Ein Ausschuß, bestehend aus Mitgliedern des Gesundheitsministeriums und den Leitern der 3 Labors, die Fruchtwasseruntersuchungen durchführten, erarbeitete Regeln, die 1977 in der sogenannten blauen Denkschrift niedergelegt wurden. Man teilte zunächst das Land in 3 Regionen auf, so daß die Hintergrundbevölkerung ungefähr der Kapazität der einzelnen Labors entsprach. Aarhus wurden z. B. die 4 nordjütländischen Ämter zugeteilt. In diesem Gebiet finden ungefähr 1/3 aller Geburten des Landes statt. Man beschloß, daß nur einige wenige gynäkologische Abteilungen die Amnionpunktion durchführen durften, damit die Ärzte dieser Abteilungen ausreichend Erfahrung sammeln konnten und Sicherheit bekamen. Die Untersuchungsindikationen wurden festgelegt und allen Ärzten des Landes mitgeteilt. Jeder Arzt ist rechtlich verpflichtet, eine Schwangere auf die Möglichkeit der pränatalen Diagnostik aufmerksam zu machen, wenn sie zu einer der genannten Indikationsgruppen gehört. Die Kostenfrage wurde geregelt. Die einzelnen Ämter bezahlen die Untersuchung.

Die Abbildung 1 zeigt die Verteilung der Untersuchungsstellen in Dänemark, die Tabelle 1 den Anstieg der Untersuchungen.

Jahr	„Legale" Aborte	Geburten	Fruchtwasser-Untersuchungen	Chorionzotten-untersuchungen	Schwangerschafts-abbrüche
1970	7474	71406	8		1
1971	10072	75979	34		1
1972	11522	76082	68		3
1973	23111	72418	141		9
1974	24868	71768	347		9
1975	27884	72554	614		14
1976	26842	65698	782		15
1977	25662	62247	1281		35
1978	23699	62400	2160		42
1979	23193	59773	2914		56
1980	23334	57546	3747		68
1981	22779	53370	4342		83
1982	21462	52927	4956		79
1983	20791	50822	5845	9	92 + 1
1984	20742	51800	5596	147	85 + 14
1985	19919	53749	5627	231	65 + 7
1986	20067	55312	6047	654	86 + 20

Tab. 1: Pränatale Chromosomenanalysen und Schwangerschaftsabbrüche in Dänemark von 1970 bis 1986

DENMARK

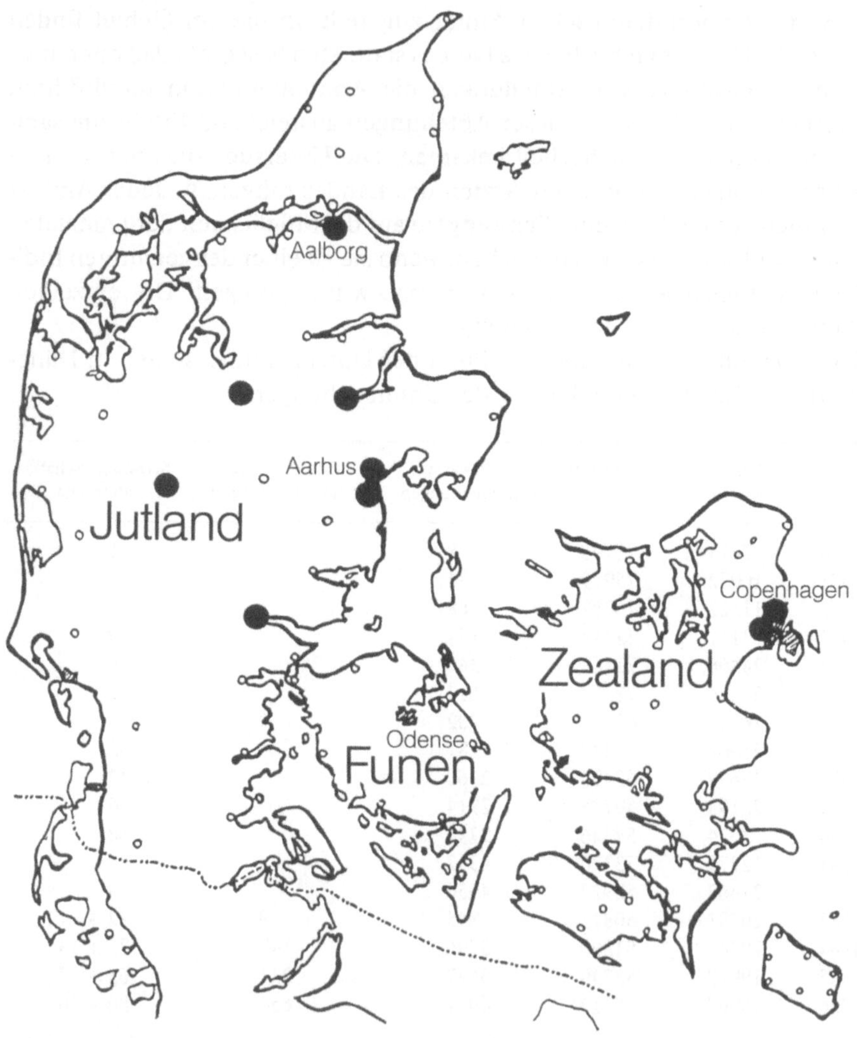

Abb. 1: Verteilung der pränatalen Untersuchungsstellen in Dänemark

Es ist wichtig zu wissen, daß wir seit 1973 ein Gesetz haben, das den freien Schwangerschaftsabbruch bis zur 12. Woche erlaubt. Die Anzahl der sogenannten „legalen" Aborte beträgt in Dänemark zwischen ¼ und ⅓ aller Gravidität.

Die Tabelle 2 zeigt die Indikationen für die pränatale Diagnostik.

Man sieht, bei wie vielen Frauen z. Zt. die pränatale Fruchtwasseruntersuchung durchgeführt wird und wie die prozentuale Verteilung ist. Z. B. werden 51% wegen erhöhten Alters und 16% wegen familiär vorkommender Chromosomabnormitäten untersucht. Generell machen ungefähr 80% derjenigen, denen die Möglichkeit der pränatalen Diagnostik geboten wird, auch davon Gebrauch. 10% kommen zu spät zur 1. Schwangerschaftsuntersuchung und werden deshalb nicht erfaßt. 10% sagen klar nein aus religiösen und moralischen Gründen. Die Anzahl der gefundenen Abnormitäten beträgt ungefähr 2%.

In der Übersicht von 1986 sieht man, daß bei 14% der Frauen wegen Angst oder psychologischer Gründe untersucht wurde. Offiziell gibt es diese Indi-

Indikation	Anzahl	%	Anomalien Chromosomen	AFP †	Andere
Mütterliches Alter	3006	51	43	1	–
Väterliches Alter	57		–	–	–
Chromosomenabnormitäten:					
Kind	57		3	–	–
Eltern	11	16	–	–	–
Familie	885		2	1	–
Mentale Retardierung:					
Kind	15		–	–	–
Familie	150		–	–	–
Mißbildungen	176		–	3	2
Risiko für Neuralrohrdefekte	524	20	5	2	–
Monogene Defekte	29		–	–	–
Andere	326		3	2	–
Angst	814	14	9	–	1
Total	6050		65 (1%)	9	3

Tab. 2: Indikationen für die pränatale Diagnostik

Indikation	Anzahl	%	Anomalien	
			Chromosomen	Andere
Mütterliches Alter	431	43	10	–
Väterliches Alter	12		–	–
Chromosomenabnormitäten:				
Kind	107		4	–
Eltern	11	28	1	–
Familie	175		2	–
Mentale Retardierung:				
Kind	8		–	–
Familie	33		1	–
Mißbildungen	68	22	2	–
Monogene Defekte	75		–	16
Andere	45		–	–
Angst	76	7	–	–
Total	1041		20 (2 %)	16

Tab. 3: Indikationen zur Pränataldiagnostik an Chorionzotten

kationen überhaupt nicht. Erstaunlich ist jedoch, daß in dieser Gruppe so viele Feten mit Chromosomenaberrationen gefunden werden. Man könnte sich vorstellen, daß diese Mütter Angst haben, weil es in ihren Familien bereits behinderte Kinder, z. B. bei Geschwistern, gibt, bei denen nie die Ursachen herausgefunden wurden. Diese Fälle bedürfen einer gründlichen genetischen Beratung, und möglicherweise würde ein Großteil dieser 14 % dann anderen Indikationsgruppen zugeteilt.

In Chorionzotten ist die Anzahl der gefundenen Abnormitäten etwas höher (Tabelle 3).

Wie man sieht, werden jetzt mehr Frauen untersucht, die ein Risiko für monogen erbliche Erkrankungen haben. Das liegt daran, daß mehr und mehr Syndrome gentechnologisch diagnostiziert werden können. In diesen Fällen führt man eine Chorionbiopsie in der 9. Woche durch und extrahiert die DNA des Feten direkt aus dem gewonnenen Material.

In Dänemark wird schon seit vielen Jahren das pränatale Schicksal der Feten mit Anomalien der Geschlechts-Chromosomen diskutiert.

Als Folge der Neugeborenenuntersuchungen aus verschiedenen Labors der Welt, wo man die Entwicklung der Kinder mit Geschlechts-Chromosomenveränderungen in den letzten 20 Jahren systematisch verfolgt hat, wissen wir heute sehr genau, daß viele dieser Kinder gute Entwicklungsmöglichkeiten haben. Um diese positive Erkenntnis allgemein bekannt zu machen, wurde in Dänemark 1981 zunächst die Turner-Kontaktgruppe gebildet; z. Zt. ist die Bildung einer Klinefelter-Kontaktgruppe im Aufbau. Diese Patientenvereinigungen versuchen natürlich, auf die gute Prognose aufmerksam zu machen. Die Vorsitzende der Turner-Gruppe ist Juristin. Sie versteht es vor allem, die öffentlichen Medien in den Dienst der Sache zu stellen, d. h. es gibt immer wieder Fernsehinterviews, Radiodebatten und Zeitungsartikel. Im Sommer 1988 findet der erste Weltkongreß der Turner-Kontaktgruppen in Aarhus statt.

Tabelle 4 zeigt, wie sich diese Aktion praktisch auswirkt.

Ich muß hier vor allem hervorheben, daß die genetische Beratung im Zusammenhang mit der pränatalen Diagnose sehr individuell ist. In Jütland werden ungefähr 30 % der Risikopatienten von Genetikern beraten, nämlich alle diejenigen, die sich aus anderen Indikationen als dem Alter zur pränatalen Diagnostik entschließen. Wir versuchen dabei, die Eltern so objektiv zu informieren, wie wir es können, und ihnen die Möglichkeit zu geben, aus ihrer Lebenssituation heraus selbständig eine Wahl zu treffen. In einem Land mit sogenanntem „freien" Abort können wir davon ausgehen, daß die meisten Schwangerschaften, die bis zur pränatalen Diagnostik gelangen,

	1980 – 1982			1983 – 1986		
Karyotype	Anzahl	Interruptio		Anzahl	Interruptio	
		Anzahl	%		Anzahl	%
47,XXY	10	8	80	27	17	63
47,XYY	6	4	67	11	6	55
47,XXX	13	11	85	18	8	44
45,X	15	10	67	17	11	65

Tab. 4: Erkannte pränatale Anomalien der Geschlechtschromosomen

auch wirklich erwünscht sind. Findet man bei der pränatalen Diagnostik einen defekten Feten und diskutiert den weiteren Schwangerschaftsverlauf mit den Eltern, dann liegt die letzte Entscheidung nach meinen Beobachtungen eigentlich immer bei der Mutter. In Anbetracht der möglichen, auf sie zukommenden Probleme fragen sich die Mütter: „Kann ich dieses Problem bewältigen oder nicht?" In einer Gesellschaft wie der dänischen, wo der sozialistische Staat sich jahrelang aller Probleme angenommen hat, wo die meisten Menschen ein gesichertes Leben führen, wo aber auch ökonomisch schwierige Zeiten bevorstehen, trauen sich die meisten Menschen nicht, ein Risiko einzugehen. Wie die Tabelle 4 zeigt, wählen jedenfalls immer noch die meisten Eltern den Schwangerschaftsabbruch, wenn ein Fetus eine Anomalie der Geschlechtschromosomen hat.

Interessant ist, daß wir in Dänemark parallel mit der Entwicklung der pränatalen Diagnostik eine intensive Diskussion der ethischen Aspekte gehabt haben. Was zunächst als Diskussion in kirchlichen Kreisen begann, wurde von den theologischen und philosophischen Fakultäten der Universitäten aufgenommen und weiter bearbeitet. In Aarhus schrieb ein Philosophieprofessor ein Buch über die ethischen Aspekte bei der pränatalen Diagnose. Die theologische Fakultät gründete das Forum „Theologie und Naturwissenschaft", wo vor allem die Probleme der Genetik durch Vortragsreihen beleuchtet wurden. Das Ökumenische Zentrum der Universität hielt 1985 eine ethische Konferenz ab mit dem etwas herausfordernden Thema: „Die verschwundene Ethik". Paulus' Ermahnung: „Alles ist erlaubt, aber nicht alles ist nützlich!" war die Basis für eine Diskussion über Genetik, gemeinsames Leben und Gesellschaft.

Ähnliche Aktivitäten gingen auf Seeland vor sich. Dort beschäftigten sich vor allem auch Politiker mit den Problemen der Genetik. 1980 wandte man sich an die Europakommission mit dem Wunsch, folgendes Thema zu debattieren: „Protection of humanity against genetic engineering". Die Kommission für Wissenschaft und Technologie plante vor allem, das Thema „Genetische Manipulation" zu diskutieren. Dieses Hearing fand 1981 in Kopenhagen statt. Man wünschte, daß das „Recht, nicht genetisch manipuliert zu werden", in die europäische Menschenrechtskonvention aufgenommen wurde. Jeder Mensch hat das Recht auf ein genetisches Erbe, welches nicht künstlich beeinflußt worden ist. Dieses Recht ist in der Empfehlung des Europaparlaments von 1986 festgelegt.

Vom dänischen Innenministerium wurde 1984 der Rapport: „Der Preis des Fortschritts – ethische Probleme bei der Genmanipulation, Eitransplantation, künstlichen Befruchtung und fetalen Diagnostik" herausgegeben. Nach Auffassung des Innenministeriums brauchte man eine Grundlage für eine politische Stellungnahme über die Möglichkeiten, die die Forschung auf diesem Gebiet mit sich brachte mit der Absicht, Regulative oder sogar Gesetze über die Anwendung einer derartigen Forschung herauszugeben. 1987 wurde das Gesetz über die Errichtung eines ethischen Rates und die Regulierung gewisser medizinischer Versuche herausgegeben. Dieser Rat ist nun gegründet und hat seine Tätigkeit begonnen. Gleichzeitig haben wir eine wissenschaftsethische Kommission, die alle wissenschaftlichen Experimente an Menschen in der Medizin bewilligen muß.

Erfahrungen mit der pränatalen Diagnostik in Ungarn

Z. Papp

Es gibt in Ungarn zehn genetische Beratungsstellen und drei pränatale genetische Diagnostikzentren. Die größte Beratungsstelle und das größte pränatale genetische Laboratorium befindet sich in Debrecen. In der Frauenklinik der Medizinischen Universität Debrecen habe ich 1966 ein zytogenetisches Laboratorium und eine genetische Beratungsstelle aufgebaut, die ich heute noch leite. Die erste pränatale Diagnose eines Morbus Down in unserem Laboratorium wurde 1969 gemacht[10]. An unserer Klinik etablierten sich die anderen Methoden der pränatalen Diagnostik sehr schnell (2, 4, 5, 6, 7, 8, 9, 12, 15, 16).

Dieser neue diagnostische Bereich erfuhr eine zusammenfassende Darstellung in den von mir verfaßten Büchern:

– Pränatale Diagnostik der genetischen Erkrankungen (1979),

– Geburtshilfliche Genetik (1986).

Somit verfügen wir nach 22 Jahren über eine genetische Beratungsstelle mit zahlreichen Abteilungen an unserer Frauenklinik.

PRÄNATALES GENETISCHES ZENTRUM IN DEBRECEN (1988)

Abteilungen (Forschungsgruppen)

– Genetische Beratungsstelle

– Zytogenetik

– Exfoliative Fruchtwasserzytologie

– Biochemie (AFP und Enzyme)

– Molekulare Biologie (DNS)

– Ultraschalldiagnostik

– Invasive Methoden

      Amniozentese

      Chorionzottenbiopsie

  Nabelschnurpunktion
  Fetoskopie
- Schwangerschaftsabbruch
  Rivanol
  Peridurale Anästhesie
- Embryo- und Fetopathologie
- Fetale Dysmorphologie
- Syndromatologie
- Psychologie
- Ethik und Recht
- Computer-Datenbank
- Die Abteilung für Kinderchirurgie befindet sich an der Universitätskinderklinik.

In meiner Funktion als Leiter der klinischen Genetik und als stellvertretender Direktor der Frauenklinik konnte ich ein Routinescreening für fetale Mißbildungen im Rahmen der Schwangerschaftsvorsorge in unserem Bezirk, der drei Komitate umfaßt, einrichten. Das bedeutet mehr als 20.000 Schwangerschaften.

Protokoll des Routinescreenings im östlichen Teil von Ungarn

1. AFP-Bestimmung im mütterlichen Serum
   (16. Ssw post menstruationem)
   abgesehen vom AFP-Wert in allen Fällen:
2. Sonographische Untersuchung
   (18.–20. Ssw)
   - Bestimmung des altersentsprechenden Wachstums des Feten (Biometrie)
   - Bestätigung der anatomischen Integrität bzw. Mißbildungsdiagnostik
     (Der Fetus ist in seinen Einzelheiten zu dieser Zeit wegen der relativ größten Fruchtwassermenge am besten darstellbar.)
3. Sonographische Untersuchung
   (27.–28. Ssw)
   - Wachstumskontrolle (Retardierung?)
   - Aufdeckung von sich spät manifestierenden Mißbildungen (z. B. Ösophagusatresie)

Fallen die Ergebnisse der AFP-Bestimmung und Sonographie normal aus, wird eine Austragung der Schwangerschaft von uns befürwortet. Eine Amniozentese für Fruchtwasser-AFP-Bestimmung und exfoliative Zytologie wird nur dann durchgeführt, wenn das Ergebnis der Ultrasonographie ungewöhnlich ist[3,14]. Übrigens werden auch in Fällen erhöhter Serum-AFP-Werte (I 2.5 MoM) Amniozentesen routinemäßig nicht durchgeführt. In solchen Fällen wird die sonographische Untersuchung in der 23.-24. Schwangerschaftswoche wiederholt[11].

Eine Amniozentese für Chromosomenanalyse wird immer dann durchgeführt, wenn die Mutter älter als 32 Jahre und der Serum-AFP-Wert niedriger als 0.9 MoM ist!

Indikationen zur pränatalen chromosomalen Diagnostik in Debrecen (Ungarn)

Aus Direktpräparation von Chorionzellen
1. Mütterliches Alter > 37
2. Vorangegangenes Kind mit einer Chromosomenaberration
3. Ein Elternteil ist Träger einer balancierten Chromosomentranslokation.
4. Geschlechtsbestimmung bei X-chromosomal rezessiven Leiden

Aus Chromosomenpräparation von Fruchtwasserzellen
1. Mütterliches Alter > 32 und mütterliche Serum-AFP unter dem 0.9-fachen Medianwert
2. ⎫
3. ⎬ In spät gemeldeten Fällen
4. ⎭

Medizinisch-genetische Indikationen zur pränatalen Diagnostik liegen nicht vor.

1. (Psychologische Indikation) Die Angst der Eltern, ein behindertes Kind zu bekommen, auch wenn geltend gemacht wird, daß ein unauffälliger Chromosomenbefund noch nicht ein gesundes Kind garantiert.
2. Geschlechtsbestimmung nach Wunsch („sex choice")

3. Erhöhtes Risiko für einen offenen Neuralrohrdefekt nach Familien-
anamnese
Die Bestimmung des mütterlichen Serum-AFP und gezielte Ultraschalluntersuchungen genügen[13].

Unser pränatales Screening ist wirksamer als die internationalen Reihenuntersuchungen. Durch das mütterliche Serum-AFP-Screening werden
allein 90% der Anenzephalen und nur mehr als 70% der offenen Myelo-
meningozelen erkannt. Mit unserer Screeningmethode sind nicht nur 99%
der Anenzephalen und mehr als 90% der offenen Spina-Bifida-Fälle, sondern auch viele andere Mißbildungen nachweisbar.
Negative Auswirkungen, wie Verluste gesunder Feten infolge einer Fehldiagnose und Spontanaborte nach Amniozentese, sind vermeidbar.
Wie bekannt, geht es bei der instrumentellen Therapie *in utero* darum, einen
durch pränatale Diagnostik erfaßten, destruktiven anatomischen Prozeß
beim Fetus zu behandeln, um dadurch eine weitere Reifung *in utero* bzw.
Entbindung am Termin zu ermöglichen. Bei einer fetalen Harnwegsdilata-
tion (kongenitale Hydronephrose) kann es zu einer irreversiblen Schädigung der Nieren aufgrund des Rückstaus, aber auch der Lungen aufgrund
der Oligohydramnions bereits *in utero* kommen. Vesikoamniale Shunts wurden auch von uns erfolgreich angelegt.
Durch den in den letzten zwei Jahrzehnten erzielten Fortschritt in der pränatalen Diagnostik stellt die in etwa 6–7% der Fälle folgende „Therapie"
durch Schwangerschaftsabbruch aus fetaler Indikation für jeden in Diagnostik und Therapie eingebundenen Arzt eine ethische Herausforderung
dar[17]. Unserer Meinung nach eröffnet die pränatale Diagnostik ganz neue
Perspektiven für diejenigen Familien, in denen bereits ein mißgebildetes
Kind geboren wurde oder wo ohne eine routinemäßige Untersuchung Kinder mit einem Erbleiden geboren wurden. In diesen Fällen besteht bei einer
neuerlichen Schwangerschaft die Möglichkeit, eindeutig festzustellen, ob
ein gesundes Kind zu erwarten ist.
Die Entscheidung für oder gegen die pränatale Diagnostik und die Entscheidung über den Fortbestand oder Abbruch der Schwangerschaft muß in
jedem einzelnen Fall als individuelle Entscheidung von der Schwangeren
und dem Berater erarbeitet werden. Letztlich entscheidet *das Elternpaar*
selbst. Der Arzt gibt nur die Informationen, Empfehlung und Rat. Meiner

Meinung nach hat das Recht der Entscheidung nach der 12. Ssw nicht nur die Frau, sondern das Ehepaar. Deshalb bestehen wir an der genetischen Beratungsstelle auch auf der Anwesenheit des Vaters.

Die pränatale Diagnostik darf immer nur auf freiwilliger Basis zum Einsatz gebracht werden. Niemals, auch wenn ein hohes genetisches Risiko besteht, darf der genetische Berater die Ratsuchenden unter Druck setzen, weder bezüglich der Durchführung einer genetischen Untersuchung noch in der Grenzsituation einer möglichen Abbruchindikation. Jedes Elternpaar hat das Recht, jedes genetische Risiko bezüglich seines Fetus selbst zu tragen. Die Entscheidung der Eltern muß respektiert werden. Deshalb ist das Wort „Einwilligung" in unserer Sprache in diesem Zusammenhang nicht üblich, sondern wir sprechen von „Entscheidung und Bitte des Ehepaars". Entscheiden sich die Patienten für die Fortführung der Schwangerschaft, so kann der genetische Berater durch weitere Gesprächsangebote der Schwangeren hilfreich zu Seite stehen und nach der Geburt des Kindes die weitere Betreuung vermitteln[1].

Risikozahlen für fetale Anomalien, die den Eltern den Schwangerschaftsabbruch in Ungarn erlauben:

1. Chromosomal bedingte Krankheiten, von denen man weiß, daß die betroffenen Feten intrauterin nicht überleben würden (natürliche Selektion) (z. B. die meisten autosomalen Trisomien, Monosomien)
   – Abbruch aus *genetischer* Indikation:
   – < 12. Ssw wenn das Risiko > 10 %
   – > 12. Ssw wenn das Risiko = 100 %
2. Mit dem postnatalen Leben nicht vereinbare Mißbildungen (z. B. Anenzephalus, bilaterale Nierenagenesie)
   – Abbruch aus *fetaler* Indikation:
   – < 12. Ssw wenn das Risiko > 10 %
   – > 12. Ssw wenn das Risiko = 100 %
3. Mit dem Leben auf Dauer nicht vereinbare Mißbildungen (z. B. Infantile polyzystische Nierendysplasie, Edwards-Syndrom)
   – Abbruch aus *fetaler* Indikation:
   – < 12. Ssw wenn das Risiko > 10 %
   – < 24. Ssw wenn das Risiko = 100 %

4. Mit dem Leben unvereinbare Behinderungen, die eine körperliche und/
oder geistige Beeinträchtigung des Lebens bedeuten (z. B. Down-Syndrom, Myelomeningozele)
- Abbruch aus *fetaler* Indikation:
- < 12. Ssw wenn das Risiko > 10%
- < 24. Ssw wenn das Risiko = 100%
5. Genetische Anomalien, die nur eine geringfügige postnatale Beeinträchtigung bedeuten
(z. B. XYY-Konstitution, Lippen-Kiefer-Gaumenspalte)
- Abbruch aus *medizinisch-sozialer* Indikation:
- < 12. Ssw wenn das Risiko > 10%

Anmerkung: Der Abbruch aus genetischer/fetaler/medizinisch-sozialer
Indikation ist in Ungarn kostenlos.

Ist ein Schwangerschaftsabbruch nach den gesetzlichen Vorschriften unter
vorstehenden Kautelen erfolgt, so soll die pränatale Diagnose durch eine
fetopathologische Untersuchung des Fetus bestätigt werden. Die folgenden
Tabellen demonstrieren unsere Ergebnisse von pränataler Diagnostik in
Debrecen.

Pränatal diagnostizierte fetale Mißbildungen/Krankheiten in Debrecen
(Ungarn)
1. April 1977 – 31. März 1988
(Abgebrochene Schwangerschaften in Klammern)

Kraniospinale Mißbildungen	< 24. Ssw	> 24. Ssw
Anenzephalus, isoliert	109 (109)	5 (5)
Anenzephalus mit Spina Bifida	46 (46)	4 (4)
Hydrozephalus, isoliert	92 (87)	12 (2)
Hydrozephalus mit Spina Bifida	101 (98)	10 (3)
Spina Bifida, isoliert	44 (42)	5 (1)
Mikrozephalie, isoliert	6 (5)	2 (–)
Hydranenzephalie	8 (8)	2 (1)
Exenzephalus	36 (35)	– (–)
Holoprosenzephalie	18 (17)	6 (2)
Inienzephalie	26 (26)	3 (2)
Enzephalozele	23 (21)	7 (1)
Zusammen	509 (494)	56 (21)

Pränatal diagnostizierte fetale Mißbildungen/Krankheiten in Debrecen
(Ungarn)
1. April 1977 – 31. März 1988
(Abgebrochene Schwangerschaften in Klammern)

Zervikothorakale Mißbildungen	< 24. Ssw	> 24. Ssw
Hygroma Colli	26 (25)	4 (2)
Zwerchfellhernie	11 (11)	5 (1)
Zyst. adenomat. Lungenmalformation	2 (2)	4 (2)
Chylothorax/Lungenhypoplasie	16 (15)	8 (–)
Ectopia cordis	6 (6)	– (–)
Zusammen	61 (59)	21 (5)

Pränatal diagnostizierte fetale Mißbildungen/Krankheiten in Debrecen
(Ungarn)
1. April 1977 – 31. März 1988
(Abgebrochene Schwangerschaften in Klammern)

Abdominale Mißbildungen	< 24 Ssw	> 24 Ssw
Omphalozele/Gastroschisis	42 (38)	18 (–)
Ösophagusatresie	4 (4)	22 (–)
Duodenalatresie	2 (2)	18 (–)
Megakolon	– (–)	2 (–)
Mekonium Peritonitis/Ileus	9 (8)	2 (–)
Hepatitis/Cirrhosis	7 (6)	– (–)
Zysten	3 (–)	11 (–)
Zusammen	67 (58)	73 (–)

Pränatal diagnostizierte fetale Mißbildungen/Krankheiten in Debrecen
(Ungarn)
1. April 1977 – 31. März 1988
(Abgebrochene Schwangerschaften in Klammern)

Urogenitale Mißbildungen	< 24 Ssw	> 24 Ssw
Potter-Syndrom	22 (22)	3 (2)
Polyzystische Nierendysplasie	18 (17)	4 (3)
Multizystische Nierendysplasie	22 (19)	7 (4)
Hydronephrosis	26 (14)	11 (1)
Prune-Belly-Syndrom	19 (17)	3 (1)
Pyelektasie	46 (–)	18 (–)
Megacystis-Megaureter-Syndrom	4 (4)	1 (1)
Kloakenfehlbildung	3 (3)	1 (–)
Zusammen	160 (96)	48 (12)

Pränatal diagnostizierte fetale Mißbildungen/Krankheiten in Debrecen (Ungarn)
1. April 1977 – 31. März 1988
(Abgebrochene Schwangerschaften in Klammern)

Andere Mißbildungen	< 24 Ssw	> 24 Ssw
Nicht-immunologische Hydrops	42 (38)	18 (2)
Achondroplasie	3 (3)	2 (–)
Thanathophor Dysplasie	8 (8)	3 (2)
ADAM-Sequence	14 (14)	4 (2)
Steißbeinteratom	13 (13)	4 (1)
Siamesische Zwillinge	2 (2)	– (–)
Syndrome multipler Fehlbildungen	18 (16)	2 (–)
Zusammen	100 (94)	33 (7)

Pränatal diagnostizierte fetale Mißbildungen/Krankheiten in Debrecen (Ungarn)
1. April 1977 – 31. März 1988
(Abgebrochene Schwangerschaften in Klammern)

Genetische Krankheiten	< 24 Ssw	> 24 Ssw
Trisomie 21	13 (13)	– (–)
Trisomie 18	3 (3)	– (–)
Trisomie 13	1 (1)	– (–)
Andere Chromosomenaberrationen	8 (8)	– (–)
XY Karyotyp (Duchenne Dystrophie)	17 (14)	– (–)
XY Karyotyp (Hämophilie)	12 (11)	– (–)
Hämophilie (aus fetalem Blut)	1 (1)	– (–)
Hämophilie (aus Chorion mit DNA)	2 (2)	– (–)
Zyst. Fibrose (aus Fruchtwasser)	27 (24)	– (–)
Zyst. Fibrose (aus Chorion)	2 (2)	– (–)
Metachromatische Leukodystrophie	3 (3)	– (–)
Hunter-Syndrom	1 (1)	– (–)
Sanfilippo-Syndrom	1 (1)	– (–)
GM_1-Gangliosidose	1 (1)	– (–)
Zusammen	92 (85)	– (–)

Pränatal diagnostizierte fetale Mißbildungen/Krankheiten in Debrecen (Ungarn)
1. April 1977 – 31. März 1988
(Abgebrochene Schwangerschaften in Klammern)

Insgesamt	< 24 Ssw	> 24 Ssw
Kraniospinal	509 (494)	56 (21)
Zervikothorakal	61 (59)	21 (5)
Abdominal	67 (58)	73 (–)
Urogenital	160 (96)	48 (12)
Andere	100 (94)	33 (7)
Genetisch	92 (85)	– (–)
Zusammen	989 (886)	231 (45)

Pränatal diagnostizierte Fälle zusammen:	1220
Abgebrochene Schwangerschaften:	931

Abgesehen von den mehr als 100.000 Screeninguntersuchungen (AFP-Bestimmung und Ultraschall) ist die Zahl der gesunden Kinder derjenigen Eltern, die die Schwangerschaft ohne eine genetische Beratung (mehr als 15.000 genetische Beratungssituationen!) und pränatale genetische Diagnostik abgebrochen hätten, größer als 10.000!

Es wäre zu wünschen, daß mit der Vereinfachung der pränatalen diagnostischen Methoden mehr und mehr ein Screening ohne Risiko routinemäßig durchgeführt werden könnte.

Literaturhinweise:

1 MURKEN J (Hrsg.): Pränatale Diagnostik und Therapie. Ferdinand Enke Verlag: Stuttgart 1987.

2 PAPP Z: Betrachtungen zur Amniozentese bei pränataler genetischer Diagnostik. Kinderärztl Prax 43: 471–476 (1975).

3 PAPP Z, BELL JE: Uncultured cells in amniotic fluid from normal and abnormal foetuses. Clin Genet 16: 282–290 (1979).

4 PAPP Z, BERTA I, ÁRVAY A: Early antenatal diagnosis of anencephaly. Lancet 1: 729–729 (1973).

5 PAPP Z, CSÉCSEI K, SKAPINYECZ J, DOLHAY B: Paternal normal/trisomy 21 mosaicism as an indication for amniocentesis. Clin Genet 6: 192–194 (1974).

6 PAPP Z, GARDÓ S, ÁRVAY A: Wann ist die pränatale zytogenetische Untersuchung indiziert? Wien klin Wschr 85: 107–110 (1973).

7 PAPP Z, GARDÓ S, ÁRVAY A: Pränatale genetische Diagnostik. Zbl Gynäk 95: 865–875 (1973).

8 PAPP Z, GARDÓ S, DOLHAY B: Chromosome study of couples with repeated spontaneous abortions. Fertil Steril 25: 713–717 (1974).

9 PAPP Z, GARDÓ S, HERPAY G, ÁRVAY A: Prenatal sex determination by amniocentesis. Obstet Gynec 36: 429–432 (1970).

10 PAPP Z, GARDÓ S, MÉHES K: Intrauterine Diagnose von G/G-Translokation. Z Geburtsh Perinat 176: 409–412 (1972).

11 PAPP Z, TÓTH Z, SZABÓ M, CSÉCSEI K, TÖRÖK O: Prenatal screening for neural tube defects and other malformations by soth serum AFP and ultrasound. In: The fetus as a patient. Ed. A. Kurjak, Elsevier, Science Publishers B.V., Amsterdam – New York – Oxford, pp. 167–180 (1985).

12 PAPP Z, TÓTH Z, SZABÓ M, SZEIFERT GT: Early prenatal diagnosis of cystic fibrosis by ultrasound. Clin Genet 28: 356–358 (1985).

13 PAPP Z, TÓTH Z, TÖRÖK O, SZABÓ M: Prenatal diagnosis policy without routine amniocentesis in pregnancies with a positive family history for neural tube defects. Am J Med Genet 26: 103-110 (1987).

14 POLGÁR K, SIPKA S, ÁBEL GY, PAPP Z: Neutralred uptake by amniotic-fluid macro-phages in neural-tube defects: a rapid test. N Engl J Med 310: 1463–1464 (1984).
15 SZABÓ M, TEICHMANN F, SZEIFERT GT, TÓTH M, TÓTH Z, TÖRÖK O, PAPP Z: Pre-natal diagnosis of cystic fibrosis by trehalase enzyme assay in amniotic fluid. Clin Genet 28: 16–22 (1985).
16 VÁRADI V, TÓTH Z, TÖRÖK O, PAPP Z: Heterogeneity and recurrence risk for conge-nital hydrocephalus (ventriculomegaly): A prospective study. Am J Med Genet 29: 305–310 (1988).
17 VON VOSS H, VON VOSS R, HOFFACKER P (Hrsg.): Chancen für das ungeborene Leben. Kölner Universitätsverlag: Köln 1988.

Erfahrungen mit der pränatalen Diagnostik in der Bundesrepublik Deutschland

T. M. Schroeder-Kurth

Bestandsaufnahmen humangenetischer Leistungen zu einem bestimmten Zeitpunkt oder gar fortlaufend in regelmäßigen Abständen geben nicht nur Einblicke in die Entwicklung eines Fachbereiches wie „Klinische Genetik" mit Beratung und Diagnostik, sondern sie lassen gleichzeitig Trends erkennen und verdeutlichen ungelöste Probleme für die Versorgung der Bevölkerung.

Aus einer Umfrage 1987 bei 59 humangenetisch beratenden und untersuchenden Ärzten bzw. genetischen Beratungsstellen ergab sich folgende Übersicht[1]:

1986 wurden insgesamt in der Bundesrepublik 35.015 genetische Beratungen durchgeführt, 30.583 Fruchtwasserproben und 2.092 Chorionbiopsien wurden untersucht. Außerdem wurde 23.891mal eine postnatale Chromosomenanalyse veranlaßt. Die Anzahl der DNA-Diagnosen im Rahmen einer genetischen Beratung belief sich auf 250, während 95mal eine pränatale DNA-Diagnose gestellt wurde.

Die Untersuchungsstellen mit ihren individuellen Kapazitäten für Beratung und Untersuchung verteilen sich über die Bundesländer nicht entsprechend ihrem Anteil an der Bevölkerung: Zum Beispiel sind in Baden-Württemberg elf Beratungs- und Untersuchungsstellen bei einem Bevölkerungsanteil von 15,2 % tätig, während Niedersachsen nur drei Beratungs-/Untersuchungsstellen aufzuweisen hatte bei einem Bevölkerungsanteil von 11,8 %. Wenige Institute waren 1986 und sind heute in der Lage, eine Diagnostik auf DNA-Ebene anzubieten; einige Laboratorien konzentrieren sich auf wenige bestimmte Krankheiten.

Für 1987 wurden von diesen 59 Beratungs-/Untersuchungsstellen Kapazitätssteigerungen für Beratungen (38.447), Fruchtwasseruntersuchungen (33.535) und Chorionbiopsien (3.301) angegeben, während bei den postnatalen Chromosomendiagnosen ein deutlicher Rückgang wegen Personalstreichungen in Universitätsinstituten erwartet wurde.

Die Anzahl der Beratungs-/Untersuchungsstellen hat sich seit der Umfrage 1986 kaum verändert. Eine nächste Bestandsaufnahme ist erst für 1988 geplant.

An der Pränataldiagnostik haben sich 1986/87 26 Universitätsinstitute und 7 Universitätskliniken beteiligt. Daneben sind einige Laboratorien an großen klinischen Zentren angesiedelt[6]. Auch die Gesundheitsbehörden unterhalten Beratungsstellen und Laboratorien[4]. Daneben gibt es sechzehn Privatpraxen, die immerhin ein Drittel aller Fruchtwasser untersuchen, während in über 50% die Universitätsinstitute die Untersuchungen übernehmen.

An der Einführung der Chorionbiopsie beteiligen sich vorwiegend die Universitätsinstitute (87,9%), während die anderen großen Kliniken (zusammen 3,3%) und die Privatpraxen (8,8%) relativ wenig und nur zögernd die Chromosomendiagnostik aus Chorionbiopsien anbieten.

Vorgeburtliche Diagnostik sollte nicht ohne Beratung geschehen. Diese Forderung wurde in die Empfehlungen der Enquête-Kommission „Chancen und Risiken der Gentechnologie" des Deutschen Bundestages aufgenommen und nachhaltig unterstützt. Auch der Ausschuß des Deutschen Bundestages, der jetzt über diese Empfehlungen der Enquête-Kommission beraten muß, folgt diesem Konzept[2].

Bei der Frage, wie viele Frauen vor der Pränataldiagnostik tatsächlich genetisch beraten worden sind, ergab sich folgendes Bild: Aus einer Auswahl von Antworten der größten Beratungs-/Untersuchungsstellen war zu entnehmen, daß rd. 45% der Schwangeren eine genetische Beratung vor der Amniozentese oder Chorionbiopsie erhielten. Hierbei sind wiederum die Bundesländer unterschiedlich beteiligt, was mit einer sehr unterschiedlichen Ausstattung der humangenetischen Institute/Beratungsstellen zusammenhängen dürfte.

So haben nur 9% aller Frauen im Saarland vor der AC oder der CVS eine genetische Beratung erhalten. Auch in Hamburg zeichnet sich ein großes Defizit von Beratung vor Pränataldiagnostik ab (22% der Frauen), während sich die Beratungsstellen in anderen Ländern zum Teil sehr intensiv mit genetischer Beratung vor Pränataldiagnostik befassen können. So werden z.B. 58% der Frauen in Hessen genetisch beraten, 52% der Frauen in

Bayern, 41% in Schleswig-Holstein und Baden-Württemberg und 48% in Berlin. Insgesamt hat diese Umfrage ergeben, daß 45% der Frauen vor Pränataldiagnostik genetisch beraten werden, wobei ein Berater in der Bundesrepublik etwa 230 Beratungen jährlich durchführen kann.

Am Beispiel der Zielsetzung „Pränatale Diagnostik soll allen über 35jährigen Schwangeren unabhängig vom väterlichen Alter empfohlen und angeboten werden" läßt sich sehr gut aufzeigen, mit welchen Problemen in der Versorgung der Bevölkerung wir heute noch konfrontiert sind.

Seit 1982 haben sich immer mehr Frauen über 35 Jahren für eine Schwangerschaft entschieden: 1985 waren es wieder über 50.000 Frauen, die bei Geburt 35 Jahre oder älter waren; 1986 könnte die Anzahl auf über 55.000 gestiegen sein. Dabei sind die deutschen Frauen weniger beteiligt (8,23%) als Ausländerinnen, von denen immerhin noch 12,34% über 35 Jahren Kinder bekommen. Wollten wir also allen über 35jährigen Schwangeren vorgeburtliche Chromosomendiagnostik anbieten, so müßten wir heute zwischen 50.000 und 55.000 Frauen dieses Angebot machen.

Der Anteil der sogenannten Altersindikation für die pränatale Chromoso mendiagnostik unter allen untersuchten Fällen konnte aufgrund einer Umfrage 1984 exakt mit 16.628 festgestellt werden. Daneben war 1.220mal das väterliche Alter über 40 Jahren alleinige Indikation für die pränatale

	Pränatale Diagnosen insgesamt (Anzahl der Laboratorien)	Indikationen					
		Alter mat. > 35 J.	pat. > 40 J.	vorwiegend psychisch (Angst)	Wiederh.- risiken	gynäkol. Auffällig- keiten	AFP im mütterl. Serum erniedrigt
1984	22 506 (42)	16 628 73,9%	1220 5,4%	2406 10,7%	2252 10,0%	– –	– –
1986	29 789 (45)	23 408 78,57%		5 432 18,24%	104 0,35%	562 1,89%	282 0,96%

Tab. 1: Indikationsspektrum für pränatale Diagnostik aus Fruchtwasser und Chorionbiopsie auf der Basis der Angaben von 42 bzw. 45 Laboratorien 1984 und 1986

Chromosomendiagnostik. In der Umfrage 1986 erwies sich, daß sich der prozentuale Anteil der sogenannten Altersindikation (hier mütterliches und väterliches Alter gemeinsam) kaum verändert hatte. Er betrug 78,57% im Vergleich zu 79,3% im Jahre 1984.

1986 wurde nach zusätzlichen Indikationen gefragt, die aus der eigenen Erfahrung zunehmend eine Rolle spielen: Auffälligkeiten im Ultraschall unabhängig von der Schwangerschaftswoche und niedriges Alpha-Fetoprotein im mütterlichen Serum, das heute vielerorts als Signal für ein erhöhtes Trisomie-21-Risiko gilt. Insgesamt machen diese Indikationen aber nur wenige Prozent aus: 1,89% bzw. 0,95% aller Indikationen.

1984 wurde gezielt nach Untersuchungen ohne medizinische Indikation im engeren Sinne gefragt: 10,7% der Untersuchungen wurden aus psychischen Gründen (Angst) durchgeführt, wobei die einzelnen Untersuchungsstellen in der Beteiligung an diesen Indikationen außerordentlich schwanken. Es gibt einerseits Beratungsstellen, die die Indikation „Angst" nicht akzeptieren, andererseits erhielten 29% aller untersuchten Frauen diese Indikation in psychosomatisch orientierten Frauenkliniken.

Der Umfrage 1986 liegen 45 Laboratorien zugrunde. Hierbei zeigte sich, daß 18,24% der Indikationsstellungen auf die vorwiegend psychischen Indikationen fielen, während die Indikationen zum Ausschluß eines Wiederholungsrisikos nur mit 0,35% angegeben wurden. Da diese Angaben nicht aus allen Laboratorien vorliegen und sich einige Laboratorien auf spezifische Diagnosestellungen konzentriert haben, ist diese medizinisch-genetische Information in der Tabelle unterrepräsentiert[3].

In der Annahme, daß die durchschnittliche Beteiligung der Altersindikation von 78,57% etwa für alle Laboratorien gültig ist und daß die Beteiligung des väterlichen Alters sehr gering ist, errechnet sich eine Beteiligung der über 35jährigen Frauen an der pränatalen Chromosomendiagnostik zum Ausschluß einer Chromosomenanomalie auf etwa 47,6%.

Betrachtet man nun die Versorgung der über 35jährigen Frauen aufgrund ihrer Altersindikation in der Bundesrepublik in den vergangenen Jahren und in den einzelnen Ländern, so ergibt sich ein deutlicher Anstieg von insgesamt 29% für 1982 bis auf über 47% für 1986. Der Ländervergleich allerdings zeigt nochmals, daß nicht alle Länder in gleicher Weise ausgestattet sind, um den über 35jährigen Frauen diese durchschnittliche Versorgung anzubieten: Zum Beispiel verzeichnen wir in Niedersachsen lediglich einen

76

	1982	1984	1985	1986
Schleswig-Holstein	36	36	40	47
Hamburg	96	89	99	100
Niedersachsen	10	11	14	22
Bremen	114	104	87	103
Nordrhein-Westfalen	24	28	30	35
Hessen	24	35	47	52
Rheinland-Pfalz	22	37	51	43
Baden-Württemberg	36	56	66	82
Bayern	17	25	30	39
Saarland	19	23	28	35
Berlin	53	63	73	74
insgesamt	29	35	40	47

Tab. 2: Versorgung der Bevölkerung bei Altersindikation mit pränataler Diagnostik
– in % der > 35jährigen Frauen –

aus: T. M. Schroeder-Kurth: Zum Problem der Indikationsstellung in der Pränataldiagnostik (s. Literaturhinweis 6).

Anstieg von 10 % (1982) auf 22 % (1986), während in Baden-Württemberg ein Anstieg von 36 % (1982) auf 82 % (1986) erfolgte.
Der Stadtstaat Bremen weist sehr konstant eine regionale Überversorgung auf, die dadurch entsteht, daß zahlreiche Fruchtwasserproben aus dem umgebenden Niedersachsen nach Bremen zur Untersuchung geschickt werden bzw. die Frauen nach Bremen reisen, um dort eine Amniozentese vornehmen zu lassen.
Ähnliches gilt für Hamburg, nicht so sehr für Berlin. Auch dort ist die „Versorgung" der über 35jährigen Frauen mit pränataler Chromosomendiagnostik überdurchschnittlich, weil die Anzahl der durchgeführten Chromosomenanalysen hierbei in Korrelation zu dem Anteil der Geburten von über 35jährigen Frauen des Landes gebracht wurde und nicht danach gefragt werden konnte, ob die untersuchten Frauen auch Einwohner des untersuchenden Landes sind.

Diese Tabelle signalisiert scheinbar eine ungleiche Behandlung der über 35jährigen Frauen mit vorgeburtlicher Diagnostik in den großflächigen Ländern Niedersachsen, Nordrhein-Westfalen, Bayern und Saarland verglichen mit den übrigen Bundesländern.

Bei einer solchen Ungleichverteilung der Pränataldiagnostik in den einzelnen Bundesländern schließt sich folgerichtig die Frage nach einer gerechten und fairen Versorgung der Bevölkerung an: Entsprechen diese Untersuchungszahlen den tatsächlich mit Pränataldiagnostik versorgten Frauen bei der Geburt? Wenn man von der Annahme ausgeht, daß die Frauen dort entbinden, wo sie wohnen, jedoch nicht unbedingt dort, wo das Fruchtwasser untersucht wurde, dann müßte die bundesweite Perinatalerhebung eine genauere Aufschlüsselung erlauben, ob die dargestellten Verteilungsdifferenzen tatsächlich vorhanden sind oder nur vorgetäuscht werden.

Die Auswertung der Fragebögen ergab, daß sich 1986 in den Flächenstaaten nahezu übereinstimmend etwa 30 % der Frauen mit einem Alter von 35 und mehr Jahren einer Amniozentese unterzogen hatten. Nur im Stadtstaat Hamburg liegt die Rate dieser Frauen mit 44 % deutlich höher. In Niedersachsen stieg die Anzahl der Frauen, die eine Amniozentese hatten machen lassen, in den Jahren von 1984 bis 1986 von 27 % auf 30 %, während im Großraum Hannover schon 1982 32 % registriert wurden. Daraus folgt, daß trotz der sehr unterschiedlichen Voraussetzungen für eine pränatale Chromosomenanalyse keine schwerwiegenden Benachteiligungen von ganzen Bevölkerungen in den Bundesländern vorliegen (R. Rauskolb, N. Lack, T. M. Schroeder-Kurth, Abstract, 100. Tagung der Nordwestdeutschen Gesellschaft für Gynäkologie und Geburtshilfe, Travemünde, 10.–12. Juni 1988).

Dabei fällt auf, daß die Angaben aus der Perinatalerhebung zum Teil erheblich von den Anzahlen der untersuchten Amniozentesen abweichen: Durchschnittlich 30 % der Frauen gaben bei der Geburt an, daß sie eine Amniozentese „hatten durchführen lassen", während die Anzahl der untersuchten Fruchtwasser auf 47 % der gleichen Risikogruppe von Frauen schließen ließ. Die Diskrepanz zwischen den beiden Angaben läßt sich weder durch die Anzahl der Schwangerschaftsabbrüche noch durch die natürlicherweise eintretenden Fehl- und Totgeburten zwischen dem Abschluß der pränatalen Chromosomenanalyse und Geburt erklären. Vielmehr scheint es so zu sein, daß die Frauen bei dem Wort „Amniozentese" nicht gewußt haben, daß die Fruchtwasseruntersuchung gemeint war! Hier heißt es, nochmals genau nachzuuntersuchen. Allerdings muß man bei einem Vergleich der Anzahlen untersuchter Frauen zu Geburten nach Amniozentese auch berücksichtigen, daß die Perinatalerhebung nur 80 % aller Gebärenden erfaßt.

Da die Versorgung dieser Frauengruppe mit altersbedingtem Risiko durch die jetzt vorhandenen Untersuchungsplätze nur etwa zur Hälfte abgedeckt ist, liegt es nahe, die einzelnen Institutionen nach ihren Problemen zu fragen. Etwa die Hälfte der Institute geben Kapazitätsprobleme an. Das bedeutet, daß die Nachfrage in diesen Laboratorien höher ist als die zur Verfügung stehende Kapazität. Bei den übrigen Institutionen stehen Kapazitätsprobleme nicht im Vordergrund. Hierbei muß man berücksichtigen, daß von zahlreichen Beratungsstellen aus keine Öffentlichkeitsarbeit und Aufklärung über Pränataldiagnostik unternommen wird, weil die Kapazität begrenzt ist, so daß ein eingespieltes Gleichgewicht zwischen Anforderungen und Durchführbarkeit aufrechterhalten bleiben muß.

Wichtig für die Bundesrepublik bleibt die Feststellung, daß in keiner Beratungsstelle Privatpatienten bevorzugt untersucht werden; die Zugehörigkeit zu einer Krankenkasse spielt für die Indikation keine Rolle. Eine genetische Beratung als absolute Voraussetzung für die Indikationsstellung zur Pränataldiagnostik, so wie sie die Enquête-Kommission des Deutschen Bundestages „Chancen und Risiken der Gentechnologie" in ihren Empfehlungen an den Bundestag verbindlich fordert, wird nur in 5 von 37 Beratungsstellen, und dies bereits 1986, genannt.

Wer stellt die Indikationen? Hier zeigt es sich, daß sowohl die Gynäkologen als auch die medizinischen Genetiker in Beratungsstellen in gleicher Weise an der Indikationsstellung beteiligt sind. Die meisten genetischen Beratungsstellen und Gynäkologen akzeptieren als Indikation den psychischen Faktor „Angst vor einem behinderten Kind".

J. FLETCHER hat 1984 als Vorbereitung für das Buch „Ethics and Human Genetics: A cross-cultural perspective" (Springer: Heidelberg-Berlin 1988) zahlreiche europäische genetische Beratungsstellen und Laboratorien besucht und dort nach der Handhabung der medizinischen Indikationen gefragt[4]. Er konnte feststellen, daß in der Bundesrepublik eine „moderne Kontrolle" für die Indikationsstellung zur pränatalen Diagnostik vorhanden ist. Das bedeutet, daß die Notwendigkeit einer medizinischen Indikationsstellung generell vertreten wird, daß jedoch Ausnahmen gemacht werden. Wir befinden uns darin in Übereinstimmung mit den Niederlanden, Großbritannien, Schweden, Dänemark, Italien und Griechenland, während in Norwegen, Frankreich und Ungarn sowie in der DDR auch heute noch die Indikationen streng kontrolliert werden. In diesen vier Ländern ist die Indikationsstellung für die Altersindikation festgeschrieben auf ein bestimmtes Alter, meist 38 und mehr Jahre, und es werden keine psychischen Indikationen zugelassen.

In Norwegen war die Anzahl der Pränataldiagnosen 1984 pro Jahr begrenzt. In anderen Ländern haben sich zum Teil Indikationsregeln durchgesetzt, die den Arzt von einer Indikationsstellung befreien, so z. B. in Israel, wo 1981 noch für eine Pränataldiagnostik der Gegenwert von fünf Paar Schuhen bezahlt werden mußte, heute jedoch der Staat die Kosten für Pränataldiagnosen aus Altersindikation übernimmt (35 Jahre und älter). Wer von den jüngeren Frauen diese Untersuchung in Anspruch nehmen möchte, muß den Gegenwert von 1.000 US-$ bezahlen, wobei das Fruchtwasser nach England geschickt wird.

In einer deutschen Frauenklinik wurde eine Zeitlang eine Kapazitätsbegrenzung durch die Anzahl der Fruchtwasserentnahmen versucht, um eine Indikationsstellung zu umgehen. Hier ergeben sich dann die Schwierigkeiten, die Fruchtwasserproben in anderen Laboratorien unterzubringen! Eine enge Zusammenarbeit zwischen den Frauenkliniken und den humangenetischen Untersuchungsstellen mit Absprachen sollte dieses Problem lösen helfen.

In vielen Frauenkliniken hat es sich inzwischen eingespielt, daß neben Beratungs- und Untersuchungsstellen mit enggefaßtem Indikationskatalog an den Universitäten private Institutionen etabliert sind, die zwar alle übrigen Proben von Fruchtwasser, aber kaum Chorionbiopsien abnehmen. Dabei kann ein Defizit an Beratung und Betreuung der Schwangeren, besonders bei pathologischem Befund, entstehen.

Eine wesentliche Kapazitätssteigerung allerdings wird es in den nächsten Jahren kaum geben können, da derzeit in den humangenetischen Instituten keine Zytogenetiker mehr, dafür aber Molekulargenetiker ausgebildet werden. Das Problem der steigenden Nachfrage wird sich also kaum lösen lassen.

Wir alle wissen, daß die künstliche Grenze bei 35 Jahren für das Altersrisiko

Ungerechtigkeiten gegenüber den jüngeren Müttern mit sich bringt. Das bedrückende Problem für uns alle bleibt die Tatsache, daß bei einer diffusen Angst einer jüngeren Frau vor einem behinderten Kind auch die beste Beratung und Betreuung das Problem nicht lösen kann. Humangenetische Beratung und gynäkologische Vorsorgen können nicht verhindern, daß kranke Kinder entstehen[5]. Durch die Pränataldiagnostik verfügen Ärzte und Frauen gemeinsam über Ungeborene in einem Rahmen, den Juristen abgesteckt haben: Eine Indikation für eine Pränataldiagnostik stellen bedeutet für Arzt und Schwangere auch, daß eine Indikation für einen Schwangerschaftsabbruch und damit auch für die bittere Entscheidung gegen das Leben des Kindes gegeben ist.

Gerade aus diesem Grunde plädiere ich wieder und wieder für die Intensivierung von Beratung vor der Pränataldiagnostik und für eine bewußte Indikationsstellung durch Ärzte, die sich an einem Schema orientieren kann, das sehr übersichtlich und rational zeigt, wie viele objektivierbare und quantifizierbare Faktoren in eine medizinische Indikationsstellung = Begründung für eine medizinische Maßnahme einmünden müssen. Hierzu gehören im einzelnen die wissenschaftliche Basis der Untersuchung, die Fragestellung, die Abklärung der Fragestellung mit den zur Verfügung stehenden Methoden, die Erfahrungen, die bereits gesammelt wurden hinsichtlich der Risiken für Mutter und Kind. Diese Faktoren müssen in einen Rahmen gestellt werden, der gegeben ist durch die allgemeinen ärztlichen Ziele und Richtlinien, die sich im Gesundheitsdienst, letzten Endes auch in der Auslegung der gesamten Kapazität für Untersuchungen zusammen mit dem Versicherungswesen niedergeschlagen haben, so daß wir hier Kosten-Nutzen-Rechnungen einführen dürfen. Das ist wiederum nur möglich, wenn ein gesellschaftlicher Konsens und die Rechtsprechung Begründungen für die ärztliche Maßnahme zulassen.

Alle diese Begründungen, in diesem Fall für die Pränataldiagnostik, haben in einer Verhältnismäßigkeit zueinander zu stehen. Weil diese Begründungen objektivierbar und zum Teil quantifizierbar sind, weil sie sich auf wissenschaftliche und damit statistisch abgesicherte Ergebnisse stützen und voneinander abhängig sind, unterliegen sie der Forderung nach der Verallgemeinerbarkeit, das heißt, die Summe der Begründungen, die für die Indikationsstellungen als wesentlich erkannt werden, müssen nicht nur im individuellen Fall gelten, sondern sie müssen darüber hinaus ganz allgemein für

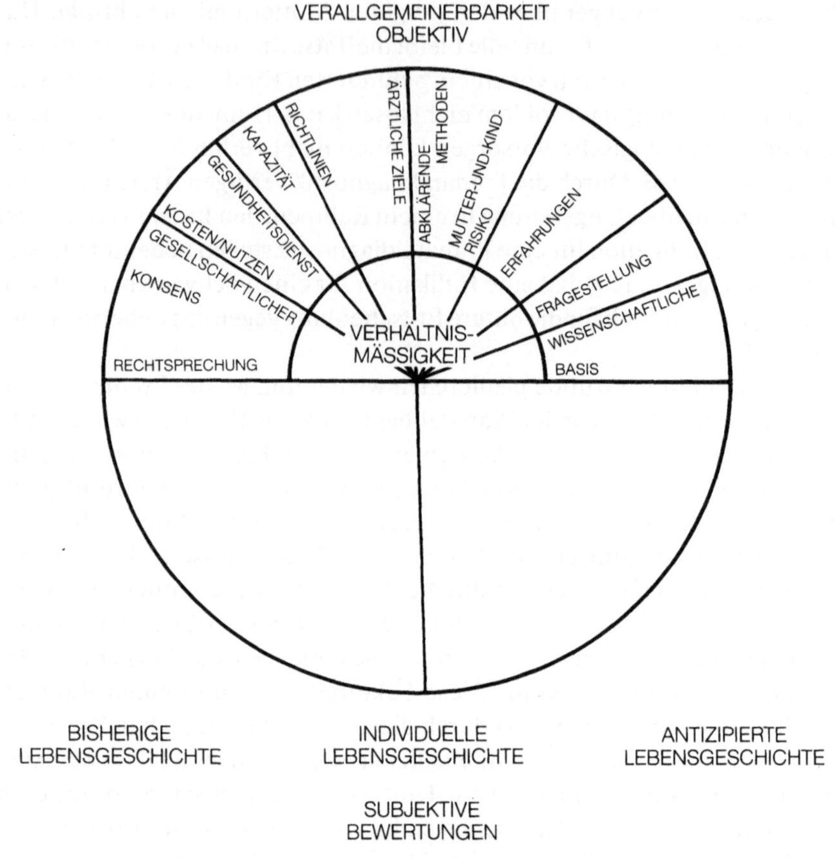

Abb. 1: Anzahl der Begründungen für ärztliche Maßnahmen, Kriterien für Entscheidungen, z. B. pränatale Diagnostik

die Bevölkerung Gültigkeit haben, in der sie gemacht worden sind und für die sie zutreffen sollen[6].

Auf der anderen Seite stehen subjektive, d. h. nicht quantifizierbare Bewertungen und Einschätzungen, vor allem aus der bisherigen Lebensgeschichte der Frau, ihres Mannes und der Familie sowie der Vorausschau auf das zukünftige Leben von Mutter, Vater und Familie mit dem erwarteten

Kind, die keineswegs unwichtig für die Gesamtbeurteilung und Gesamtbegründung der Pränataldiagnostik sein dürfen. Gerade diese wichtigen Faktoren machen es uns im Einzelfall so schwer, an einer Indikationsstellung vernünftigerweise festzuhalten, die für die überwiegende Anzahl von Frauen (92%) gilt. Dennoch plädiere ich hier und immer wieder dafür, daß wir Ärzte auch den Grundsatz der Fairneß und Gerechtigkeit gegenüber allen Frauen anwenden, indem wir uns die objektivierbaren Begründungen für die ärztliche Maßnahme „Pränataldiagnostik" bewußt machen, untereinander Absprachen über die Verteilung von begrenzten Untersuchungsmöglichkeiten halten. Unser Anliegen muß auch immer wieder sein, die Pränataldiagnostik nicht automatisch zu verordnen und sie nicht als bloße Serviceleistung für Kunden aufzufassen.

Literaturhinweise:

1 SCHROEDER-KURTH TM: Indikationen zur pränatalen Diagnostik. Z Evang Ethik 29: 30–49 (1985).
2 CATENHUSEN WM, NEUMEISTER H (Hrsg.): Chancen und Risiken der Gentechnologie. Enquête-Kommission des Deutschen Bundestages. Dokumentation des Berichts an den Deutschen Bundestag. Band 12 der Reihe: „Gentechnologie. Chancen und Risiken". J. Schweitzer Verlag: München 1987.
3 SCHROEDER-KURTH TM, HÜBNER J.: Ethics and medical genetics in the Federal Republic of Germany. In: Fletcher JC, Wertz DC (Hrsg.). Ethics and Human Genetics. A cross-cultural perspective. Springer: Heidelberg-Berlin 1988.
4 FLETCHER JC, WERTZ DC, SØRENSON JR, BERG K: Ethics and human genetics: a cross-cultural study in 17 nations. In: Vogel F, Sperling K (eds.) (1987). Human Genetics: Proceedings of the 7th International Congress of Human Genetics. West Berlin, September 22–26. Springer: Heidelberg 1986.
5 SCHROEDER-KURTH TM: Ethische Überlegungen zur pränatalen Diagnostik, GYNÄKOLOGIE 21: 168–173 (1988).
6 SCHROEDER-KURTH TM: Zum Problem der Indikationsstellung in der Pränataldiagnostik. Ethische Aspekte der Hilfen für Behinderte unter besonderer Berücksichtigung von Menschen mit geistiger Behinderung. Z Geist Behinder 27: 180–189 (1988).

Neuralrohrdefekt-Screening in Großbritannien

K. M. Laurence

Einleitung

Familienuntersuchungen und epidemiologische Studien sprechen dafür, daß die wichtigsten Neuralrohrdefekte (NTD), die durch den fehlenden Verschluß des Neuralrohrs am Ende der 4. Entwicklungswoche bedingt sind, mit wenigen Ausnahmen eng miteinander zusammenhängen und eine multifaktorielle Ätiologie haben. Der Defekt wird durch eine Vielzahl von Umweltfaktoren in Embryonen ausgelöst, die über eine ererbte polygene Prädisposition verfügen. Unvollständiger Verschluß des kranialen Endes der Neuralrinne führt zu der letalen, in der Regel offenen Anencephalie oder einer ihrer Varianten; sie ist manchmal mit Rachischisis verbunden. Eine Verschlußstörung etwas tiefer zieht eine Encephalocele nach sich: ein ungewöhnlicher, meist geschlossener Defekt, der sich mit Haut gedeckt vorwölbt, wenn eine Knochenlücke besteht. Sie enthält oft Teile des Gehirns. Diese Anomalie hat eine gute Überlebensprognose, ist jedoch mit schweren funktionellen Störungen verbunden. Verschlußstörungen am unteren Ende der Neuralrinne lassen die verschiedenen Typen der Spina bifida, der Myelocele und der Meningomyelocele entstehen. Sie sind meist offen, das Rückenmark liegt frei. Diese Mißbildungen gehen mit mehr oder weniger schweren Lähmungen der Beine sowie Funktionsstörungen des Mastdarms und der Blase einher. Die Kinder haben bei der Geburt bereits einen Hydrocephalus, der progredient ist. Sie überleben, wenn der Hydrocephalus und andere Probleme chirurgisch behandelt werden, weisen aber meist schwere körperliche und geistige Entwicklungsstörungen auf. Bei einem kleinen Teil dieser Kinder ist die Meningocele gedeckt, nur die Hirnhaut fällt vor, eine Anomalie des Rückenmarks braucht nicht vorzuliegen. Sie überleben ohne größere Schäden (LAURENCE, 1983).

Neuralrohrdefekte gehören zu den häufigeren konnatalen Mißbildungen und haben in den meisten europäischen Ländern eine Häufigkeit von 1–2 unter 1.000 Geburten. In einigen Bevölkerungen, besonders auf den Britischen Inseln, lag die Häufigkeit bei 5 bis 8 unter 1.000 Geburten (ELWOOD und ELWOOD). In der Hälfte der Fälle liegt eine Anencephalie vor. Es gibt zweifellos zahlreiche exogene Faktoren, die Neuralrohrdefekte verursachen. Auf den Britischen Inseln ist der wichtigste Umweltfaktor eine unzureichende Ernährung der Mutter, vor allem wenn Grüngemüse fehlt, sowohl vor der Konzeption als auch in der Frühschwangerschaft. Folsäuremangel scheint dabei eine besondere Bedeutung zu haben. Einige in der Schwangerschaft eingenommene Medikamente, etwa Valproinsäure, aber auch orale Kontrazeptiva und Virusinfektionen können ebenfalls auslösend wirken.

Entwicklung des Screening

Eine röntgenologische Diagnose von Anencephalie und Spina bifida im 1. Schwangerschaftstrimester ist unmöglich, lediglich perinatal kann eine Röntgenaufnahme nützlich sein, um den Geburtsverlauf mit entscheiden zu helfen. Eine pränatale Diagnostik mittels gepulstem Ultraschall wurde zwar bereits in den 60er Jahren erfolgreich angewandt, doch konnten damit nur die ausgedehntesten Anomalien festgestellt werden. Erst 1972 wurde in der Mittschwangerschaft eine zuverlässige Diagnose einer Anencephalie gestellt (CAMPBELL u. Mitarb., 1972). Seitdem hat sich die Ultraschalldiagnostik rasch entwickelt, so daß von der 16. Woche an auch eine Anencephalie, eine Encephalocele und eine Spina bifida nachgewiesen werden können.

1972 berichteten BROCK und seine Mitarbeiter in Edinburgh, daß ein offener Neuralrohrdefekt, etwa die Anencephalie und eine offene Myelocele, mit einer erhöhten Konzentration von Alphafetoprotein im Fruchtwasser verbunden ist (BROCK u. Mitarb., 1972). AFP ist das normale Protein, das von der fetalen Leber bis zur 17./18. Woche produziert und danach von adultem Protein ersetzt wird. Nur geringe Mengen des kindlichen AFP gelangen über die Niere in das Fruchtwasser, wo sie leicht in Ku/ml, sei es durch immunelektrophoretische oder neuerdings durch radioimmunologische und andere Methoden, gemessen werden können. Die normale Obergrenze steigt nach der 13. Woche stetig an und erreicht in der 16. Woche ein Maximum von etwa 40 Ku/ml. Wenn ein offener Defekt vorliegt, durch den AFP durchsickern kann, wie im Fall einer Anencephalie, bei der gefäßreiches Gehirngewebe oder, wie bei der Myelocele, bei der das Rückenmark frei liegt, ist die AFP-Konzentration stark erhöht, bis etwa 60 Ku/ml, ja sogar über 100 Ku/ml. Der Abstand zwischen dem normalen und pathologischen Bereich ist groß genug. Die AFP-Konzentration wird einerseits in absoluten Werten, andererseits in Multiplen des Median (MoM) für einen bestimmten Schwangerschaftszeitpunkt angegeben. Diese Angabe kann aus verhältnismäßig wenigen Befunden abgeleitet und zuverlässig verwandt werden. Werte über 3 MoM im Fruchtwasser sind abnorm (WALD und CUCKLE, 1984). Die Bestimmung des AFP im Fruchtwasser zugleich mit der Messung der Isoenzyme der Acetylcholinesterase (SMITH u. Mitarb., 1979) wird seit 15 Jahren in Großbritannien zur pränatalen Diagnostik der offenen Neuralrohrdefekte herangezogen, wenn ein erhöhtes Risiko gegeben ist, also nach einem Kind mit einem Neuralrohrdefekt, aber auch zur Prüfung eines erhöhten AFP-Wertes im mütterlichen Serum oder bei einem pathologischen Ultraschallbefund.

1973 berichteten BROCK und Mitarbeiter, daß bei offenen Neuralrohrdefekten auch das AFP im Serum der Mutter vermehrt ist (BROCK u. Mitarb., 1973). In der Blutbahn nicht-schwangerer Frauen wird kein AFP nachgewiesen, dagegen finden sich geringe Mengen von AFP, das die Placentaschranke überschritten hat und geringfügig in das Fruchtwasser übergegangen ist, von der 12. Woche an in jeder Schwangerschaft. Die AFP-Konzentration steigt stetig an bis zur 25.–29. Woche und fällt danach wieder ab. Zwischen der 16. und 19. Woche liegt die AFP-Konzentration meist unter 120 Ku/ml und kann mittels Radioimmunoassay oder einer anderen Methode gemessen werden. Höhere Konzentrationen erscheinen im Serum der Mutter, wenn ein offener Neuralrohrdefekt vorliegt und große Mengen von AFP in das Fruchtwasser gelangen. Wie für das Fruchtwasser so werden auch die Konzentrationen des AFP im Serum in MoM unter Berücksichtigung des Schwangerschaftszeitpunktes angegeben, 2,5 MoM bildet dabei die Obergrenze. Die Bedeutung dieser Untersuchung liegt darin, daß damit eine nicht-invasive Methode verfügbar ist, zumal die invasive Amniozentese auch in der Hand des erfahrenen Arztes mit einem Abortrisiko von etwa

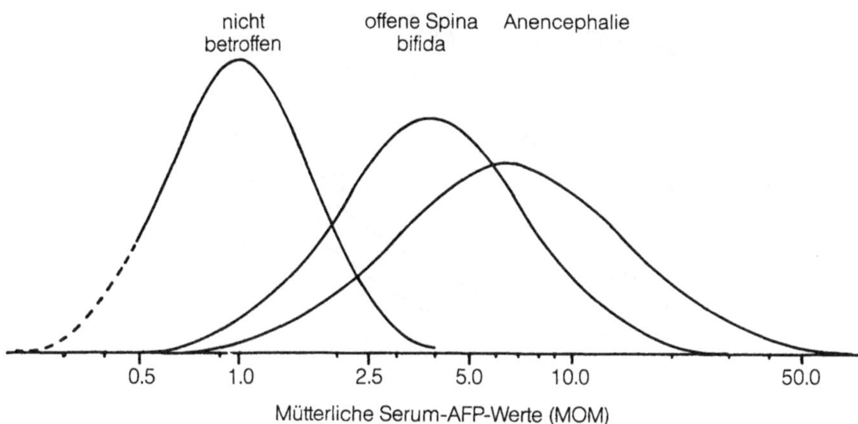

Abb. 1: Verteilung der Serum-AFP-Werte in Einzelkindschwangerschaften in der 16.–18. Entwicklungswoche (Gemeinschaftsstudie in Großbritannien 1977)

0,5 % belastet ist. Ein Screening aller Schwangerschaften ist das einzige Mittel, die Häufigkeit der Neuralrohrdefekte zu senken. 9 von 10 Fällen werden ohne eine positive Familienvorgeschichte oder einen geburtshilflichen Befund entdeckt. Im Unterschied zu den Konzentrationen im Fruchtwasser lassen sich normale Werte von pathologischen im Serum weniger scharf trennen, so daß ein kleiner Teil der „offenen" Fälle nicht erkannt wird, während auch bei normalen Schwangerschaften erhöhte Werte gefunden werden (CUCKLE und WALD, 1984). Ein erhöhter Wert des Serum-AFP in der 15.–19. Woche kann durch eine geringe fetomaternale Blutung verursacht sein, durch einen drohenden oder eingetretenen Abort, eine Zwillingsschwangerschaft oder einen offenen Neuralrohrdefekt oder auch irgendeinen anderen Defekt. Meist jedoch handelt es sich um eine physiologische Besonderheit, durch die vermehrt AFP über die Placenta in das Fruchtwasser gelangt (Abb. 1 und 2).
Eine Gemeinschaftsstudie zur Prüfung der Effizienz des NTD-Screenings hat gezeigt, daß theoretisch mehr als 80 % der Fälle von offenem NTD erkannt werden, wenn Serum-AFP zwischen der 16. und 19. Woche untersucht wird, aber daß die Beurteilung der Befunde von der kritischen Bestim-

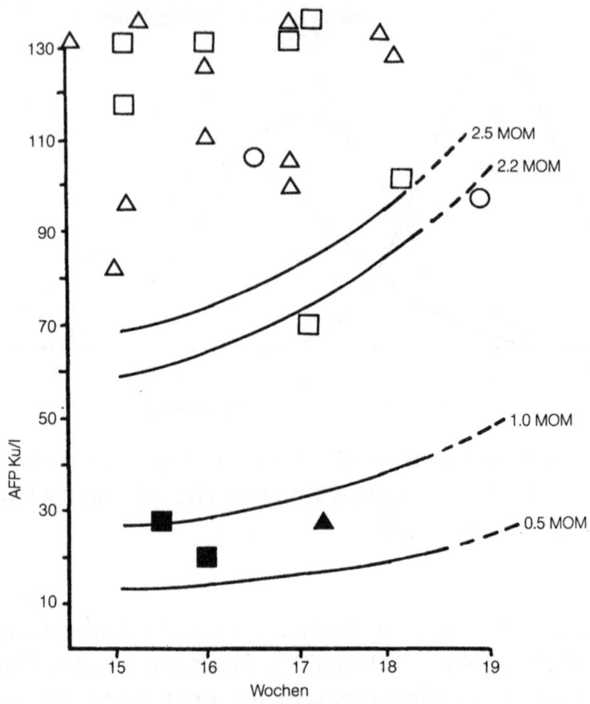

Abb. 2: Mütterliche Serum-AFP-Werte (Ku/1.). Die Standardkurven wurden anhand von 4.000 Einzelkindschwangerschaften mit bekanntem normalen Ausgang erstellt. Nur repräsentative abnorme Werte sind eingetragen.

△ Anencephalie. □ Spina bifida. ○ Bauchwanddefekt. Geschlossene Defekte sind fett ausgedruckt.

mung des Schwangerschaftszeitpunkts abhängt (UK Collaborative Study, 1977). Vor der 16. Woche werden einige erkennbare Fälle übersehen, nach der 19. Woche werden die AFP-Werte unsicher, und erhöhte Werte würden späte Amniozentesen und eventuell Abbrüche nach sich ziehen.

Ein Screeningprogramm für mütterliches Serum-AFP wurde 1977 in einem begrenzten Gebiet in South Wales entworfen, das während eines Zeitraumes von 2 1/2 Jahren etwa 15.000 Schwangere erfassen sollte, um die verschiedenen Probleme der Organisation kennenzulernen (ROBERTS u. Mitarb., 1979; HIBBARD u. Mitarb., 1980; ROBERTS u. Mitarb., 1979 sowie 1983). Dadurch wurde festgestellt, daß ein erfolgreiches Screeningprogramm davon abhängt, wie gut die Ärzteschaft und das Pflegepersonal informiert sind, daß eine enge Zusammenarbeit zwischen den lokalen geburtshilflichen Kliniken mit einfacher Ultraschallausstattung, dem AFP-Labor und den Zentren bestehen muß, die über hochauflösende Ultraschallgeräte verfügen und eine genetische Beratung und die Amniozentese übernehmen. Es mußten auch die Voraussetzungen für eine Betreuung der Eltern geschaffen werden, bei denen ein erhöhter AFP-Wert festgestellt und ein Schwangerschaftsabbruch möglicherweise erfolgen würde. Die Frauen sollten frühzeitig informiert werden, damit sie entscheiden könnten, ob dieses Verfahren überhaupt wünschenswert sei.

In der Praxis ist ein erheblicher Teil der Frauen jedoch nicht informiert, wird durch einen pathologischen Befund außer Fassung gebracht und wird sich auch dann kaum beruhigen, wenn durch Ultraschall und sogar Amniozentese nachgewiesen wird, daß keine kindliche Mißbildung vorliegt (FEARN u. Mitarb., 1982). Sie müssen zwischen der 16. und 19. Woche eine Klinik aufgesucht haben; aber leider melden sich einige so spät an, daß sie nicht mehr in das Screeningprogramm aufgenommen werden können (ROBERTS u. Mitarb., 1979). Die Blutproben müssen zur AFP-Bestimmung unverzüglich in ein zentrales Laboratorium gebracht werden, das mit automatischen Techniken ausgestattet ist, von Ferien unabhängig arbeitet und sich auch strengen Qualitätskontrollen unterwirft. Kleinere Laboratorien, die oft teuere kommerzielle Fertigprogramme verwenden, erscheinen unzureichend. Die Befunde müssen spätestens nach 7 Tagen vorliegen, und der behandelnde Gynäkologe muß diese im Zusammenhang mit den Ultraschallbefunden und anderen Untersuchungsergebnissen interpretieren. Danach muß er, wenn der AFP-Wert erhöht ist, die Frau an ein spezialisiertes Zentrum zur Beratung und weiterer Untersuchung überweisen. Bei vielen Frauen stellte es sich dann heraus, daß ein normaler AFP-Wert vorliegt, weil nämlich der Schwangerschaftszeitpunkt nicht richtig bestimmt war; aber in 9 von 10 Fällen konnte bei einem tatsächlich erhöhten AFP-Wert ein offener Neuralrohrdefekt erkannt werden. Obwohl die Mehrzahl der Eltern, bei denen zunächst ein pathologischer AFP-Wert festgestellt worden war, entsetzt war, gab es nur wenige, die weiteren Untersuchungen nicht zugestimmt haben. Es zeigte sich, daß diese während der Diagnosestellung besonders dann Hilfe und Unterstützung benötigten, wenn eine schwere Mißbildung des Fetus nachgewiesen war und die Entscheidung für einen Abbruch anstand, aber auch nachdem dieser durchgeführt war (LLOYD und LAURENCE, 1985).

Um die Effizienz und Sicherheit des Screeningprogramms zu prüfen, muß das Kollektiv überwacht und nachuntersucht werden. In jedem Fall eines Abbruchs oder eines Spontanaborts nach Ultraschalluntersuchung und Amniozentese sollten die Diagnose wie auch alle unerwarteten Anomalien überprüft und die Ursache des Aborts ermittelt werden. Neuralrohrdefekte, die nicht erfaßt wurden, müssen besonders untersucht werden, damit das Screening verbessert und vermeidbare Fehler erkannt werden.

Die Kosten der AFP-Bestimmung sind verhältnismäßig niedrig, sie steigen aber rasch an, wenn ein effizientes, umfassendes Screeningprogramm angeboten werden soll (HIBBARD u. Mitarb., 1985). Trotzdem liegen sie im Einzelfall unter 25 DM. Ein AFP-Programm erscheint zumindest in Gemeinden mit hoher NTD-Rate kostenwirksam, selbst wenn man den gelegentlichen Verlust einer Schwangerschaft und die Angst der Frauen in Betracht zieht, bei denen kein NTD gefunden wurde (HIBBARD u. Mitarb., 1985). Zusätzlich können andere Mißbildungen, etwa Verschlußstörungen der Bauchdecken, Anomalien der Nieren und ableitenden Harnwege usw. erkannt werden, und der Geburtshelfer erhält Hinweise auf fetale Störungen. Dabei hat es sich herausgestellt, daß niedrige AFP-Werte einen Hinweis auf Trisomien, vor allem das Down-Syndrom, geben (CUCKLE, WALD und THOMPSON, 1987).

Ein Screening aller Schwangerschaften im Hinblick auf fetale Mißbildungen nur mittels Ultraschall wurde zwar ins Auge gefaßt, aber nicht für ausreichend befunden mit Ausnahme der schweren Mißbildungen, z. B. Anencephalie. Ein spezieller Apparat und eine erfahrene Mannschaft, die detaillierte Ultraschalluntersuchungen zur Erfassung der Spina bifida übernehmen würde, gibt es nicht. Außerdem erscheint eine sehr sorgfältige Untersuchung ermüdend, wenn positive Befunde nur gelegentlich zu erwarten sind.

Ein Komitee der Gesundheitsbehörden in England und Schottland (Black Report, 1979) gelangte zu der Überzeugung, daß AFP-Screening empfohlen, jedoch nicht generell eingeführt und nicht zentral vergütet werden solle. Den regionalen Gesundheitsbehörden bleibt es vorbehalten zu entscheiden, ob sie in ihrem Versorgungsbereich ein Schwangerenscreening anbieten wollen. Regionen mit niedriger NTD-Inzidenz, wie z. B. East Anglia, entschieden sich dagegen. Die meisten Gegenden mit hoher Inzidenz führten dagegen das Screening begeistert und wirksam ein. Andere überließen es der örtlichen Frauenklinik. Von diesen untersuchen einige wiederum nicht generell, entweder aus organisatorischen Gründen oder andere wegen der befürchteten abnormen Befunde, von denen nur ein Teil sich als NTD herausstellen würde. Andere wieder verlassen sich auf die Ultraschalluntersuchung. In Schottland ist das Screening beinahe allgemein verbreitet, praktisch gar nicht jedoch in Nordirland. Man schätzt, daß 1985 bei etwa 60% der Schwangeren ein Screening erfolgt ist. 1987 scheint die Nachfrage auf 70% angestiegen zu sein.

Häufigkeit der Neuralrohrdefekte seit Einführung der Pränataldiagnostik und des Screening

Seit über 20 Jahren erfaßt ein zentrales Büro (Office of Population Census Surveys) die von den lokalen Behörden gemeldeten Mißbildungen bei Neugeborenen in England und Wales. Dieses System beruht auf Freiwilligkeit und liefert keine vollständigen Ergebnisse, läßt aber gewisse Trends erkennen.
Bevor die Pränataldiagnostik für Neuralrohrdefekte begann, lag die Häufigkeit in England und Wales mit einer Geburtenhäufigkeit von 735.000 (1972) bei 3,6 auf 1.000 Geburten (Tab. 1). Bis 1981 war sie auf unter die Hälfte

Jahr	1972	1981	1985
Anencephalie	1.41	0.39	0.09
Spina bifida (und Encephalocele)	2.09	1.04	0.55
Gesamt	3.50	1.43	0.64

Tab. 1.: Häufigkeit der Neuralrohrdefekte in England und Wales (Häufigkeit unter 1.000 Geburten)

gesunken und bis 1985, dem Jahr des letzten Berichts, weiter auf 1/5 abgefallen. In diesen 14 Jahren fiel die Häufigkeit der Spina bifida auf 1/4, aber die der Anencephalie sogar auf 1/20. Diese Zahlen spiegeln die größere Sicherheit der Diagnose einer Anencephalie wider. Obwohl der Rückgang wesentlich durch Schwangerschaftsabbrüche zu erklären ist, besteht zudem eine fallende Tendenz für diese fetale Mißbildung. Sie wird veranschaulicht an 2 Distrikten in South East Wales, Gwent und Glamorgan, mit jeweils 5.500 Geburten pro anno. Wir verfügen über exakte Daten über die Zahl der

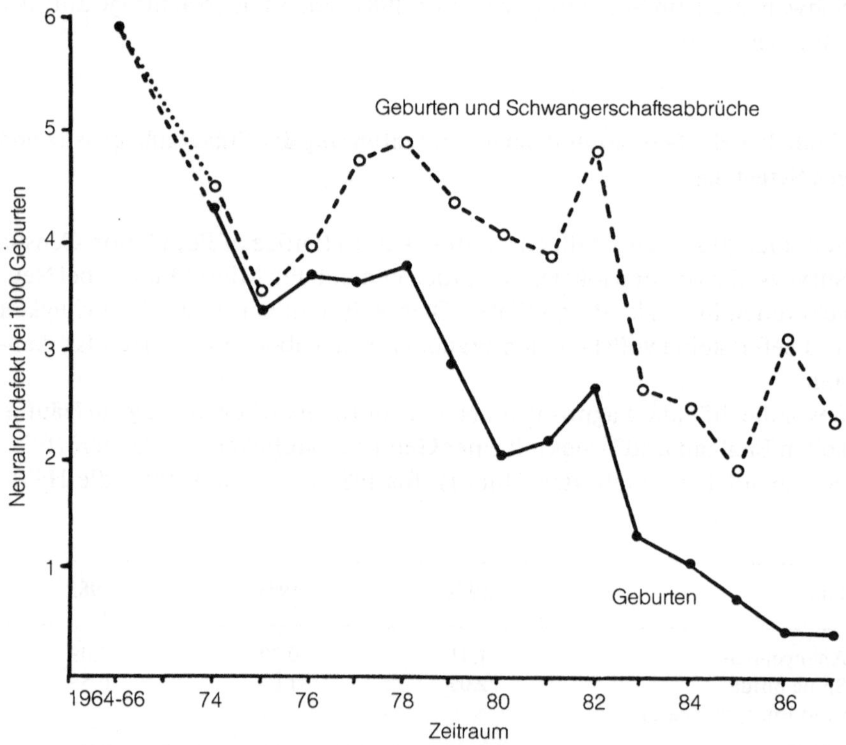

Abb. 3: Geburtenhäufigkeit und Zahl der Schwangerschaftsabbrüche im Falle eines Neuralrohrdefekts in Gwent und South Glamorgan 1964–1987. Da verläßliche Daten für die Zeit von 1967–1973 fehlen, werden die Werte extrapoliert.

Geburten wie auch der Abbrüche. Die Mißbildungsrate betrug 1974 – in diesem Jahr wurden 2 Schwangerschaften abgebrochen – 4,3, die Rate betroffener Schwangerschaften 4,5. In dem Jahr der Einführung des Screening 1976 fiel die Mißbildungsrate auf 3,6, die Schwangerschaftsrate auf 4,0. 1986 und 1987 fiel die Mißbildungsrate sogar auf 0,3 pro 1.000, die der Schwangerschaften auf 2,7 auf 1.000. Demzufolge besteht ein säkularer Trend, wie er seit 1964 beobachtet wird (LAURENCE, 1987).

Das Vorgehen der Gesundheitsbehörden in Gwent weicht von dem in Glamorgan ab. In Gwent hat sich seit 1980 das Screening auf alle Schwangerschaften ausgedehnt, zusätzlich erfolgt die Ultraschalluntersuchung mit hoher Auflösung. Als Ergebnis wurde seit 1984 kein Kind mit Anencephalie mehr geboren, 1986 und '87 wurden alle Fälle von Spina bifida mit einer einzigen Ausnahme erkannt. Diese Ausnahme betraf eine gedeckte echte Meningocele mit normalem AFP-Wert in der 17. Woche. Das Kind wurde operiert und entwickelte sich normal. In Glamorgan erfolgt in einer Klinik das generelle Screening seit Mitte 1976 zugleich mit Ultraschalldiagnostik. In der anderen Klinik wird zwischen der 16. und 18. Woche die Ultraschalluntersuchung angeboten, mütterliches Serum-AFP wird jedoch nicht regelmäßig bestimmt, weil falsche positive Werte befürchtet werden, die zuviel Angst auslösen könnten. Obwohl nur wenige anencephale Kinder unentdeckt bleiben, meist durch fehlerhaften Ultraschall, werden jedes Jahr mehrere Kinder mit Spina bifida geboren, die schwere Entwicklungsstörungen aufweisen. In Gwent betrug die Mißbildungshäufigkeit 1986: 0,0 und 1987: 1,6 auf 10.000 Geburten, in South Glamorgan blieb sie bei 10 und 6,8 auf 10.000 in dem Zeitraum (Abb. 4).

Von den in South Wales wegen kindlicher Mißbildungen durchgeführten Schwangerschaftsabbrüchen betraf etwa die Hälfte Neuralrohrdefekte, 1/7 Chromosomenanomalien (Tab. 2). Meist war eine Amniozentese vorausgegangen. Demgegenüber wächst die Zahl der Abbrüche, nachdem durch Ultraschall pathologische Befunde erhoben worden waren. Bei Anencephalie wird jetzt keine Amniozentese mehr durchgeführt. Irrtümer gab es nicht. Eine ähnliche Tendenz ist auch für die Spina bifida zu beobachten. Leider wurden dadurch aber auch in einigen Fällen normale Schwangerschaften oder solche mit unerwarteten Mißbildungen abgebrochen.

Die Gründe für den Rückgang der Zahl der Schwangerschaften mit einem Neuralrohrdefekt in South Wales wie auch in anderen Teilen Großbritan-

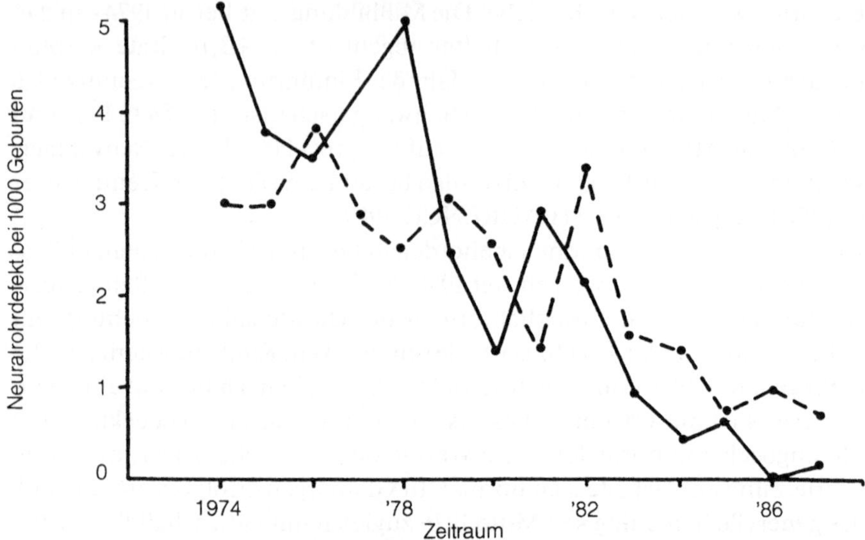

Abb. 4: Häufigkeit der Neuralrohrdefekte in Gwent und South Glamorgan im Zeitraum von 1974–1987

Kindliche Mißbildungen	Häufigkeit
Neuralrohrdefekt	143
Chromosomenanomalie	40
Hydrocephalus	4
Defekt der Bauchdecke	12
Nierenanomalien	13
Skelettanomalien	8
Arthrogryposen	6
Andere Mißbildungen	19
Placentaanomalien	4
Kein Befund von Mißbildungen (oder Fehldiagnose)	9
Gesamt	262

Tab. 2: Schwangerschaftsabbrüche wegen kindlicher Mißbildungen (Südwales 1964–1966)

niens auf über die Hälfte ist nicht klar. Es ist unwahrscheinlich, daß er die Folge einer genetischen Beratung der Familien ist, die bereits ein Kind mit einem Neuralrohrdefekt hatten, so daß dadurch die Familienplanung geändert wurde (MORRIS und LAURENCE, 1976). Auch die Verabreichung von Vitaminpräparaten und Folsäure, die seit 1980 und 1981 empfohlen wird (SMITHELLS u. Mitarb., 1980; LAURENCE u. Mitarb., 1981), kann, auch wenn diese Maßnahme therapeutisch wirksam sein sollte, die Häufigkeit nicht beeinflußt haben. Nur $^1/_{10}$ der Fälle sind familiär. Es scheint vielmehr, daß der Lebensstandard und vor allem die Ernährungsweise der Mütter sich in den letzten Jahren wesentlich verbessert haben. Zusätzlich könnten Änderungen der Bevölkerungszusammensetzung beteiligt sein. Die Schichten, in denen früher das höchste Risiko für Neuralrohrdefekte bestand, waren durch große Familien gekennzeichnet, während diese sich jetzt auf 2 oder höchstens 3 Kinder beschränken.

Literaturhinweise:

1 BLACK REPORT. Report by the Working Group on screening for neural tube defects, DHSS, London (1979).

2 BROCK DJH & SUTCLIFFE RG: Alpha-fetoprotein in the antenatal diagnosis of anencephaly and spina bifida. Lancet 2: 197–199 (1972).

3 BROCK DJH, BOLTON AE & MONAHAN JM: Prenatal diagnosis of anencephaly through maternal alpha-fetoprotein measurement. Lancet 2: 923–924 (1973).

4 CAMPBELL S, HOLT EM, JOHNSTONE FD & MAY P: Anencephaly early ultrasonic diagnosis and active management. Lancet 2: 1226–1227 (1972).

5 CUCKLE HS, WALD NJ & THOMPSON SG: Estimating a woman's risk of having a pregnancy associated with Down's syndrome using her age and serum alpha-feto protein level. Brit J Obstet Gynaecol 94: 387–402 (1987).

6 ELWOOD JW & ELWOOD JH: Epidemiology of anencephalus and spina bifida. Oxford University Press: Oxford (1980).

7 FEARN J, HIBBARD BM, LAURENCE KM, ROBERTS A & ROBINSON JO: Screening for neural tube defects and maternal anxiety. Brit J Obstet and Gynaecol 89:218–221 (1982).

8 HIBBARD BM, ROBERTS CJ, EVANS KT, LAURENCE KM & HOOLE G: Ante-natal attendance and screening for neural tube defects. Brit J Obstet and Gynaecol 87: 10–13 (1980).

9 HIBBARD BM, ROBERTS CJ, ELDER GH, EVANS KT & LAURENCE KM: Neural tube defects screening, can we afford it. The South Wales experience. Brit Med J 290: 293–295 (1985).

10 LAURENCE KM: Genetics and prevention of neural tube defects in Principles and Practice of Medical Genetics. Emery, AEH & Rimion DL (Eds). Churchill-Livingstone, Edinburgh: 231–241 (1983).

11 LAURENCE KM: Neural tube defect and polydactyly in Gwent: Independent report to the Secretary of State for Wales. H.M.S.O., Cardiff (1987).

12 LAURENCE KM, JAMES N, MILLER M & CAMPBELL H: The increased risk of recurrence of neural tube defects to mothers on poor diets and the possible benefit of dietary counselling. Brit Med J 4: 1542–1544 (1980).

13 LAURENCE KM, JAMES N, MILLER MH, TENNANT GB & CAMPBELL H: Double blind randomised controlled trial of folate treatment before conception to prevent recurrence of neural tube defects. Brit Med J 282: 1509–1511 (1981).

14 LAURENCE KM, CAMPBELL H & JAMES N: The role of improvement in the maternal diet and preconceptional folic acid supplementation in the prevention of neural tube defects in „Prevention of spina bifida and other neural tube defects". Dobbing J Ed. Acadmic Press, London. 85–125.

15 LLOYD J & LAURENCE KM: Sequelae and support following termination of pregnancy for fetal malformation. Brit Med J 290: 907–909 (1985).

16 MORRIS J & LAURENCE KM: The effectiveness of genetic counselling for neural tube malformations. Develop Med Child Neurol 28, Suppl 37: 157–63 (1976).

17 Office of Population and Census Surveys: Congenital malformation Statistics MB3 No. 1: 6–17 (1983).

18 Office of Population and Census Surveys: Congenital malformation Statistics HB3 No. 2: 6–13. (1988).

19 ROBERTS JC, EVANS D, HOOLE G, ROBERTS E, ENNIS WP, EVANS KT, HIBBARD BM & LAURENCE KM: Precision in the estimation of gestational age and its influence on the sensitivity of AFP screening for neural tube defects. Brit Med J 2: 981–983 (1979).

20 ROBERTS CJ, HIBBARD BM, ELDER GH, EVANS KT, LAURENCE KM, ROBERTS A, WOODHEAD JS, ROBERTSON IB & HOOLE M: Efficacy of a serum AFP screening service for neural tube defect: The South Wales experience. Lancet 1: 1315–1318 (1983).

21 SMITH AD, WALD NJ, CUCKLE HS, STARRAT GM, BOBROW M & LANGERCRANTZ H: Amniotic fluid acetyl cholinesterase as a possible diagnostic test for neural tube defects in early pregnancy. Lancet 1: 665–668 (1979).

22 SMITHELLS RW, SHEPPARD S, SHORAH CJ, SELLER MM, NEVIN NC, HARRIS R & REED AP: Possible prevention of neural tube defects by preconceptional vitamin supplementation. Lancet 1: 339–340 (1980).

23 U.K. Collaborative Study: Maternal serum alpha-fetoprotein measurement in the antenatal screening for anencephalyand spina bifida in early pregnancy. Lancet 1: 1323–32 (1977).

24 WALD NJ & CUCKLE HS: Open neural tube defects in „Antenatal and Neonatal Screening". Wald NJ Ed. Oxford University Press, Oxford. 25–73 (1984).

Folgeerscheinungen und unterstützende Maßnahmen bei Schwangerschaftsabbrüchen wegen kindlicher Mißbildungen

K.M. Laurence

Zusammenfassung

In einer retrospektiven Studie wurden die Reaktionen auf einen Schwangerschaftsabbruch wegen kindlicher Mißbildungen und zugleich die verfügbaren unterstützenden Maßnahmen untersucht. Frauen, bei denen zwischen 1977 und 1981 eine Schwangerschaft abgebrochen wurde, nachdem die pränatale Diagnose eines Neuralrohrdefekts im 2. Trimenon gestellt worden war, wurden zu Hause nach einem strukturierten Interviewprotokoll befragt. Es wurden 3 interne Vergleichsgruppen gebildet: Frauen nach einem Spontanabort, nach einer Totgeburt oder dem Verlust eines Kindes in der ersten Lebenszeit sowie solche nach einem Schwangerschaftsabbruch aus medizinischer oder sozialer Indikation. Von den 48 befragten Frauen machten 37 (77%) eine akute Trauerreaktion nach Beendigung der Schwangerschaft durch. Diese Reaktion war ähnlich der nach einer Totgeburt oder dem Verlust eines Kindes in der Neugeborenenperiode. 22 Frauen (46%) zeigten Symptome noch nach 6 Monaten, einige bedurften psychiatrischer Behandlung. Hingegen traten diese Erscheinungen nicht auf nach einem Spontanabort oder nach einem Schwangerschaftsabbruch aus medizinischer oder sozialer Indikation. Alle Frauen, die früher eine Totgeburt hatten oder deren Kind früh verstorben war, waren zu Hause von dem praktischen Arzt oder von der Hebamme besucht worden. Diese Form der Nachsorge war auf nur 8 Frauen in dem Untersuchungskollektiv beschränkt.
Diese Ergebnisse weisen darauf hin, daß die Frauen ungenügend unterstützt wurden und daß eine verbesserte Nachsorge wie auch Beratungsdienste die Folgeerscheinungen nach einem genetischen Schwangerschaftsabbruch mildern können. Als ein Ergebnis dieser Studie zeichnet sich ein Vorgehen ab, um diese Familien angemessen zu beraten und zu führen, damit sie ihre Trauer über den Verlust eines erwünschten Kindes bewältigen und psychiatrischen und anderen Problemen vorgebeugt wird. Diese Maßnahme erscheint wirksam. Es ist ethisch nicht zu verantworten, einen genetischen Schwangerschaftsabbruch anzubieten, ohne zugleich wirksame Hilfen für die Familien bereitzustellen.

Über die psychologischen Konsequenzen des Abbruchs einer in der Regel ungeplanten und ungewollten Schwangerschaft aus medizinischen oder sozialen Gründen, meist im 1. Trimester, ist viel gearbeitet worden. Einige Frauen leiden unter schwerwiegenden psychologischen Folgeerscheinungen, nicht aber die Mehrheit (HANDY, 1982). Dies gilt sogar für Abbrüche jenseits der 20. Woche, wenn bereits Kindsbewegungen empfunden werden (BREWER, 1978). Seit der Einführung der pränatalen Diagnostik fetaler Mißbildungen und Erbkrankheiten in den frühen 70er Jahren wurden immer mehr Abbrüche geplanter und gewollter Schwangerschaften durchgeführt. Über die Folgen dieser Abbrüche ist jedoch nur wenig geforscht worden (DONNAI et al., 1981). Sie machen etwas weniger als 1% aller Abbrüche aus, die jährlich in Großbritannien erfolgen. Es wurde eine kasuistische Vergleichsstudie über die psychosozialen Folgen derartiger Abbrüche durchgeführt. Sie sollte Auskunft geben über die Haltung und Emotionen unmittelbar nach dem Abbruch, aber auch über Symptome, die noch nach 6 Monaten nachweisbar waren. Während einer Pilotstudie wurde die Hypothese aufgestellt, daß Frauen nach einem Schwangerschaftsabbruch aus genetischen Gründen eine akute Trauerreaktion durchmachen (LLOYD und LAURENCE, 1985), ähnlich der nach dem Tod eines Kindes in der Neugeborenenperiode oder nach einer Totgeburt (FORREST et al., 1982).

Methode

Es wurden 48 Frauen untersucht, die im Zeitraum zwischen 1977 und 1981 einen Schwangerschaftsabbruch im Zusammenhang mit dem Alpha-Protein-Screening-Programm für Neuralrohrdefekte hatten oder weil für sie ein erhöhtes Risiko angesetzt worden war oder weil eine Chromosomenaberration vermutet wurde. Nachdem die Familien selbst, aber auch der Hausarzt und der beteiligte Frauenarzt zugestimmt hatten, wurden sie zu Hause von einem erfahrenen Psychiater nach einem vorgefertigten Protokoll befragt. Es wurde nach emotionalen Reaktionen und dem Verhalten während und unmittelbar nach dem Abbruch gefragt, ebenso wie nach den Symptomen in der Folgezeit. Außerdem interessierten uns die Hilfen, die in den ersten 6 Wochen nach dem Abbruch angeboten wurden, und die Symptome, die noch nach längerer Zeit, etwa 6 Monate, anhielten und von einem praktischen Arzt oder sogar einem Psychiater behandelt werden mußten. Die Befragungen fanden 1 bis 5 Jahre nach dem Abbruch statt.

Da Vergleichspatientinnen mit späten Schwangerschaftsabbrüchen nicht verfügbar waren, mußten die 48 Patientinnen mit ihren früheren Erfahrungen selbst zum Vergleich dienen. 6 hatten früher eine Totgeburt oder ein Kind unmittelbar nach der Geburt verloren, 123 hatten eine oder mehrere Fehlgeburten, und 4 hatten bereits einen Schwangerschaftsabbruch aus sozialen oder medizinischen Gründen durchgemacht.

Ergebnisse

Die Mehrheit der Frauen empfand den Ablauf des Schwangerschaftsabbruchs und der Wehen, die nach Prostaglandin oft einen Tag oder länger anhielten, als besonders peinigend und überraschend, um so mehr als nur wenige darauf vorbereitet worden waren. 8 Frauen, die in einem besonderen Krankenhaus einer Hysterotomie unterzogen worden waren, empfanden das Ereignis nicht weniger quälend. Meist fanden die Abbrüche in der gleichen Station statt, in der auch die Abbrüche aus medizinischer und sozialer Indikation erfolgten. Zumindest anfänglich erkannte das Pflegepersonal nicht, daß genetische Abbrüche andersartige Probleme aufwarfen, und behandelte diese Patientinnen deshalb nicht mit dem Mitgefühl und der Sorge, die sie verdienten und benötigten.

Mehr als 3/4 der Frauen machten eine akute Trauerreaktion durch, sowohl nach einem Abbruch wegen fetaler Mißbildung als auch nach einer Totgeburt und nach dem Tod eines Neugeborenen (77 % und 84 %) (Tab. 1). Dieser Befund steht in deutlichem Gegensatz zu den Reaktionen nach einem Spontanabort oder einem Abbruch aus medizinischer oder sozialer Indikation, da sie nur in 20 % der Fälle eintrat. Der Unterschied ist hochsignifikant (p <0.001 inkl. Yates Korr). Das Ausmaß der Reaktion reichte von Weinerlichkeit und Niedergeschlagenheit bis hin zu Teilnahmslosigkeit und Schlaflosigkeit, lähmender Trauer mit körperlichen Symptomen und schließlich bis zu völliger Apathie.

Zwei zeigten eine Reaktion der Verlassenheit. Weniger als die Hälfte (46 %) der Frauen mit einem genetischen Abort trauerten noch nach 6 Monaten, und bei der Hälfte, insgesamt bei 21 %, entstanden Probleme, die medizinische Behandlung durch den Hautarzt oder sogar psychiatrische Hilfe notwendig machten. Dagegen hatten alle, bis auf eine von den 6 Frauen, die

	Schwanger-schaftsabbruch wegen kindlicher Mißbildungen	Totgeburt oder Tod in der Neu-geborenenzeit	Spontan-abort	Schwanger-schaftsabbruch aus medizinisch-sozialer Indikation
Gesamt-zahl	48	6	12	4
Akute Trauer	37	5	1	0
Symptome nach 6 Monaten	22	0	0	0
Behandlung erforderlich	10	0	0	0

Tab. 1: Mütterliche Reaktion nach der Beendigung der Schwangerschaft

eine Totgeburt oder ein Neugeborenes verloren hatten, den Verlust nach 6 Monaten überwunden. Diese eine Frau bedurfte keinerlei ärztlicher Behandlung.

Bei 4 von 5 Frauen erfolgte der Abbruch unerwartet als Konsequenz des mütterlichen AFP-Screening-Programms. Bei 10 der 48 Frauen wurde eine Schwangerschaft abgebrochen, die bereits unter dem Zeichen eines erhöhten kindlichen Risikos gestanden hatte oder weil erhöhtes Alter vorlag. Obwohl diese 10 Frauen in gewissem Maße auf die Möglichkeit eines Abbruchs vorbereitet waren, machten 8 eine akute Trauerphase durch, die sich von der anderer Patienten nicht unterschied.

Die Hilfeleistungen nach dem Abbruch waren bemerkenswert gering. Obwohl alle routinemäßig eine gynäkologische oder allgemeinärztliche Untersuchung hatten, erbaten sie bei dieser Gelegenheit weder Hilfe noch Rat. Nur 8 der 48 Frauen hatten irgendeinen medizinischen Hausbesuch in den ersten 6 Wochen nach der Entlassung aus dem Krankenhaus. In 3 Fällen hatte ein Freund oder ein Verwandter, der selbst dem Pflegepersonal angehörte, darum gebeten.

Im Gegensatz dazu waren alle Frauen, die eine Totgeburt erlitten oder ein Kind früh verloren hatten, von einer Hebamme, einem Hausarzt oder einem

Gründe für den Arztbesuch	Anzahl der Frauen
Nur Bescheinigung	7
Postnatale Routine	2
Mastitis oder Laktation	7
Hämorrhagie	1
Harnwegsinfektion	4
Depression	8
Zusammen	29

Tab. 2: Gründe für den Arztbesuch nach dem Schwangerschaftsabbruch

	Genetische Beratung bei Amniozentese	Genetische Beratung 6 – 16 Wochen nach dem Schwangerschaftsabbruch
Hilfreich	5	12
Nicht hilfreich	9	3
Unsicher	1	1
Zusammen	15	16

Tab. 3: Einstellung zur genetischen Beratung

Sozialarbeiter gemäß den vorgeschriebenen Nachsorgemaßnahmen zu Hause besucht worden. Die vier Frauen mit einem Abbruch aus medizinischer oder sozialer Indikation waren sogar *vor und nach* dem Eingriff beraten worden. Die Hilfen, die diesen beiden Gruppen angeboten worden waren, waren wohl der Grund für die rasche Bewältigung der Probleme. 29 der 48 Frauen suchten ihren Hausarzt in den ersten 6 Wochen nach dem genetischen Abbruch auf, 8 wegen einer Depression (Tab. 2), 7 wegen unerwarteter Laktation oder einer Mastitis, alles Komplikationen, vor denen niemand sie gewarnt hatte. Zusammengenommen wurden 23 Frauen genetisch beraten, davon 8 vor und nach dem Abbruch (Tab. 3). Die genetische Beratung, die zum Zeitpunkt der Ultraschalluntersuchung und der Amniozentese erfolgte, wurde von den Eltern eher als ein Teil des eher schmerzlichen Prozesses der Pränataldiagnostik und nicht als Hilfe angesehen, die für den Abbruch und die Zeit danach vorgesehen war. Obwohl Informationen dazu vermittelt wurden, waren sie offenbar zu ängstlich oder zu verwirrt, um diese zu begreifen. Eine genetische Beratung, die 2 bis 3 Monate nach dem Abbruch angeboten wurde, wenn die Krise bereits vorüber war, wurde jedoch als hilfreich empfunden (LLOYD und LAURENCE, 1985).

Diskussion

Akuter Gram über den Abbruch einer bereits fortgeschrittenen Schwangerschaft ist eine normale Reaktion. Sie nimmt pathologische Züge an, wenn sie nicht abklingt, sondern unterdrückt wird und in eine schwere Depression übergeht. Die Trauer löst sich oft nicht auf, weil eine adäquate Hilfe fehlt. In der Regel hat die Frau den Fet oder ein Bild von ihm nicht gesehen. Es gibt keine Leiche, keinen Namen, kein Begräbnis, kein Grab. Der Verlust der Schwangerschaft wird bei einer Absprache vor Freunden und Verwandten oft auch verheimlicht.

Die Schlußfolgerungen aus dieser Studie bedeuten, daß ein genetischer Abbruch nicht weniger ernsthaft betrachtet werden darf als der Verlust eines Neugeborenen und daß mit akuter Trauer gerechnet werden muß. Diese kann sich in einigen Fällen durch Schuldgefühle verstärken, wenn der Abbruch auf die alleinige Entscheidung der Eltern zurückgeht. Die Eltern sollten die Möglichkeit haben, den Feten zu sehen oder eine Photographie zu besitzen und ein Begräbnis zu bekommen. Dazu muß eine enge Abstimmung zwischen Kliniken und Geburtshelfern, dem Hausarzt, den Sozialhelfern und den Humangenetikern bestehen. Hilfen sollten durch die Spezialklinik und durch besonders genetisch ausgebildete Sozialarbeiter immer dann angeboten werden, wenn eine fetale Mißbildung vermutet wird. Das ist erforderlich während des diagnostischen Prozesses und sollte durch Hausbesuche unterstützt werden, solange die Laboratoriumsbefunde noch nicht vorliegen. Man muß den Eltern helfen, die schwierige und schmerzhafte Entscheidung eines Abbruchs zu fällen und diesen zu überwinden.

Den Eltern sollte eine formale genetische Beratung etwa 3 Monate nach dem Abbruch angeboten werden, in der die Situation dargestellt wird und präzise Auskünfte über die kindlichen Mißbildungen gegeben, das Wiederholungsrisiko und Vorsorgemaßnahmen für künftige Schwangerschaften besprochen werden. Wiederholungsrisiken sollten auch für Familienangehörige angesprochen werden.

Genetische Beratung, die zu einem früheren Zeitpunkt gegeben wird, ist oft nachteilig für die Familienplanung, da die Eltern oft verwirrt sind und die Informationen nicht verarbeiten können. Schließlich sollten alle Personen, die mit den betroffenen Familien zu tun haben und vor allem mit der Problematik der Schwangerschaftsabbrüche beschäftigt sein werden, ausreichende Informationen und Beratung erhalten.

Postscript

Von den 48 Frauen, die einen genetischen Abbruch ohne Hilfe und Unterstützung hatten, ist bisher keine schwanger geworden. 11 von diesen hatten eine schwere Trauerreaktion, 8 trauerten noch nach 6 Monaten, und 5 von diesen waren in psychiatrischer Behandlung. Bei den übrigen 36 betrug der Zeitraum zwischen dem Abbruch und der neuen Schwangerschaft fast 18 Monate. Von den 150 Frauen mit einem genetischen Abbruch im Zeitraum 1983–'85, die während der Pränataldiagnostik und nach dem Abbruch genetisch beraten wurden, beendeten über 3/4 ihre Trauerarbeit innerhalb von 6 Monaten. Die nächste Schwangerschaft trat schon nach 6 Monaten ein. Es ist deshalb unsozial, pränatale Diagnostik bei fetalen Mißbildungen und Erbkrankheiten anzubieten, wenn ein Schwangerschaftsabbruch folgen kann, ohne zugleich die notwendigen Hilfen bereitzustellen, damit die Reaktion auf einen Abbruch zu einem fortgeschrittenen Zeitpunkt einer gewollten Schwangerschaft gemildert werden kann.

Literaturhinweise:

1 BREWER C: Induced abortion after feeling foetal movements: its causes and emotional consequences. J Biosoc Sci 10: 203–8 (1978).

2 DONNAI P, CHARLES N, HARRIS R: Attitudes of patients after „genetic" termination of pregnancy. Brit Med J 282: 621–2 (1981).

3 FORREST GC, STANDISH E, BAUM JD: Support after perinatal death: a study of support and counselling after perinatal bereavement. Brit Med J 285: 1475–9 (1982).

4 HANDY JA: Psychological and social aspects of induced abortion. Brit J Clin Psychol 21: 29–49 (1982).

5 LAURENCE KM: Prenatal diagnosis, selective abortion and the Abortion (Amendment) Bill. Lancet I: 249–50 (1980).

6 LAURENCE KM, LLOYD J: Termination of pregnancy for foetal malformation. Spina bifida – neural tube defects. Eds. Voth D and Glees P, de Gruyter, Berlin: 179–185 (1986).

7 LLOYD J, LAURENCE KM: Sequelae and support to termination of pregnancy for foetal malformation – contemporay themes. Brit Med J 290: 907–909 (1985).

Zusammenfassung der Diskussionen und Kommentar (R.A. Pfeiffer)

Die genetische Beratung wird seit den 70er und die pränatale Diagnostik seit den 80er Jahren als eine fachärztliche Dienstleistung („Arzt für medizinische Genetik") angeboten und als außerordentliche Versicherungsleistung honoriert. (In der Republik Irland gibt es keine pränatale Diagnostik, da nach der Verfassung der Schwangerschaftsabbruch verboten ist). Die Größenordnung und Organisation der pränatalen Diagnostik in der Bundesrepublik geht aus den Ausführungen von Frau SCHROEDER-KURTH hervor. Ergänzend dazu ist festzustellen, daß eine starke Anbindung an die Universitätsinstitute besteht, die durch die schon früher dort durchgeführten zytogenetischen Untersuchungen bedingt ist.
Das unspezifische Altersrisiko für Trisomien ist nach wie vor die häufigste Indikation zur pränatalen Diagnostik. Als kritische Altersgrenze wurde, wie auch in den meisten anderen Ländern, 35 Jahre gewählt – eine Ausnahme stellt Frankreich mit 38 Jahren dar. Nach den Empfehlungen der Bundesärztekammer muß der Arzt auf die Möglichkeit einer pränatalen Diagnostik hinweisen; der genetische Berater soll danach die Grundlagen, Methoden und Grenzen umfassend darstellen. Eine Unterlassung kann erhebliche Regreßansprüche der Eltern nach sich ziehen (s. dazu HIRSCH). Eine Gegenempfehlung oder sogar Verweigerung der pränatalen Diagnostik, wenn keine auf überwiegendem ärztlichen Konsens beruhende „kanonisierte" Indikation vorliegt, ist jedoch nicht ausdrücklich formuliert. Daraus hat sich in der Praxis das Problem entwickelt, welches Risiko der pränatalen Diagnostik zugrunde gelegt werden soll, wann der Genetiker und der Geburtshelfer handlungspflichtig sind, ob sie die Untersuchung ablehnen dürfen usw. Es erscheint deshalb erwähnenswert, daß in der Schweiz die Kosten der pränatalen Diagnostik nur dann von dem Versicherungsträger übernommen werden, wenn die Frau das 35. Lebensjahr erreicht hat. In der

Bundesrepublik und offenbar auch in anderen Ländern – Ausnahme wieder Frankreich – besteht keine derartige Einschränkung.

Eine Verlagerung der genetischen Dienstleistungen in entsprechend ausgestattete geburtshilflich-pädiatrisch-humangenetische Untersuchungsstellen in größeren Kliniken wurde durch eine Empfehlung des wissenschaftlichen Beirats der Bundesärztekammer (1987) nahegelegt, jedoch kaum beachtet oder aus standespolitischen Gründen sogar abgewiesen. Eine Neuorganisation der pränatalen Diagnostik erscheint jedoch um so dringender geboten, als die Kapazität erweitert und eine rasche, patientenbezogene Verfügbarkeit angestrebt werden muß. Die Universitätsinstitute müssen für ihre neuen Aufgaben der Entwicklung und kritischen Anwendung genomdiagnostischer Methoden (s. ROPERS) entlastet werden. Die genetische Beratung und besonders die pränatale Diagnostik in die Hand des niedergelassenen Arztes zu geben wäre jedoch verhängnisvoll, weil die in der erweiterten pränatalen Diagnostik sich zuspitzenden Probleme Spezialisten, Geburtshelfer, Neonatalogen, Kinderchirurgen, Pathologen und Humangenetiker zugleich notwendig machen. In den in Banz vertretenden Ländern bestehen ausschließlich derart strukturierte Einrichtungen an größeren Krankenhäusern („Genetic Clinics"). Der Wert der genetischen Beratung, die mehr ist als eine umfassende, aber neutrale Information, vielmehr eine besondere psychotherapeutische Hilfe zur Lösung von Ängsten und verantwortungsvollen Entscheidungsfindung, kann dabei nicht hoch genug eingeschätzt werden.

Die Kenntnisse über pränatale Diagnostik und die Nachfrage danach sind in der Bevölkerung immer noch ungleich verteilt. Es überwiegen städtische, besser gebildete und höher gestellte Schichten, unter ihnen besonders die beruflich sensibilisierten Gruppen der erzieherischen, sozialen und medizinischen Berufe. Uneingeschränkt gilt das Prinzip der Freiwilligkeit. Auch in sozialistischen Ländern gibt es offenbar keine repressiven Tendenzen zur pränatalen Untersuchung von Risikogruppen (z. B. als Screening) oder zum Abbruch der Schwangerschaft bei festgestellter kindlicher Anomalie. Allerdings bleibt die Annahme eines geschädigten Kindes überall auf seltene Ausnahmen beschränkt.

Eine pränatale Geschlechtsdiagnose wird radikal abgelehnt, ist aber nicht vollständig zu verhindern. Sie wird besonders für die Selektion von Mädchen in indischen und pakistanischen Bevölkerungen gewünscht. Nach einer Chorionzottenbiopsie erfolgt die Mitteilung des Geschlechts deshalb grundsätzlich erst nach der 12. Schwangerschaftswoche.

Die von Z. PAPP aufgelisteten pathologischen Befunde nach pränataler Diagnostik sind weitgehend repräsentiv für größere Untersuchungsstellen. Es wird immer wieder bestätigt, daß bei Beachtung der allgemein anerkannten Indikationen (mütterliches Altersrisiko, spezifisches Risiko für eine Chromosomenanomalie, bestimmte Mißbildungen und Syndrome) die Häufigkeit positiver Befunde und damit der Schwangerschaftsabbrüche eine Größenordnung von einigen Prozent nicht überschreitet, d. h. normale Befunde weit überwiegen. Diese Erfahrung wird gern als ein Argument für die pränatale Diagnostik bezeichnet. Sie macht Mut zur Risikoschwangerschaft und schützt die gesunden Kinder vor einem durch das erhöhte Risiko motivierten Schwangerschaftsabbruch.

Die geringe Häufigkeit der Trisomie 21 in dem ungarischen Kollektiv ist wahrscheinlich zufällig. Häufigkeitsschwankungen der Trisomien, meist gemessen an mongoloiden Neugeborenen, werden seit langem sorgfältig beobachtet. Nationale Register gibt es aber noch nicht. Die Sammlung pränataler Befunde, die weitgehend auslesefrei bleibt, wenn nur die Fälle aus mütterlicher Altersindikation berücksichtigt werden, hätte z. B. sofort eine Auskunft darüber gegeben, ob das Ereignis von Tschernobyl tatsächlich Chromosomenanomalien verursacht hat. Es ist aber zu bemerken, daß in einem Zeitraum von 15 Jahren in Schweden die Inzidenz stetig zugenommen hat und daran bevorzugt jüngere Altersgruppen beteiligt waren.

Die zwangsläufig invasiven Methoden der pränatalen Diagnostik (Chorionzottenbiopsie und Amniozentese) mit einer Abortrate von 2 bzw. 0,5 % sind bisher noch nicht zu ersetzen. Über die Entwicklung und Erfahrungen eines AFP-Screening gibt der Bericht von K. M. LAURENCE Auskunft. Im Zusammenhang damit hat sich gezeigt, daß erniedrigte AFP-Werte in der Schwangerschaft ein Indiz für eine Trisomie des Feten, besonders für die Trisomie 21, sein kann. Inzwischen liegen Ergebnisse systematischer Untersuchungen vor, die zeigen, daß dadurch nur ein Teil der Fälle von Down Syndrom als der wichtigsten, weil allein mit einer relativen Lebenserwartung verbundenen Chromosomenanomalie, in jüngeren Jahrgängen entdeckt wird. Man darf nicht übersehen, daß nur etwa 20 % der Mongoloiden von Müttern geboren werden, die über 35 Jahre alt sind und ein Anrecht auf eine pränatale Diagnostik haben. Der Anteil „falsch positiver" Befunde (hoher AFP-Wert, aber keine Trisomie) ist ziemlich hoch, so daß, je mehr Trisomien erfaßt werden sollen, um so häufiger Amniozentesen durchgeführt werden müssen. Auch der Anteil „falsch negativer" Befunde (normaler AFP-Wert trotz Trisomie) ist beträchtlich. Deshalb wird die AFP-Bestimmung durch ein Ultraschallscreening ergänzt, ohnehin in der BRD als pflichtgemäße Vorsorgeuntersuchung in der Schwangerschaftsvorsorge eingeführt, durch das mit wachsender Erfahrung „Risikozeichen" des Feten erkannt werden: die verdickte Haut in der Nackenbeuge, ein verkürzter Oberschenkelknochen, die Form des Hirnkopfes, Herzmißbildungen und Zeichen der Herzinsuffizienz usw. Diese Befunde, die eine Überprüfung des Verdachts durch Amniozentese nach sich ziehen, dürften in Zukunft stärker in der Praxis der pränatalen Diagnostik in Erscheinung treten.

Genetisches Screening in der Bundesrepublik Deutschland

H. Weitzel

Ein genetisches Screening – also Fahndung nach genetisch bedingten Fehl- oder Mißbildungen in einer Gesamtpopulation – wird bisher in der Bundesrepublik nicht praktiziert. Als ein Beispiel für eine Möglichkeit eines Screenings mag die Alpha-Fetoprotein-Diagnostik (AFP-Diagnostik) gelten. Diese dient als Fährtensuche für die Früherkennung von Neuralrohrdefekten.

Die Einführung dieser diagnostischen Methode in die Mutterschaftsrichtlinien ist vom Mutterpaßausschuß der Kassenärztlichen Bundesvereinigung akzeptiert worden.

Wir verstehen unter Neuralrohrdefekten die Verschlußstörungen des Neuralrohrs, die in der stärksten Form als Anenzephalie und in der schwersten Form als Spina bifida aperta bekannt sind. Die anenzephalen Feten haben keine oder eine nur kurzfristige Lebensmöglichkeit. Die Kinder mit offener Spina bifida sind je nach Sitz und Ausdehnung der offenen Läsion des Rückenmarks mit mehr oder weniger ausgeprägten gesundheitlichen Beeinträchtigungen behaftet.

Um die Bedeutung eines pränatalen Screenings abzuschätzen, ist es erforderlich, bei der gesuchten Mißbildung oder dem gesuchten Defekt sich über die

- Epidemiologie,
- Ätiologie,
- Art und das Ausmaß der gesundheitlichen Beeinträchtigung,
- Wirksamkeit und Sicherheit von Früherkennungsmaßnahmen,
- präventive Möglichkeiten

zu orientieren.

Epidemiologie

In den USA werden jährlich 6.000 Kinder mit einem Neuralrohrdefekt geboren. In 3 % aller Spontanaborte weisen die Embryonen Neuralrohrdefekte auf. Jeder 4. Embryo, der in der 8. Ssw die Anlage eines Neuralrohrdefektes erkennen läßt, wird lebend geboren.

Die Inzidenz dieser Mißbildung läßt deutliche geographische Unterschiede erkennen. In einer Verbundstudie haben wir 1979 bis 1982 in zwei Regionen der Bundesrepublik überprüft, ob sich mit Hilfe der mütterlichen Serum-AFP-Bestimmung eine effiziente Früherkennung ermöglichen läßt. Das Besondere an dieser Studie lag darin, daß in einer Population mit niedriger Inzidenz bzw. Prävalenz jeweils nur ein Zentrum sowohl für die gesamte Serumdiagnostik als auch für die Anschlußdiagnostik und die statistische Erfassung verantwortlich war.

Ätiologie

Die Neuralrohrdefekte sind die häufigsten und wichtigsten Mißbildungen des zentralen Nervensystems und die zweithäufigste Mißbildung nach den kardiovaskulären Defekten überhaupt. Es bestehen für Verwandte 1. Grades erhöhte Wiederholungsrisiken. Bei den für uns errechneten Inzidenzraten liegt das Wiederholungsrisiko bei etwa 3 %, wenn bereits ein Kind in einer Familie einen derartigen Defekt aufweist.

Im Zusammenhang mit „Syndromen" oder chromosomalen Anomalien sind häufig Neuralrohrdefekte beobachtet worden. Die Mehrzahl dieser Entwicklungsstörungen wird durch ein multifaktorielles Modell erklärt, das Zusammenwirken von Umweltfaktoren und Erbanlagen annimmt.

Art und Anlaß der gesundheitlichen Beeinträchtigung

Die Prognose der Kinder mit Spina bifida aperta variiert sehr stark und hängt von der nicht sicher zu beurteilenden Ausdehnung und der Lokalisation des Defektes ab.

In der frühen neonatalen Periode entwickeln 7 bis 9 von 10 Kindern einen

110

Hydrocephalus, sofern dieser nicht schon intrauterin entsteht. Die erkrankten Kinder benötigen deshalb wiederholte Entlastungsoperationen (Shuntanlagen und Shuntrevisionen). Heute werden 65 % der Kinder älter als 15 Jahre. Nach der Oxford-Studie haben die überlebenden Kinder während der ersten 5 Jahre durchschnittlich 6 Monate Hospitalbehandlung und 6 Operationen zu erleiden. 85 % der Kinder bleiben schwer behindert, 90 % sind har ninkotinent, und 6 bis 40 % tragen schwere geistige Defekte davon. Der Intelligenzquotient liegt durchschnittlich zwischen 77 und 97, aber bei 40 % unter 80. Man darf allerdings nicht vergessen, daß mit dem medizinischen Fortschritt auch hier Verbesserungen zu erwarten sind. Die Selbstmordrate ist bei Eltern erkrankter Kinder verdoppelt, und die soziale Kontaktpflege für alle Familienmitglieder reduziert.

Wirksamkeit und Sicherheit der Früherkennungsmethoden

Alpha-Fetoprotein ist ein Fetalprotein, das im Dottersack und der fetalen Leber als erstes Serumprotein gebildet wird. Dem Protein kommt eine essentielle Funktion für die embryofetale Entwicklung zu. Es ist sehr früh in der Embryonalentwicklung bereits in hohen Konzentrationen im fetalen Serum und in identischen Konzentrationen im fetalen Liquor nachweisbar. Im Laufe der Schwangerschaft kommt es zu einem Übergang dieses Proteins mit dem fetalen Harn in das Fruchtwasser und von dort in das mütterliche Serum, so daß in diesen drei Kompartimenten Konzentrationsunterschiede in einer Größenordnung von jeweils 10^2 bis 10^3 IE/ml feststellbar sind. Bei offener Kommunikation zwischen dem fetalen Liquor und dem Fruchtwasser werden hohe Konzentrationen dieses Proteins in das Fruchtwasser sezerniert. Dies war die Basis für die Entdeckung von BROCK und Mitarbeitern sowie LEEK und Mitarbeitern (1973), daß bei Vorliegen von Neuralrohrdefekten dieses Protein im Fruchtwasser und mütterlichen Serum erhöht nachweisbar ist.
Die erste größere Studie, die den Beweis erbrachte, daß diese Diagnostik zur Früherkennung von Neuralrohrdefekten einsetzbar ist, wurde multizentrisch und retrospektiv in England durchgeführt. Die erste prospektive Studie haben wir 1984 publiziert. Praktisch sind wir so vorgegangen, daß nach 2maligem Überschreiten des Grenzwertes die Wahrscheinlichkeit für einen

Neuralrohrdefekt bei der jeweils untersuchten Schwangerschaft so stark eingegrenzt wurde, daß eine Anschlußdiagnostik erforderlich wurde. Bei diesem Vorgehen haben wir bei über 50.000 Schwangerschaften über tausendmal den ersten Serumwert erhöht gefunden und 269mal den zweiten Serumwert. Insgesamt wurden 182 Amniozentesen notwendig. Bei diesen 182 Amniozentesen wurden 27mal ein Anencephalus, 10mal eine offene Spina bifida, 11mal eine Omphalozele und 6mal weitere Mißbildungen erfaßt. In bezug auf die Neuralrohrdefekte entspricht dies einer Erkennungsrate von 88 % bzw. bezogen ausschließlich auf die Spina-bifida-aperta-Fälle von etwas über 70 %.

In 3 Fällen wurde fälschlicherweise zum Abbruch geraten. Dies ist im Rahmen einer Studie bedauerlich und bedeutet eine Abbruchfrequenz bei gesunden Feten von ca. 1:12.000. Dabei handelte es sich einmal um eine Zwillingsschwangerschaft mit einem intrauterin abgestorbenen Feten. Der Acetylcholinesterasetest war in diesem Falle positiv. Im zweiten Fall handelte es sich um eine extreme Oligohydramnie mit einer pathologisch anatomisch nachgewiesenen Endangitis obliterans der Nabelschnurgefäße mit eitriger Chorioamnionitis, und die dritte Fehldiagnose war durch eine erhebliche fetoamniale Blutkontamination verursacht.

Der Acetylcholinesterasetest zum Nachweis der nervenspezifischen Acetylcholinesterase stellt eine wertvolle Ergänzung des diagnostischen Arsenals dar. Über die Fährtensuche für Neuralrohrdefekte hinaus werden aber weitere fetale Gefahrenzustände durch den Einsatz dieser Diagnostik angezeigt.

Präventive Möglichkeiten

Wir haben mit der Alpha-Fetoprotein-Diagnostik ein Instrument an die Hand bekommen, das zur Früherkennung führt und in der Regel bei erkrankten Feten zum Abbruch. Es wird diskutiert, ob Vitaminmangel, Folsäuremangel oder auch Vitamin-A-Überschuß diese Defekte verursachen können. Erste Studien deuten darauf hin, so daß eine präkonzeptionelle Substitution mit Vitaminen bzw. Folsäure sinnvoll erscheinen könnte. Der Wert derartiger Maßnahmen muß allerdings noch durch weitere Studien erhärtet werden.

Zusammenfassend können wir sagen, daß durch das mütterliche AFP-Screening bei entsprechendem organisatorischen Aufwand eine Prävention von Neuralrohrdefekten betrieben werden kann. 90% der anencephalen Feten und mehr als 70% der offenen Myelomeningocelen sind damit pränatal erkennbar. Nur ausnahmsweise kommt es zur pränatalen Diagnose einer sogenannten gedeckten Meningomyelocele. Die Einführung eines derartigen Screenings kann in den meisten Ländern kostenneutral, überwiegend jedoch kostensparend vorgenommen werden. Die Diagnostik muß nach den Empfehlungen der Experten des Mutterschaftsausschusses aus Gründen der Qualitätskontrolle zentralisiert werden.

Literaturhinweis:

1 FUHRMANN W, WEITZEL HK: Maternal serum alpha-fetoprotein screening for neural tube defects. Report of a combined study in Germany. Human Genet 69: 47 (1985).

Pränatale Diagnostik – Rechtslage und Rechtsfragen in der Bundesrepublik Deutschland

G. Hirsch

Die pränatale Diagnostik ist ein Begriff, mit dem Juristen noch vor gar nicht allzu langer Zeit kaum etwas anzufangen wußten. Dies hat sich gründlich geändert. Inzwischen ist die pränatale Diagnostik unter ganz unterschiedlichen Aspekten juristisch höchst virulent und Anlaß für rechtspolitische Diskussionen geworden. Die Problemfelder lassen sich grob umreißen mit den Schlagworten

1. Schwangerschaftsabbruch wegen sog. kindlicher (genetischer, embryopathischer) Indikation,
2. Haftung des Arztes für ein geschädigtes Kind, das nicht abgetrieben wurde, weil er eine pränatale Diagnostik zur Feststellung etwaiger Schäden unterlassen hat,
3. der Fet als Organspender,
4. Chancen und Risiken des Einsatzes genomanalytischer Verfahren bei der pränatalen Diagnostik.

Ohne Anspruch auf Vollständigkeit möchte ich auf diese Fragen aus juristischer Sicht eingehen, jedoch über die Bewertung de lege lata hinaus auch einige Überlegungen de lege ferenda anstellen.

1. Pränatale Diagnostik und Abtreibung

a) Die pränatale Diagnostik kann dazu führen, daß Befürchtungen der Schwangeren, ein geschädigtes Kind zu bekommen, ausgeräumt werden. Sie kann außerdem bei bestimmten Schädigungen eine frühzeitige, u. U. auch pränatale Therapie ermöglichen.
Die pränatale Diagnose kann aber auch – lassen Sie mich dies so krass

sagen – das Todesurteil für das ungeborene Kind bedeuten, nämlich dann, wenn sich ergibt, daß – wie das Gesetz es formuliert – „nach ärztlicher Erkenntnis dringende Gründe für die Annahme sprechen, daß das Kind infolge einer Erbanlage oder schädlicher Einflüsse vor der Geburt an einer nicht behebbaren Schädigung seines Gesundheitszustandes leiden würde, die so schwer wiegt, daß von der Schwangeren die Fortsetzung der Schwangerschaft nicht verlangt werden kann". Liegen dringende Gründe für die Annahme einer derartigen Schädigung des Feten vor, ist dies eine Indikation für einen Abbruch der Schwangerschaft. Diese Indikation ist weder darauf gerichtet, noch kann sie damit begründet werden, daß dem geschädigten Kind ein schweres Schicksal erspart werden soll. Noch viel weniger können Gesichtspunkte der Eugenik, der Pflege des Erbgutes, der Verbesserung des „Genpools" der Bevölkerung eine Rolle spielen. Die „kindliche" Indikation ist vielmehr ausschließlich eine mütterliche Indikation. Ausschlaggebend ist allein, ob der Mutter die Fortsetzung der Schwangerschaft zuzumuten ist.

b) Ein Problem, das der Gesetzgeber sehenden Auges in Kauf genommen hat und das auch prompt zu Auseinandersetzungen in der Rechtslehre geführt hat, ist die Festlegung, welcher Grad der Wahrscheinlichkeit notwendig ist, damit „dringende Gründe" für eine Schädigung angenommen werden können. Die Begründung des Regierungsentwurfs geht davon aus, daß eine 25%ige Wahrscheinlichkeit für einen Schwangerschaftsabbruch ausreicht, in der juristischen Literatur wird z.T. eine Wahrscheinlichkeit von mindestens 50% gefordert, z.T. eine solche von 8–10% für ausreichend erklärt. Eine höchstrichterliche Klärung dieser Frage steht noch aus.

Man muß sich bewußt sein, daß die Anforderungen an die Wahrscheinlichkeit unmittelbar korrespondieren mit dem Risiko, daß ungeborenes Leben objektiv grundlos getötet wird. Bei einer Schädigungswahrscheinlichkeit von 25% werden, statistisch gesehen, in 75 von 100 Fällen gesunde Feten abgetrieben. Um so wichtiger ist es, die Aussagekraft pränataler diagnostischer Maßnahmen zu verbessern. Je sicherer die diagnostische Aussage wird, um so geringer wird die Zahl der Verdachtsabtreibungen.

Jede Verbesserung pränataler Diagnostikmethoden wirkt also insoweit unmittelbar lebenserhaltend.

c) Eine Schwangerschaft kann aus kindlicher Indikation nur innerhalb einer Frist von 22 Wochen nach Empfängnis, also innerhalb von 24 Wochen post menstruationem abgebrochen werden (§ 218 Abs. 3 StGB). Diese Befristung wirft in mehrfacher Hinsicht Probleme auf.

So stellt sich etwa die Frage, ob bei schwersten Schädigungen, die die Lebensfähigkeit des Feten ausschließen, die aber erst nach Ablauf der Frist erkannt werden, die Frau gezwungen sein soll, dieses todgeweihte Wesen auszutragen. Hieraus wird im Zusammenhang mit dem Anenzephalus und dem Feten als Organspender noch näher einzugehen sein.

Die 24-Wochen-Frist kann zu besonders dramatischen Konflikten führen aufgrund der jüngsten Fortschritte der Neonatologie. Nach Berichten in der medizinischen Fachliteratur ist es heute unter bestimmten Umständen möglich, Frühgeburten mit einem Geburtsgewicht von etwa 500 g am Leben zu erhalten. Dies bedeutet, daß ein Kind, das in der 24. Schwangerschaftswoche zur Welt kommt, unter Umständen bereits lebensfähig ist. Ein Schwangerschaftsabbruch kann also zur Geburt eines lebenden und – bei entsprechender intensivmedizinischer Betreuung – überlebensfähigen Kindes führen. Dem Arzt, dem ein kindlich indizierter Schwangerschaftsabbruch dergestalt „mißlingt", daß das Kind eben nicht wie beabsichtigt tot, sondern lebensfähig geboren wird, drohen u. U. Haftungsansprüche. Gleichwohl ist er unter Strafdrohung verpflichtet, alles medizinisch Mögliche zur Rettung des Kindes zu unternehmen. Eine fürwahr paradoxe Situation! Sie könnte die Ärzte veranlassen, in einem so fortgeschrittenen Stadium der Schwangerschaft nur noch absolut sichere „einzeitige" (blutige) Methoden der Tötung der Leibesfrucht anzuwenden. Inwieweit solche Methoden der ärztlichen Kunst entsprechen, kann ich nicht beurteilen.

Es sind Überlegungen im Gange, die 22-Wochen-Frist des Gesetzes zu verkürzen, etwa auf 16 oder 18 Wochen, um diese Konfliktlage auszuschließen. Auch aus England wird von entsprechenden Initiativen berichtet. Die 22-Wochen-Frist wurde seinerzeit im Rahmen der Neuregelung der §§ 218 ff damit begründet, daß sie im Hinblick auf die Durchführung einer Amniozentese erforderlich sei.

Diese Begründung der 22-Wochen-Frist erscheint heute nicht mehr zwingend. In Anbetracht neuer Methoden der pränatalen Diagnostik – ich darf hier nur die Chorionbiopsie und die Genomanalyse nennen – könnte es aus medizinischer Sicht möglicherweise vertretbar sein, die Frist zu verkürzen, etwa auf 16 oder 20 Wochen.

Es ist auf jeden Fall nicht nur wünschenswert, sondern – in Anbetracht der Fortschritte der Neonatologie bei der Lebenserhaltung von Frühgeburten – dringend geboten, Diagnostikmethoden zu entwickeln, mit denen möglichst frühzeitig und mit möglichst hoher Sicherheit Schädigungen des Embryos bzw. Feten festgestellt werden können.

Unter der Geltung des gegenwärtigen Abtreibungsrechts dient dies zumindest mittelbar dem Lebensschutz.

d) Nur am Rande und auf die rein juristischen Fragen beschränkt, möchte ich eine weitere, vielschichtige Problematik ansprechen: die „Reduktion von Mehrlingen", also den teilweisen Abbruch einer Mehrlingsschwangerschaft.

Auch ein solcher partieller Abbruch ist nur dann straflos, wenn sämtliche gesetzlichen Voraussetzungen nach § 218 ff StGB vorliegen. Insbesondere muß eine zulässige Indikation gegeben sein. Eine solche kommt in Betracht, wenn die Mehrlingsschwangerschaft Leben oder Gesundheit der Frau gem. § 218 a Abs. 1 Nr. 2 StGB bedroht oder eine schwere Notlage i. S. von § 218 a Abs. 2 Nr. 3 StGB gegeben ist. Soll dagegen ein Teil der Mehrlinge abgetrieben werden, um die Chancen der restlichen Kinder zu erhöhen, am Leben zu bleiben und ohne Schäden geboren zu werden, erscheint eine Indikation fraglich. Der Fall, daß ungeborenes Leben geopfert wird, um anderem ungeborenem Leben zu helfen, ist unter keine der gesetzlichen Indikationen subsumierbar und allenfalls nach allgemeinen Schuldausschließungsgründen zu behandeln. Lediglich dann, wenn dringende Gründe für die Annahme sprechen, daß die Feten, auf die der Eingriff zielt, ihrerseits an einer schwerwiegenden Schädigung i. S. des § 218 a Abs. 2 Nr. 1 StGB leiden, könnte insoweit eine kindliche Indikation in Betracht kommen.

2. Haftung des Arztes wegen unterbliebener Abtreibung?

Die gesetzlich eröffnete Möglichkeit, eine Schwangerschaft abzubrechen, wenn die Gefahr einer schweren Schädigung des Kindes gegeben ist, wirft die Rechtsfrage auf, ob der Arzt haftet, wenn er diese Gefahr nicht erkennt.

Es geht, vereinfacht gesagt, um das Schlagwort vom „Kind als Schaden" („wrongful life").

Eine grundlegende Entscheidung traf der Bundesgerichtshof 1980 im sog. *Sterilisationsurteil*[1]. Es ging um eine fehlerhaft durchgeführte Sterilisation – der Arzt hatte statt des Eileiters das Mutterband durchtrennt –, die die Geburt eines Kindes zur Folge hatte. Das Gericht sprach der Mutter Schmerzensgeld zu wegen der Belastung mit der Schwangerschaft und Geburt; außerdem gestand es den Eltern einen Schadensersatzanspruch in Höhe ihrer Unterhaltslast für das ungewollte Kind zu. Das Kind sei zwar kein Schaden; der Arzt, der durch seine schuldhafte Fehlleistung die Familienplanung durchkreuzt hatte, habe jedoch zu vertreten, daß die Eltern Unterhaltsbelastungen zu tragen hätten. Insoweit müsse er sie in Höhe des Regelunterhalts schadlos halten.

Mit diesem Urteil war der nächste Schritt vorprogrammiert. Im *Rötelnurteil* vom 18. 1. 1983[2] entschied der BGH die Frage, ob ein Schadensersatzanspruch auch dann besteht, wenn eine mögliche Abtreibung deshalb unterblieben ist, weil der Arzt die Gefahr einer Schädigung des Kindes schuldhaft nicht erkannt hat. Anders als bei der fehlerhaften Sterilisation, bei der der Arzt für die ungewollte Entstehung von Leben haftbar gemacht wurde, ging es hier um die Haftung dafür, daß ein Kind am Leben gelassen wurde, obwohl eine Abbruchindikation vorgelegen hätte. Der BGH bejahte auch hier die Haftung des Arztes, der schuldhaft nicht erkannt hatte, daß die Schwangere während der ersten Schwangerschaftswoche an Röteln erkrankt war. Er sprach den Eltern des schwerstgeschädigten Kindes einen Ersatzanspruch für die Mehraufwendungen zu, die sie aufgrund der Behinderung des Kindes zu tragen haben.

Im *Amniozenteseurteil* vom 22. 11. 1983[3] führte der Bundesgerichtshof seine Rechtsprechung fort. Der auf Schadensersatz verklagte Gynäkologe hatte eine 39jährige Schwangere nicht ausreichend über die Risiken einer Schädigung des Kindes bei einer Schwangerschaft in diesem Alter informiert. Die Frau hatte sich deshalb keiner Amniozentese unterzogen. Der Bundesgerichtshof verurteilte den Arzt dazu, den Eltern den gesamten Unterhalts-

---

1 BGHZ 76, 249.
2 BGH, MedR 1983, 101.
3 BGH, MedR 1985, 91.

bedarf für das mit einer Chromosomenanomalie geborene Kind zu erstatten.

Der Bundesgerichtshof bestätigte in seiner *Trisomieentscheidung* vom 7. 7. 1987[4] diese Rechtsprechung. Ein Arzt, den eine 35jährige Schwangere fragt, ob eine Amniozentese angezeigt sei, muß sie über das (vom Gutachter mit 0,63 % angegebene) Risiko einer Trisomie aufklären. Der Arzt muß die Schwangere allerdings auch auf das Risiko hinweisen, daß die Untersuchung einen vorzeitigen Fruchtabgang auslösen kann.

Aus diesen Entscheidungen ist die Forderung abzuleiten, daß jede ältere Schwangere – der BGH erwähnt in diesem Zusammenhang das 35. Lebensjahr – über das Risiko einer Chromosomenanomalie sowie über die geeigneten pränatalen Diagnosemöglichkeiten, aber auch über die Risiken der Amniozentese aufgeklärt werden soll. Verletzt der Arzt diese Pflicht, muß er mit ganz erheblichen Schadensersatzansprüchen rechnen, wenn ein geschädigtes Kind nicht abgetrieben, sondern geboren wird.

3. Der Fet als Organspender

Die rechtlichen und ethischen Grenzen der Organentnahme bei nicht lebensfähigen Feten bzw. Neugeborenen haben in letzter Zeit zu heftigen Auseinandersetzungen geführt. Ausgelöst wurden sie durch die Verwendung von anenzephalen Feten bzw. Kindern als Nierenspender. Aus den Vereinigten Staaten wird auch von entsprechenden Herztransplantationen berichtet.

Die Problematik ist komplex. Zwei Aspekte sollen hier näher erörtert werden, nämlich die rechtliche Bewertung der Entnahme eines lebenswichtigen Organs von einem hirnlosen Kind sowie die Entscheidungssituation der Frau, einen anenzephalen Feten abtreiben zu lassen oder ihn sozusagen als „lebendes Ersatzteillager" auszutragen.

Zur rechtlichen Seite:
Der Anenzephalus wird nach der Geburt künstlich beatmet; in diesem Zustand wird ihm das Organ entnommen. Die entscheidende Rechtsfrage

4 BGH, MedR 1988, 26.

lautet, ob der Anenzephalus qua definitionem tot ist, im Hinblick auf die Organentnahme also einer Leiche gleichsteht. Der Tod als Ende eines existierenden (!) Lebens wird bekanntlich als Hirntod definiert, d. h. als irreversibler Funktionsausfall des Gehirns, dokumentiert durch eine Nullinie des EEG. Ist demgemäß ein hirnloses Kind tot?

Prof. BELLER, der diese Frage bejaht, beruft sich auf gewichtige Stimmen in der Rechtslehre. Dabei ist aber zu berücksichtigen, daß die vorliegenden juristischen Stellungnahmen in einem anderen Kontext stehen. Es ging bei ihnen nicht um die Problematik der Organentnahme, sondern der Abtreibung. Ein Schwangerschaftsabbruch aus kindlicher Indikation ist nur binnen einer Frist von 22 Wochen p. c. zulässig (§ 218 a Abs. 3 StGB). Wird nun eine Anenzephalie erst nach Ablauf dieser Frist festgestellt, stellt sich die Frage, ob die Frau gezwungen werden kann, dieses schwerst geschädigte Kind auszutragen, obwohl es nicht lebensfähig, also dem Tode geweiht ist. Zur Lösung dieses Problems wird in der Rechtslehre der anenzephale Fet für tot erklärt[5]. Eine tote Leibesfrucht kann auch nach Ablauf der genannten Frist beseitigt werden.

Es ist zuzugestehen, daß die Frage, ob ein anenzephales Wesen tot ist, für den Foeten und für das geborene Kind einheitlich beantwortet werden muß. Mit der auf die Abtreibung beschränkten Definition des hirnlosen Foeten als tot ist dieses Problem jedoch keineswegs bereits geklärt. Vielmehr muß diese Auffassung im Hinblick auf das anenzephale Kind als Organspender auf den Prüfstand gestellt werden.

Ich möchte meine persönliche Auffassung kurz skizzieren: Die für den Tod als Ende eines existent gewesenen Lebens gefundene Definition des Hirntodes läßt sich nicht ohne weiteres auf den Beginn des Lebens übertragen. Dies folgt bereits daraus, daß menschliches Leben mit der Verschmelzung von Ei- und Samenzelle beginnt. Dies ist eines der wesentlichen Ergebnisse der Diskussion um die In-vitro-Fertilisation. Menschliches Leben existiert also bereits vor der Gehirnbildung, die erst am 30. bis 35. Tag nach der Befruchtung einsetzt. Kommt es hierzu nicht, kann man wohl allein damit nicht die Beendigung des existierenden Lebens begründen. Man kann deshalb, so meine ich, den Anenzephalus nicht begrifflich als Leiche ansehen.

---

5 Jähnke, Leipziger Kommentar zum StGB, 10. Aufl., Anm. 4 zu § 218; vgl. dazu auch Hiersche, MedR 1984, 215; Isemer/Lilie, MedR 1988, 66.

Vielmehr ist im Hinblick auf die Organentnahme m. E. darauf abzustellen, ob die *Fähigkeit zur Spontanatmung* irreversibel entfallen ist.

Weniger rechtliche als medizinische und ethische Probleme wirft die Situation der Schwangeren auf, die aufgrund der pränatalen Diagnostik erfährt, daß sie ein hirnloses Kind trägt. Daß es unter keinem Aspekt vertretbar wäre, ihr von außen her anzusinnen, dieses Wesen auszutragen und für Organentnahmen zur Verfügung zu stellen, bedarf keiner Begründung. Bietet sie sich von sich aus an, die Schwangerschaft fortzusetzen als Akt der Humanität gegenüber dem potentiellen Organempfänger, verdient diese Entscheidung Respekt. Was es für eine Frau bedeutet, ein todgeweihtes Kind auszutragen, um dessen Mißbildung sie weiß, vermag wohl niemand von uns zu beurteilen. Dieses Opfer darf der Arzt – die rechtliche Zulässigkeit einer Organentnahme vom Anenzephalus einmal unterstellt – aber nur dann annehmen, wenn mit absoluter Sicherheit feststeht, daß eine derartige Schädigung vorliegt. Damit ist die Sicherheit der Diagnostik angesprochen. Trifft es zu, daß es fließende Übergänge und Grenzfälle gibt, in denen Reste des Stammhirns vorhanden sind und damit das Kind *lebensfähig* wäre, ist die entscheidende Frage, ob diese mit den zur Verfügung stehenden Mitteln der pränatalen Diagnostik festgestellt werden können. Sollte dies – wie zu befürchten steht – nicht der Fall sein, erscheint es nicht akzeptabel, daß eine Frau von einem Schwangerschaftsabbruch absieht, weil sie mit den Organen des schwerstgeschädigten Feten Kranken helfen will, dann aber ein lebensfähiges, schwerstgeschädigtes Kind bekommt.

4. Die Genomanalyse als neue Methode der pränatalen Diagnostik

Lassen Sie mich mit einem Ausblick auf ein Problemfeld schließen, das noch kaum aktuelle Bedeutung hat, sich aber in seinen Konturen schon deutlich abzeichnet: die Gentechnik.

Die pränatale Diagnostik wird als einer der wesentlichen Anwendungsbereiche für die *Genomanalyse* genannt. Mit der Genom- oder besser gesagt der Genanalyse soll erreicht werden, Schäden des ungeborenen Kindes unmittelbar auf der DNA-Ebene zu erkennen.

Bei der Genanalyse am erwachsenen Menschen (z. B. Arbeitnehmerscreening) sind im wesentlichen Probleme des Persönlichkeitsrechts, des Selbstbestimmungsrechts und des Datenschutzes zu lösen. Bei der Genanalyse als Methode der pränatalen Diagnostik geht es dagegen um das Leben des ungeborenen Kindes, das sich selbst noch nicht zu Wort melden kann. Denn wenn die Untersuchung mit hoher Wahrscheinlichkeit eine nicht ganz bedeutungslose Schädigung des Embryos ergibt, wäre der Schwangerschaftsabbruch nach der sozialen Wirklichkeit in vielen Fällen vorprogrammiert.

Die Genanalyse enthält somit als pränatale Diagnosemaßnahme einerseits ein starkes Gefährdungspotential für ungeborenes Leben. Andererseits kann sie, wie bereits erwähnt, Verdachtsabtreibungen verhindern und in bestimmten Fällen eine frühzeitige Therapie ermöglichen. Auch hier zeigt sich der Januskopf der Technologie, die je nach ihrem Anwendungsbereich Fluch oder Segen bedeuten kann.

Gerade wegen dieser Ambivalenz erscheint mir die Methode als solche sittlich indifferent, sie ist per se weder gut noch böse.

Die sittliche Qualifizierung der Genanalyse als Methode der pränatalen Diagnose hängt ab von ihrem Einsatzziel und den Anwendungsmodalitäten.

Dies bedeutet:

- Dient dieses Verfahren dazu, therapierbare Defekte zu finden, ist sie positiv zu bewerten.
- Sie ist von Rechts wegen hinzunehmen, wenn sie eingesetzt wird, um Schäden festzustellen, die so schwer wiegen, daß sie nach dem Gesetz (§ 218 a Abs. 2 Nr. 1) in der gebotenen restriktiven Interpretation der genetischen Indikation einen Abbruch der Schwangerschaft ermöglichen.
- Zur Feststellung anderer genetischer Eigenschaften oder Schädigungen des Embryos ist die Genomanalyse strikt abzulehnen. Wird sie eingesetzt für die Suche nach Defekten, die weder therapierbar sind, noch einen Schwangerschaftsabbruch zulassen, ist der Genomanalyse faktisch die Gefahr immanent, der *rechtswidrigen* Tötung des ungeborenen Lebens den Weg zu bereiten.

5. Schluß

Nachdem bisher fast ausschließlich von den unmittelbaren und mittelbaren Interdependenzen der pränatalen Diagnostik mit der Tötung des geschädigten Lebens die Rede war, möchte ich ganz zum Schluß der Hoffnung Ausdruck geben, daß die pränatale Therapie mit den Fortschritten der pränatalen Diagnostik Schritt halten, ja nach Möglichkeit deren Vorsprung verringern kann. Je mehr es gelingt, Schäden des ungeborenen Kindes pränatal zu therapieren, desto stärker verliert die pränatale Diagnostik den bitteren Beigeschmack, als *Selektionsdiagnostik* primär nicht dem Leben zu dienen. Diese verbreitete Einschätzung läßt im übrigen unberücksichtigt, daß die pränatale Diagnostik in der weit überwiegenden Mehrzahl der Fälle Ängste der Eltern zerstreuen und mit fortschreitender Treffsicherheit Verdachtsabtreibungen verhindern kann.

Zusammenfassung der Diskussionen und Kommentar (R.A. Pfeiffer)

In der genetischen Beratung wird zwar, unter Berufung auf eine Empfehlung der Bundesärztekammer und in Analogie zu anderen Ländern, festgestellt, daß Anspruch auf eine pränatale Diagnostik erst für Frauen nach dem 35. Lebensjahr besteht. Es ist jedoch umgekehrt nirgends festgeschrieben, daß unterhalb dieser Altersgrenze keine Untersuchung erfolgen soll. Die Gründe dafür sind keineswegs klar erkennbar. Nach europäischen Statistiken kann für diese Altersklasse das Risiko eines Kindes mit einer autosomalen Trisomie auf 0,3 % geschätzt werden, d. h. daß mit diesem Ergebnis einmal unter 300 Schwangerschaften zu rechnen ist. Die Berechnung der Risikozahlen kann leicht zu unterschiedlichen Ergebnissen führen, wenn die Altersklassen nicht einheitlich gewählt, der Zeitpunkt der Konzeption oder der Geburt zugrunde gelegt sind und die für die jeweilige Chromosomenaberration angenommene intrauterine Sterberate eingesetzt wird. Deshalb sind verschiedene, wenn auch nur geringfügig voneinander abweichende Risikotabellen im Gebrauch. Das Alter des Vaters wird dabei heute nicht mehr berücksichtigt, da ein früher erhobener Befund, gemäß dem nach dem 41. Lebensjahr ein Risikoanstieg erfolgt, nicht bestätigt werden konnte.
Die Risikoziffer muß sich überdies an der Häufigkeit „bei Geburt" orientieren. Die gelegentlich in der genetischen Beratung erwähnten Inzidenzen zum Zeitpunkt der pränatalen Diagnostik, also spätestens im 4. Schwangerschaftsmonat, sind juristisch nicht vertretbar. Ob in die Risikozahlen unterschiedslos die Inzidenzen der Anomalien der Autosomen und der Geschlechtschromosomen eingehen sollen, steht in der subjektiven Entscheidung des Arztes. Die Mehrzahl der Berater dürfte darin einig sein, daß einem Schwangerschaftsabbruch im Fall von XXY (Klinefelter Syndrom),

XYY, XXX oder sogar XO (Turner Syndrom) nicht ohne weiteres zugestimmt werden kann. Allerdings sollten durch eine sorgfältige Ultraschalluntersuchung und eventuell eine AFP-Bestimmung morphologische Mißbildungen, soweit erkennbar, ausgeschlossen worden sein. Das „Risiko" beschränkt sich deshalb auf die Inzidenzen der autosomalen Aberrationen. Die Festlegung der Altersgrenze entbehrt deshalb nicht einer gewissen Willkür und Künstlichkeit. Sie wird zusätzlich fragwürdig, wenn das Krankheitsrisiko mit dem Risiko einer Fehlgeburt (eines gesunden Kindes) verglichen wird, die durch die Untersuchung verursacht werden kann. Für die Chorionzottenbiopsie wird dieses Risiko auf rund 2% geschätzt. Es schließt jedoch die in diesem Abschnitt der Schwangerschaft zu erwartenden Spontanaborte ein. Für die Amniozentese wird das Risiko mit 0,5% beziffert. Diese Angaben werden von der angewandten Methode und der Erfahrung des jeweiligen Untersuchers wesentlich bestimmt. Statistiken darüber werden nur von den wenigsten Kliniken geführt. Außerdem sind die Zahlen meist klein und statistisch unzureichend. Nach der allgemeinen Erfahrung hat in der letzten Zeit die Bereitschaft der Schwangeren erschreckend nachgelassen, sich an Erhebungen über den Verlauf und Ausgang der Schwangerschaft zu beteiligen. Deshalb fehlen auch neuere Angaben zur Häufigkeit kindlicher Verletzungen durch die Amniozentese. Dieses von allen Frauen befürchtete Ereignis scheint jedoch heute und unter Anwendung von Ultraschall so selten zu sein, daß es praktisch vernachlässigt werden kann. Es ist deshalb zu erwarten, daß auch bei einem geringeren Risiko als 0,3% eine pränatale Untersuchung verlangt wird. In den USA wird seit einiger Zeit ernsthaft diskutiert, die Altersgrenze auf 34 Jahre zu senken.

Wann kann der Arzt aus Gründen der Risikohöhe, eventuell auch unter Hinweis auf die Kapazität seines Labors, eine Untersuchung verweigern? Es sind immerhin zahlreiche Fälle bekannt, in denen die Schwangere, auf die Risikogrenze aufmerksam gemacht und mit dem Untersuchungsrisiko drastisch konfrontiert, von ihrem ursprünglichen Wunsch Abstand genommen und danach zum Entsetzen aller Beteiligten ein mongoloides Kind bekam. Für die Rechtsprechung hat heute die absolute Höhe des Risikos keine Bedeutung mehr. Offenbar ist man von Zahlenangaben abgewichen, die bei der Vorbereitung des § 218 a diskutiert worden waren. So wurde etwa eine Risikogrenze bei 25% angesetzt, wenn es um die Entscheidung für einen Abbruch nach Rötelninfektion der Mutter und mutmaßlicher kindlicher

Schädigung ging. Wie problematisch die Beurteilung des Rötelnschadens aufgrund immunologischer Laborwerte und vager anamnestischer Angaben ist, hat sich immer wieder herausgestellt, so daß gerade auch im Anschluß an das „Rötelnurteil" eine defensive und damit gegen das Kind gerichtete Haltung der Ärzte zu beobachten ist.

Maßgebend ist vielmehr, daß ein spezifisches überdurchschnittliches Risiko besteht. Deshalb können Risiken bereits in einer Größenordnung von 0,01 % aufklärungspflichtig sein. Der jeweilige medizinische Standard und ein geltender, wenn auch nicht festgeschriebener Konsens der Ärzteschaft werden vom Gesetzgeber in der Regel übernommen. Der Arzt kann nicht haftbar gemacht werden, wenn er die Schwangere vollständig (aber wie vollständig?) und gewissenhaft aufgeklärt hat. Er kann demnach die Untersuchung ablehnen, ist aber gehalten, auf andere Untersuchungsstellen zu verweisen. Die Verletzung dieser Forderung lag dem „Mongolismusurteil" des BGH zugrunde.

Über die Verpflichtung zu einem Beratungsgespräch wird derzeit diskutiert. Das neue Beratungsgesetz wendet sich vor allem und zunächst an die Notlagenindikation. Für die kindliche Indikation war eine qualifizierte Beratung nicht nur immer schon vorausgesetzt worden, sie entspricht auch im Zusammenhang mit einem Schwangerschaftsabbruch dem geltenden Recht. Bekanntlich ist zwischen der Beratung und dem Eingriff eine Frist von 3 Tagen einzuhalten. Diese Forderung gilt auch bei der kindlichen Indikation, obwohl die Voraussetzungen, nämlich der Nachweis einer kindlichen Schädigung, sich wesentlich von der Situation unterscheidet, in der sich eine Schwangere für die Beanspruchung der Notlagenindikation befindet. Ihr soll die Gelegenheit gegeben werden, sich darüber klar zu werden, ob sie die Zumutbarkeitsklausel nicht doch erfüllen kann. Eine strengere Beratungspflicht auch im Fall der kindlichen Indikation, die von den Genetikern gefordert wird, erscheint durchaus geeignet, die „Automatik" des Schwangerschaftsabbruchs nach pränataler Diagnostik z. B. geringer und behandelbarer Anomalien zu lockern. In diesem Gespräch, das interdisziplinär, eventuell auch unter Hinzuziehung eines Vertreters der Behinderten (Modell Prof. EIBACH, Bonn) geführt wird, sollen alle möglichen Hilfen für das Kind und seine Familie zur Sprache gebracht werden. Wir machen jetzt die Erfahrung, daß nur etwa die Hälfte der Frauen, bei denen eine Amniozentese durchgeführt wird, genetisch beraten worden war.

Das Problem der mißgebildeten und deshalb dem Schwangerschaftsabbruch überantworteten Feten wird von der Definition des Todes geprägt. Wie K.D. BACHMANN geltend machte, muß nach den Richtlinien der Bundesärztekammer zur Transplantationschirurgie der „klinische Hirntod" als Voraussetzung zur Handlung gegeben sein. Ein Ausfall des gesamten Gehirns liegt jedoch nicht einmal im Fall der Anencephalie vor. In einem früheren juristischen Kommentar wird bei der Anencephalie, um den Abbruch zu jedem Zeitpunkt der Schwangerschaft – wie übrigens auch der Molenschwangerschaft – zu rechtfertigen, nicht von einer Leibesfrucht gesprochen. Von dieser Argumentation war die Münsteraner Arbeitsgruppe, welche die erste derartige Transplantation vorgenommen hat, ausgegangen. Sie wurde ausgedehnt auf die Rechtfertigung der Kaiserschnittentbindung, die als Transplantationsentbindung bezeichnet wurde. Die logische Verknüpfung ist jedoch nicht mehr aufrechtzuerhalten, daß nämlich ein als tot erklärtes Kind die Voraussetzung zur Organtransplantation erfüllt.

Gesellschaft und Zeitgeist

H.B. Wuermeling

Eine Einführung

Hätten wir die Möglichkeit, Herrn Francis BACON aus seinem englischen Grabe zu erwecken und an unserem Symposium teilnehmen zu lassen, er hätte seine helle Freude an uns. Sein in der utopischen Schrift „Neu-Atlantis" niedergelegtes und phantasievoll ausgeschmücktes Programm, Wissen in Macht zu verwandeln und diese Macht zur Verbesserung der Lebensbedingungen des Menschen einzusetzen, erfüllen wir mit einer für ihn kaum erahnbaren Perfektion. Über die Halbierung der Zahl der durch Mißbildung verstorbenen Kinder innerhalb von 7 Jahren wurde berichtet. M. HANSMANN rückt dem ungeborenen Kind auf den Leib, er vermindert die Zahl pränatal falsch positiver Diagnosen massiv, er macht womöglich mit seinem Needling die Ungeborenen, wenn sie krank sind, gesund. Er rettet Leben von Mehrlingen, jedenfalls von einzelnen von ihnen, mittels Reduktion ihrer Zahl. Die Chromosomen und die DNS mit ihren jeweiligen Störungen werden offenbarer, und sie werden damit manipulierbar. Die Aussichten, $^3/_4$ der häufigsten monogen hervorgerufenen Erbkrankheiten an ihren Markern oder direkt am Gen pränatal zu erkennen, liegen in greifbarer Nähe und damit die Möglichkeit ihrer Verhütung.

Wir hörten, wie in Dänemark, in Ungarn, in Großbritannien und andernorts und nicht zuletzt bei uns immer mehr perfekte Systeme die pränatale Diagnostik immer besser anbieten und wie die Angebote zunehmend angenommen werden. Das bedeutet in zahllosen Fällen jeweils eine ungeheure Verminderung von Leid, vielleicht gar eine Vermehrung von Glück, und das muß zunächst einmal dankbar festgestellt werden.

Dennoch fragt A. STAUDACH, nachdem er die bunte Votivtafel angesichts seiner schönen Erfolge zuerst ins Museum verbannen wollte, am Schluß seines Vortrages, ob er sie nicht doch wieder aufstellen sollte für ein gesundes Kind und für eine glückliche Geburt. Und sein aggressives Vorgehen begleitet M. HANSMANN mit kaum unterdrücktem Murren über seine Empfindungen bei „non-selektiver Reduktion von Mehrlingen". H.H. ROPERS gar zeigt gleich eine ganze Liste mit Problemen gesellschaftlicher, rechtlicher und ethischer Art. Aus Dänemark hören wir, daß für Ethik zuständige Kommissionen einzugrenzen versuchen, was an Fortschritt wohl die Tendenz zum Ausufern aufweist.

Grund genug, den Versuch zu wagen, die sich aufdrängenden Fragen für unser heutiges Programm zu skizzieren.

Jede unserer Maßnahmen hat ja nicht nur die unmittelbar angezielten Erfolge oder, wenn sie fehlschlagen, die unmittelbaren Mißerfolge. Vielmehr gibt es, besonders wenn wir uns nicht auf Einzelfälle beschränken, sondern zahlreiche Fälle in unsere Maßnahmen einbeziehen, z. B. screenen, zunächst oft unbedachte, mittelbare Auswirkungen. Die Soziologen sprechen von den „nicht intendierten Folgen anderweitig beabsichtigter Handlungen".

Diese liegen nun keinesweg außerhalb unserer Verantwortung. Im Gegenteil: Ethik als die Lehre vom rechten Handeln hat das Umfeld des eigentlich Beabsichtigten mit in den Blick zu nehmen. Konkreter gesagt: Wir müssen das, was wir neu einführen, auf seine soziale, auf seine mitmenschliche Verträglichkeit prüfen.

Dabei stoßen wir auf die Notwendigkeit einer kontextualen Ethik. Das will heißen: Die Grundsätze, die unser Handeln leiten, müssen möglichst allgemeingültig sein: Was für den einen Fall im Grundsatz richtig und ethisch verbindlich ist, muß auch im anderen Fall gelten, richtige Formulierung des Grundsatzes und Vergleichbarkeit der Fälle vorausgesetzt. Darum müssen wir uns der Frage stellen, ob wir, wenn wir pränatal bei Unmöglichkeit einer Therapie töten, einen vergleichbaren Fall wie sonst beim Tötungsverbot vorliegen haben. Es geht also weiter um die Kernfrage nach dem Beginn des Menschen und nach der Bedeutung dieses Beginns. Darf über „angefangene" Menschen verfügt werden? Ist da zum Zeitpunkt der Verfügung nur „etwas", oder ist da bereits „jemand"? Und wenn das nicht entscheidbar ist, jedenfalls naturwissenschaftlich nicht, wie sollen wir im Zweifel verfahren? Zu *unseren* Gunsten, derer, die erwachsen sind, derer, die „leben", oder zu Gunsten des *ungewissen Jemand?* Wie überhaupt sollen wir das feststellen, wann und womit das beginnt, was den Menschen von anderen Erscheinungen der Natur unterscheidet, zu denen z. B. auch Placenta und Keimzellen des Menschen gehören, also artspezifisch menschliche Gebilde unserer Art. Sicher ist jene erste Realisierung des genetischen Programms eines neuen Menschen, die bei der Vereinigung der Vorkerne auftritt, biologisch und ex post betrachtet das entscheidende Datum. Aber ist das auch ex ante betrachtet ausreichend? Oder müssen wir weitere Kriterien für das Menschsein annehmen? F. BELLER (Münster) z. B. will auf das Gehirn in diesem Zusammenhang nicht verzichten. Das Gehirn war aber schon einmal, und wir erinnern und an BINDING und HOCHE, Kriterium, als davon die Rede war, daß Geisteskranke „leere Menschenhülsen" seien. Alle Ethik ist kontextual, nur dann verläßlich, wenn sie über weite Lebensgebiete zusammenhängende Prinzipien und Kriterien erkennen läßt. Wenn es aber ethisch richtig ist: „Die Reduktion von Mehrlingen ist eine lebensrettende Maßnahme!", wie das gestern hier an der Wand stand, dann hat auch jener griechische Zyniker KARNEADES recht, von dem uns CICERO berichtet: Die Athener hatten eine wehrlose Stadt in ihrer Nachbarschaft überfallen und für sich erobert, weil sie glaubten, sie brauchten deren Ressourcen. KARNEADES verteidigte dieses Handeln mit seinem klassischen Beispiel vom Brett, an dem zwei Schiffbrüchige hängen und das nur einen zu tragen in der Lage ist. Der eine schlägt nach KARNEADES den anderen herunter und rettet so sein eigenes Leben. „Medio mare" sagt KARNEADES dazu, mitten im Meer, wo niemand es sähe, so meint er, da sei das eben so. Mit anderen Worten: Er beschreibt zynisch die Herrschaft des Rechts des Stär keren.

Etablieren auch wir ein Recht des Stärkeren? Oder können wir uns mit dem, was wir hier tun oder vorhaben, von KARNEADES (und von allen anderen Gewalttätern bis hin zu Hitler) unterscheiden? Und wenn ja, womit?

Eine weitere Frage, die eng mit dieser zusammenhängt, ist die nach Tun und Lassen. Ist das eine, Tun oder Lassen, vorwerfbarer als das andere? In Karneades' Beispiel: Ist es schlimmer, den einen der beiden Todgeweihten zu töten, als beide ihrem Schicksal zu überlassen? Tun oder Lassen bedeutet hier konkret: Töten oder Sterbenlassen. Bezüge zu unseren Gegenständen brauchen nicht weiter verdeutlicht zu werden. Darum meine Frage: Daß wir im Prinzip alles wissen und verstehen können, ist Grundannahme der Naturwissenschaft seit PARMENIDES' Feststellung, daß das Sein und das

Denken ein- und dasselbe ist. Wenn wir aber im Prinzip alles wissen und verstehen können, dann können wir im Prinzip auch alles machen. Wenn wir aber alles machen können, tragen wir auch die ganze Verantwortung, dann sind wir auch für alles verantwortlich. Der Jurist würde sagen, wir sind immer und für alles Garanten. Wir können und dürfen dann nichts mehr sich selbst überlassen, weil wir alles tun müssen. Nichts kann und darf mehr von selbst geschehen. Ist das aber richtig? Oder überfordern wir uns auch moralisch mit einem Wahn der Machbarkeit? Und wo liegen dann die Grenzen unserer Verantwortung?

Weitere Fragen drängen sich auf. Kann uns Geschichte lehren, insbesondere jüngste Geschichte? Die Frage richtet sich an G. JASPER, dessen Vortrag gleich folgen wird. Haben unsere Väter tatsächlich so bodenlos geirrt mit dem, was sie getan haben? Und sind wir vielleicht nur ein Stockwerk höher auf dem gleichen Wege? Können wir uns dagegen abtrennen und haltbare Grenzen aufzeigen?

Eine weitere Frage drängt sich auf: Erodieren wir mit unserem sicherheitssüchtigen Machen die Grundlage unserer Sozialität? Wird das vielleicht bereits erkennbar, oder können wir in dieser Hinsicht noch sorglos sein? Worauf müssen wir achten? Frage an den Soziologen.

In welchem Denkzusammenhang stehen unsere neuen Programme? Befinden wir uns in guter Gesellschaft mit unseren inklusiven, nicht ausgesprochenen, sondern einfach zugrunde liegenden Letztbegründungen? Fragen wir den Philosophen.

Hilft uns jene neue Synthese von Biologie und Humanwissenschaften, die Soziobiologie, mit dem Erkenntnisprinzip Evolution, unsere Situation besser zu erkennen? Und die Theologen schließlich, sagen sie uns etwas darüber, wie und warum wir den Menschen als mehr als eine Sache sehen können, dürfen oder müssen?

Ein paar Einzelfragen mögen noch angeschlossen werden:

1. *Die vorgeburtliche Therapie und die Mutter*
   Nachdem der euphemistisch so genannte „therapeutische Abort" nun in einzelnen Bereichen anfängt, einer beginnenden pränatalen Therapie zu weichen, scheint ein Problem ein wenig an Bedeutung zu verlieren, nämlich das der Beseitigung des Trägers einer Krankheit, wo Krankheit nicht zu beseitigen ist. Mit pränataler Therapie ist sogar die römische Kirche

einverstanden. In der Instruktion über die Achtung vor dem beginnenden menschlichen Leben und die Würde der Fortpflanzung, die im vorigen Jahr erschienen ist, wird die Frage gestellt, ob die vorgeburtliche Diagnostik erlaubt ist. Die Antwort lautet: „Wenn die vorgeburtliche Diagnostik das Leben und die Integrität des Embryos und des menschlichen Fötus achtet und auf dessen individuellen Schutz oder Heilung ausgerichtet ist, ist die Antwort positiv". Und zur pränatalen Therapie heißt es: „Sind therapeutische Eingriffe am menschlichen Embryo erlaubt?" Antwort: „Wie bei jedem medizinischen Eingriff am Menschen müssen die Eingriffe am Embryo unter der Bedingung als erlaubt angesehen werden, daß sie das Leben und die Integrität des Embryos achten und für ihn nicht unverhältnismäßige Risiken mit sich bringen, sondern seine Heilung, die Besserung seines Gesundheitszustandes oder sein individuelles Überleben zum Ziel haben". Soweit die römische Kirche. Zwar wird das Einverständnis der Eltern als erforderlich angesehen. Dies folgt im nächsten Absatz, aber mehr unter dem Gesichtspunkt des Elternrechts über das Kind als unter dem Gesichtspunkt des Rechtes der Mutter auf ihre körperliche Unversehrtheit. Die Frage, die mit wachsenden Möglichkeiten pränataler Therapie auf uns zukommt, ist aber, ob eine Mutter über das passive Wachsenlassen des Kindes in ihrem Leib und das Geschehenlassen seiner Geburt hinaus etwa verpflichtet ist, an Maßnahmen pränataler Therapie ihres Kindes mitzuwirken oder diese zuzulassen. „Verpflichtet" meine ich im ethischen Sinne. In den USA geht man schon viel weiter. Dort werden zunehmend Prozesse gegen schwangere Frauen geführt, etwa um die Duldung des Kaiserschnitts im Interesse des Kindes oder wegen fahrlässiger Schädigung des Kindes durch entsprechendes Tun oder Unterlassen. Auch bei uns sieht der Entwurf eines Embryonenschutzgesetzes implizit eine Strafvorschrift für die Mutter vor, wenn sie ihrem Kind in der Schwangerschaft einen Schaden zufügt, der bei der Geburt ersichtlich wird. Ein solches Schadenzufügen könnte auch fahrlässig durch Handlungen erfolgen, die das Kind schädigen: Alkohol, Drogen, Nikotin und ähnliches.

In welchem Grade also verpflichtet die Möglichkeit pränataler Therapie die Mutter zur Teilnahme daran oder zu deren Duldung? Dies ist zunächst ethisch, dann aber auch rechtlich zu fragen. Daraus ergibt sich weiter: Wenn Abort nicht mehr einziger Ausweg bei Erkrankung eines

Ungeborenen, sondern Therapie möglich ist, wie weit wird dann nicht auch pränatale Diagnostik ethisch obligat, zu einer Pflicht zur Gesundheit des Kindes, nicht nur der Mutter?

2. Wissen ist, um wieder bei BACON anzufangen, Macht. Ist Wissen aber auch dann Macht, wenn es eine infauste Prognose zum Inhalt hat? Gibt es nicht ein Recht auf Unwissenheit, ein Recht, seine Gegenwart unbehelligt von seiner, womit auch immer vorausgehenden Zukunft zu leben? Und hat ein solches Recht auf Unwissenheit, wenn es so etwas gibt, nicht dort seine Grenze, wo Lebenspartner oder Kinder oder vielleicht entfernter auch Arbeitgeber und der Staat begründetes Interesse an der Zukunft eines Menschen und seiner Nachkommen haben? Gibt es, so wie es soziale Verpflichtung von Eigentum gibt, auch soziale Verpflichtung von Zukunftswissen? Beim HIV-Test liegen die Dinge ähnlich.

Die Antwort, wie sie ROPERS für Versicherungsverhältnisse andeutete, greift noch zu kurz. Er fordert Solidarität, weil wir alle unsere rezessiven Gene mit uns tragen. (H. BAITSCH sagte einmal dazu: „Einer trage des anderen genetische Last.“). Aber Solidarität ist nur auf der Basis geteilten Nichtwissens über die Zukunft möglich und nicht, wenn wißbare Information dem einen, nämlich dem Versicherten, zur Verfügung steht, dem anderen, dem Versicherer, aber nicht. Das Verhältnis ist dann nicht mehr fair, nicht mehr gerecht.

Gibt es also ein Recht auf Nichtwissen gegenüber unseren Orakeln, die heute gegenüber früher soviel perfekter sind? Diese Frage schließt wieder an die nach Tun und Lassen und dem Maß unserer Verantwortung an. Je mehr wir dem Bereich des Zufälligen, nämlich dessen, was uns „zufällt“, entrissen werden, desto mehr liegt unser Schicksal und das der uns Anvertrauten in unserer Hand. Das verpflichtet. Wozu? Das ist die Frage, die den Referenten gestellt waren.

Zeitgeist und Gesellschaft –
Historisch-politische Aspekte

G. Jasper

Vorbemerkung

Wenn ein Politikwissenschaftler anläßlich eines Kolloquiums zu Fragen pränataler Diagnostik das Wort ergreift, bedarf das einer Begründung. Die Notwendigkeit dazu wurde gestern schon dadurch unterstrichen, daß Herr Hansmann bei seiner Frage nach der Zusammensetzung des Auditoriums selbstverständlich nach verschiedenen ärztlichen Disziplinen und auch noch nach Theologen und Juristen sich erkundigte, nach Sozialwissenschaftlern zu fragen jedoch gar nicht auf die Idee kam.
Dafür habe ich alles Verständnis. Als nämlich die Veranstalter mich um Mitwirkung baten, war es – wie ich im Nachhinein schmerzlich feststellen mußte – offensichtlich eher der Überraschungseffekt dieser Anfrage und eine etwas unvorsichtige Neugier, die mich zu einer Zusage veranlaßten, als eine begründbare Vorstellung über einen substantiellen Beitrag aus der Perspektive eines historisch orientierten Politikwissenschaftlers. Denn in Sachen pränataler Diagnostik bin ich ein absoluter Laie. Schon bei der Vorbereitung auf die Tagung kamen mir ernste Zweifel, ob es mir gelingen könnte, wenigstens sinnvolle Fragen zu stellen. Diese Zweifel wurden durch die Fülle der Detailprobleme, die gestern auf mich einprasselten, eher noch verstärkt. Dabei verunsicherte mich die Einschätzung, die den eindrucksvollen Vorträgen von Herrn STAUDACH und Herrn HANSMANN zuteil wurde. Gleich mehrere Diskussionsredner bezeichneten diese Vorträge als „Feuerwerk". Mir als Außenstehendem erscheint diese Auszeichnung eher als typische Perspektive „abgebrühter Insider". Wollte ich meine eigenen Empfindungen beschreiben, müßte ich, um im Bild zu bleiben, von geballten Ladungen und schwerem Arilleriebeschuß reden, vor dem man am liebsten in Deckung gegangen wäre. Ich habe gleichwohl aufmerksam

zugehört, viel gelernt und bin fasziniert und erschrocken zugleich, welche Möglichkeiten und Tendenzen im Bereich der pränatalen Diagnostik, der Genomanalyse und Gentherapie sich bieten. Gleichzeitig bin ich unsicher und ratlos, wie ich diese Tendenzen bewerten soll. Um so dankbarer bin ich aber doch, hier zuhören zu können und die Gelegenheit zu haben, beobachten zu dürfen und Fragen stellen zu können, die nicht dem gentechnischen und biologischen Detail gelten, sondern die aus einem historisch-politischen Kontext vorgetragen und formuliert werden.

Prägen die nationalsozialistischen Erfahrungen die Diskussion um die pränatale Diagnostik?

Ich habe mich als Wissenschaftler intensiv mit der nationalsozialistischen Herrschaft, ihrer Vorgeschichte und dem, was man fälschlicherweise die „Bewältigung" nennt, beschäftigt. Das läßt für unser Thema die Frage formulieren, ob und wie weit die Sorge um das bei der Geburt *gesunde* Kind – auf diese Formel will ich die Anliegen der pränatalen Diagnostik zusammenfassen – in einen Zusammenhang gebracht werden darf oder muß mit den eugenischen Bestrebungen und den Euthanasieaktionen in der ersten Hälfte des 20. Jahrhunderts, insbesondere im Dritten Reich.
Ich möchte gleich hier schon deutlich machen, daß ich nichts von der grobschlächtigen Instrumentalisierung der NS-Vergangenheit für aktuelle politische Konflikte halte. Denunziationen von Positionen als faschistisch oder nationalsozialistisch sind ebenso wenig hilfreich wie die Dimensionen völlig verzerrende Vergleiche. Das gilt in unserem weiteren Zusammenhang gewiß auch für die schlagwortartige Polemik in der Auseinandersetzung um die soziale Notlagenindikation, die deren Befürworter auf eine Stufe stellt mit den Betreibern des Holocaust, wie das Sprecher des „fundamentalistischen Flügels" unter den Abtreibungsgegnern immer wieder glauben tun zu müssen. Die Zusammenhänge zwischen nationalsozialistischer Eugenik und unserem Thema sind differenzierter zu sehen. Sie sind auch dann noch aufzuweisen, wenn sie in dem bewußt zu machenden oder in dem bewußt zu haltenden Versuch bestehen, sich abzusetzen von der damaligen Zeit, die Tradition gerade abzubrechen. Auch negative Fixierungen muß man im Auge behalten.

Ich nähere mich meinem Thema mit zwei kurzen Vorüberlegungen: Durch die eher zufällige private Begleitung einer medizinischen Dissertation über die öffentliche Diskussion und deren Institutionalisierung bezüglich der In-vitro-Fertilisation und verwandter Probleme in Frankreich und die dadurch angeregte Betreuung einer politikwissenschaftlichen Staatsexamenarbeit zur bundesdeutschen Diskussion im Umfeld von Benda-Kommission, Bundesärztekammer und der Enquête-Kommission des Bundestages ist mir aufgefallen, wie trotz vergleichbarer Probleme die einzelnen nationalen und politischen Gesellschaften doch sehr unterschiedlich reagieren. Man vergleiche dazu, nur um ein Beispiel zu erwähnen, die unterschiedliche Haltung in Frankreich und Deutschland zur künstlichen Insemination, zur Anonymität des Samenspenders in Frankreich im Interesse des Schutzes des sozialen Vaters gegenüber dem in Deutschland diskutierten Grundrechtsanspruch des Kindes auf Kenntnis seines genetischen Vaters. Ähnliche Beispiele ließen sich mehren, auch auf dieser Veranstaltung ist das häufig bestätigt worden. Ohne das jetzt im Detail belegen zu wollen, scheint mir die These erlaubt, daß die deutsche Diskussion sehr stark von der nationalsozialistischen Vergangenheit geprägt ist. Es ist gewiß kein Zufall, daß jüngst in den Zeitungen von einer deutsch-spanischen Tagung, die sich mit ähnlichen Themen beschäftigte wie wir heute, unter der Überschrift „Im katholischen Spanien denkt man liberaler" berichtet wurde.

Wir sind eben doch – muß man schon fragen: „Noch?" – geprägt von den Erfahrungen mit den Auswüchsen der nationalsozialistischen Sterilisierungspolitik und den Euthanasieaktionen. Die kleine Episode gestern nachmittag, als Herr Dr. HIRSCH über die kindliche Indikation sprach, die als mütterliche vom Gesetzgeber ausgestaltet ist – Herr WUERMELING schrieb einmal: „(...) mit der Zumutbarkeitsregel für die Mutter ,umkleidet' sei (...)" –, aber dann gleichwohl doch von der eugenischen Indikation redete und prompt korrigiert wurde, ist – glaube ich – nur auf dem Hintergrund der Traumatik durch den Nationalsozialismus und unserer daraus gewachsenen Sensibilisierung zu verstehen. Mir scheint es deshalb auch kein Zufall zu sein, daß es ein Referent aus Holland, Herr ROPERS, war, der auf die eugenischen Konsequenzen der pränatalen Diagnostik in seinem Fragekatalog hinwies. Man könnte diesen Hinweis damit unterstützen, daß in Holland viel intensiver über Sterbehilfe diskutiert wird, und ferner darauf verweisen, was man aus den USA hört über Samenbänke, Leihmütter und genetisch konstruierte Wunschkinder. All dieses bestärkt den Eindruck der Geprägtheit unserer Diskussion durch die nationalsozialistischen Erfahrungen. Ob dieser Eindruck richtig ist und wie er ggf. zu konkretisieren ist, das ist Ausgangspunkt meiner Überlegungen. Die Reflexion der NS-Eugenik und Rassenpolitik erscheint mir auch aus einem anderen Grund nötig, und das ist meine zweite Vorüberlegung. In seiner auch in Deutschland durch ein Reclambändchen weit verbreiteten „Praktischen Ethik" hat Peter SINGER neben der eugenischen Indikation auch für die aktive Euthanasie an Neugeborenen plädiert und dabei ausdrücklich das Argument zurückgewiesen, man geriete, wenn man solches zuließe, „auf die schiefe Bahn zum Völkermord". SINGER argumentiert:

„Erörtert man die Lehren, die aus dem Nazismus zu ziehen sind, ist es vor allem wichtig, einen offensichtlichen Trugschluß zu vermeiden. Die Nazis haben fürchterliche Verbrechen begangen; aber das bedeutet nicht, daß alles, was die Nazis taten, fürchterlich war. Wir können die Euthanasie nicht nur deshalb verdammen, weil die Nazis sie durchgeführt haben, ebensowenig wie wir den Bau von neuen Straßen aus diesem Grund verdammen können. Wenn die Euthanasie aus irgendeinem Grund zwangsläufig zu den Greueltaten der Nazis führen würde, dann wäre das ein Grund, die Euthanasie zu verdammen. Aber ist für die Massenmorde der Nazis nicht eher der Rassismus verantwortlich zu machen als die Euthanasie?"[1]

SINGER fordert, es dürfe eben nicht verboten werden, ein Leben als nicht lebenswert zu bezeichnen, und dieses Urteil müsse möglich bleiben, auch wenn eine skrupellose Regierung damit ungeheuere Macht gewinnen könnte. Diese Gefahr aber dürfe eben nicht übertrieben werden und könne die Zulässigkeit der Euthanasie nicht prinzipiell in Frage stellen. Man müsse vor allem eine demokratische Regierung im Amt halten, dann sei diese Gefahr gebannt.

Die historische Argumentation von SINGER scheint mir problematisch und schief. Interessant ist hier nicht so sehr das verbrecherische Handeln einer skrupellosen Regierung, sondern die Bereitschaft einer Gesellschaft, einer solchen Regierung ihr Tun zu ermöglichen. Damit bin ich beim eigentlichen Thema: Zeitgeist und Gesellschaft. Ich will im folgenden weder die rechtlichen noch die praktischen medizinischen Details der NS-Politik des

---

1   Singer P: Praktische Ethik. S. 210f. Stuttgart 1984.

Erbgesundheitsgesetzes und seiner uferlosen Indikationen für Sterilisierungen, die Euthanasieaktionen und die Menschenversuche darstellen, sondern mir geht es um Denktraditionen und Argumentationsfiguren, die im nicht- oder vornationalsozialistischen Raum halfen, die NS-Rassenpolitik durchzusetzen, und die als Kontrast, aber auch als Frage nach Kontinuitätselementen zur Gegenwart gesehen werden sollten.

Der Zusammenhang zwischen nationalsozialistischer Rassenpolitik, zwischen dem Erbgesundheitsgesetz und der Euthanasie einerseits und den Problemen der pränatalen Diagnostik, wie wir sie heute diskutieren, ist dabei zwangsläufig sehr locker, aber eben doch nicht aufgehoben. Wenn und solange nämlich zugegeben werden muß, daß im Kontext der pränatalen Diagnostik die Problematik des Urteils über lebenswertes und lebensunwertes Leben mitbedacht werden muß, besteht dieser Zusammenhang. Daß die pränatale Diagnostik mit diesem Grundproblem immer wieder konfrontiert ist, ist bei den gestrigen Vorträgen und Diskussionen stets erkennbar geblieben.

Um in aller Kürze zu verdeutlichen, was ich mit dem nicht- oder vornationalsozialistischen Umfeld der NS-Eugenik meine, erlauben Sie mir einen biographischen Zugang. Ich bin als Sohn eines Pfarrers in den von Bodelschwinghschen Anstalten in Bethel bei Bielefeld aufgewachsen. An den Umgang mit Schwerstbehinderten waren wir von Kindheit auf in gewisser Weise gewöhnt, aber je älter wir wurden, um so mehr stellten sich natürlich Fragen, doch die Festigkeit gelebter christlicher Tradition ließ die Diskussion um Euthanasie nie aufkommen. Man war in Bethel nach 1945 stolz darauf, daß angeblich keine „Pflegebefohlenen" aus Bethel der Euthanasie zum Opfer fielen, daß die schon erschienene Selektionskommission unter Dr. BRANDT wieder abreiste. Erst in den letzten Jahren ist deutlich geworden, daß so ungeschoren auch die Betheler Anstalten nicht davonkamen[2].

Wie intensiv die Diskussion um die Euthanasie in den Jahren des Dritten Reiches war und wie groß die Gefahr, das wurde mir deutlich, als mir eine kurze Broschüre aus dem Jahr 1939 in die Hände fiel, in der mein Vater als

2 Vgl. zusammenfassend zur Haltung von Friedrich v. Bodelschwingh unter Auswertung umfangreichen Quellenmaterials: Schmuhl H W: Rassenhygiene, Nationalsozialismus, Euthanasie. Von der Verhütung zur Vernichtung „lebensunwerten Lebens" 1890–1945. Kritische Studien zur Geschlechtswissenschaft Nr. 75. S. 327–343, Göttingen 1987.

138

Mitarbeiter von Bodelschwingh sich mit der Euthanasie offensiv auseinandersetzte und mit vielen christlichen und pragmatischen Gründen gegen sie argumentierte bis hin zu dem Argument, daß die angeblich 1,5 Milliarden Reichsmark, die für krankes, anormales Leben in Deutschland ausgegeben würden, durch Einsparungen bei den 6 Milliarden, die in Alkohol und Tabak umgesetzt würden, leicht aufgebracht werden könnten. Hier wird in dieser an die christliche Gemeinde zur allgemeinen Verbreitung gerichteten Schrift die ausufernde Diskussion um die hohen Kosten für die Pflege lebensunwerten oder unterwertigen Lebens deutlich. Diese Diskussion prägte die späten zwanziger und frühen dreißiger Jahre. In der Schrift fehlt auch nicht ein Verweis auf BINDING und HOCHE. Aber der Zeitgeist wird auch spürbar aus den ersten Sätzen des Textes:
„Mit der Wende in unserem Volkstum ist uns der Blick für eugenische Fragen neu gegeben worden. Das Gesetz zur Verhütung erbkranken Nachwuchses unterstreicht die Verantwortung, die der Staat für die Gesundung unseres gesamten Volkstums fühlt. Bisher war die einzige Möglichkeit zur Verhütung der Fortpflanzung kranken Lebens die Anstaltsunterbringung. Im Laufe der sieben Jahrzehnte, in denen Bethel den Fallsüchtigen dienen durfte, ist dadurch schon eine stille, aber wirksame eugenische Arbeit geleistet worden (Mehr als 18.000 Fallsüchtige gingen bisher durch Bethels Mauern). Die Verhütung kranken Lebens ist aber streng zu trennen von der ‚Freigabe von Vernichtung lebensunwerten Lebens' (Euthanasie), also von der Abtötung schon geborenen, kranken Lebens, für die so manche sich einsetzen."
An anderer Stelle heißt es ähnlich:
„In einem dürften Anhänger und Gegner der Euthanasie weithin gemeinsame Aufgaben sehen, daß die Zeugung unwerten Lebens unterbunden werden muß. Diesem Ziel dient seit Jahrzehnten die Anstaltsunterbringung unserer Kranken, und seit der Wende in unserem Volkstum vor allem auch die Sterilisierung (Unfruchtbarmachung), die der Staat um der Gesundheit unseres Volkes willen von den Erbkranken fordert."[3]
Hier wird der Zusammenhang zwischen Euthanasie und Sterilisierung mit Händen greifbar. Sterilisierung erscheint als zulässiger, vorbeugender

---

3   Jasper G: Not und Hilfe im Leben der Fallsüchtigen in Bethel. S. 24 und S. 10, Bethel ³1939.

Ersatz, der Euthanasie vermeiden hilft. Außerdem wird deutlich, daß Bezugspunkt der damaligen Diskussion Volkstum und Volksgesundheit war, wobei das Volk als biologische Ganzheit gesehen wurde.

Die Zusammenhänge, in die dieses dem Zeitgeist verhaftete Zitat verweist, werden deutlich in einem umfangreichen Sammelwerk, das ich im Bücherschrank meines Vaters fand und das 1933/34 unter dem Titel „Nation vor Gott" erschien. Herausgeber waren die beiden Theologieprofessoren SCHREINER und KÜNNETH, die im Auftrag der apologetischen Zentralstelle der Evangelischen Kirche in Deutschland diese Schrift herausgaben mit dem Ziel der Auseinandersetzung mit der nationalsozialistischen Weltanschauung. Das Gesamtwerk ist durchweg der nationalsozialistischen Ideologie gegenüber kritisch eingestellt und gehört in das Umfeld der beginnenden Opposition der Bekennenden Kirche[4]. In dieser Schrift kommt nach einer theologischen Interpretation der biblischen Offenbarung und der Ordnungen Gottes, die Rasse, Volk und Staat als „Erhaltungsordnung Gottes" zu sehen lehrt, der führende Rassentheoretiker und Erbbiologe Otmar von VERSCHUER zu Wort. Er erläutert das Thema „Rasse als biologische Größe". VERSCHUER entwickelt hier seine These von der Bedeutung der Erbanlage gegenüber den Umwelteinflüssen, aber ich würde zögern, seine Gedankengänge nationalsozialistisch im engeren Sinne zu nennen, denn er distanzierte sich vorsichtig von der Rassentheorie im Sinne der „Höchstwertigkeit der nordischen Rasse", mit der man sich nur „spekulativ" befassen könne. Empirisch objektive Forschung stelle kulturelle Höchstleistungen auch anderer Rassen fest. Aber das schließe nicht aus, daß „wir als Deutsche auch das uns angestammte Rasseerbgut (nordisch-alpin-dinarisch) als ‚höchstwertig' ansehen, d. h., es unseren Kindern in seiner Art erhalten. Ja, es muß als eine für die Zukunft unseres Volkes entscheidende Aufgabe angesehen werden, das Erbgut, das die biologische Voraussetzung für deutsche Kultur war, vor Entartung zu bewahren" (S. 54 f).

Aus diesem Gesichtspunkt rechtfertigt VERSCHUER den Arierparagraphen im Berufsbeamtengesetz, die Maßnahmen gegen die Überfremdung durch das Judentum bei Ärzten und Rechtsanwälten im Sinne eines Zurückdrängens auf den proportionalen Anteil der Juden an der Gesamtbevölke-

---

4 Künneth W, Schreiner H: Die Nation vor Gott. Zur Botschaft der Kirche im Dritten Reich. Berlin [3]1934.

rung – und das Erbgesundheitsgesetz. Weil die krankhaften Erbanlagen sich unter heutigen sozialen Verhältnissen mehr als früher erhielten, müsse man zu diesen Maßnahmen greifen. VERSCHUER untermalt diese Forderung mit dem Hinweis darauf, daß in München Familien der schwachsinnigen Hilfsschüler sich um 64 % stärker als der Durchschnitt vermehrten, darum müsse eine erbliche Gesundung des Volkes durch Verhinderung der Fortpflanzung von erbkranken Menschen und durch die Förderung der Fortpflanzung der Erbgesunden erreicht werden.

Diese gleichsam naturwissenschaftliche Einführung bietet in dem Buch die Basis für die dann folgenden Ausführungen des Theoloen Helmuth SCHREINER, eines bedeutenden Professors der praktischen Theologie, der auch nach 1945 hohes Ansehen genoß, weil er aktiv in der Bekennenden Kirche tätig war. SCHREINER distanziert sich – Argumente VERSCHUERS verwendend – von den radikalen Rasselehren der Nationalsozialisten, hält aber an der Wertung der „Rasse als Schöpfungsgut" fest und leitet daraus theologisch die Aufgabe der „Reinigung, Pflege und Bewahrung des Erbgutes" ab (S. 76). Von hier aus wendet sich SCHREINER dann im nächsten Kapitel konsequent „Möglichkeiten und Grenzen der Eugenik" (S. 77–96) zu. Sein Ausgangspunkt ist „die bevölkerungspolitische Lage", die durch „das dauernde Sinken der Volkskraft" in quantitativer Hinsicht (Geburtenrückgang) gekennzeichnet sei. In heute wieder modern gewordener Terminologie spricht er von der mangelhaften „Reproduktionsintensität deutscher Frauen", die um 75 % hinter der der Polinnen zurückbleibe. Dieser Vergleich mit den Polinnen ist gewiß nicht zufällig, in ihm wird das Spannungsverhältnis zwischen Deutschen und Polen nach dem Versailler Vertrag, den Gebietsverlusten im Osten und dem Revisionsbegehren der deutschen Politiker und der deutschen Bevölkerung deutlich. Man muß sich ja vor Augen halten, daß der Versöhnungsgedanke, der im Locarno-Pakt nach Westen die Westgrenzen befriedete, nach Osten bewußt nicht geschlossen worden ist. In SCHREINERS Vergleich kann man deshalb die Kampfsituation spüren, in der man damals das deutsche Volk sah.

SCHREINER sieht die Volkskraft nicht nur quantitativ, sondern auch qualitativ bedroht und meint damit „eine, wenn auch langsame Zunahme jener Gruppe wirtschaftlich oder sozial Minderwertiger, die für das Volksganze eine schwere Last bedeuten und oft gleichzeitig durch Unterwertigkeit ihrer Erbanlage die gesunden Schichten der Bevölkerung gefährden" (S. 79). Er rechnet zu dieser Gruppe wirtschaftlich Unterwertiger rd. 700.000 Menschen: Stumme, Blinde, Taubstumme, Verkrüppelte, Geisteskranke usw., die „als tote Last auf den Schultern der wirtschaftlich tätigen Gruppen" liegen, die ohnedies schon „die Last der Ernährung der Kinder und Greise und der Erwerbslosen" zu tragen haben.

Zu den wirtschaftlich Unterwertigen komme noch die Gruppe der sozial Unterwertigen „vom Verbrecher bis zum bloßen Asozialen, vom Hochstapler bis zur Dirne, vom Homosexuellen bis zum Rauschgiftsüchtigen" (ebd). „Diese beiden Gruppen von Individuen mit Ausfallerscheinungen im Wertgefüge des Volksorganismus" vermehrten sich stärker als die gesunden Bevölkerungsschichten. Das gelte vor allem für die Schwachsinnigen und Psychopathen. Genau an dieser Stelle habe die Eugenik einzusetzen. Aus der nach SCHREINERS Auffassung „relativ gesicherten Tatsache der Unveränderlichkeit der Erbmasse" (S. 81) folge, daß man Erbkrankheiten nicht von außen durch Erziehung oder Besserung sozialer Verhältnisse bekämpfen könne, sondern nur durch zwei Mittel: entweder durch Vernichtung der Träger schlechter Erbmasse oder durch Verhinderung der Fortpflanzungsfähigkeit, die man entweder durch Isolierung oder durch Sterilisierung erreichen könne. Neben dieser negativen Eugenik gelte es, die positive Eugenik zu betreiben, die Einfluß nimmt auf die Fruchtbarkeit der „biologisch Vollwertigen". Solche Eugenik wisse sich getragen vom Ethos der Verantwortung für die kommenden Generationen.

Im Sinne der positiven Eugenik fordert SCHREINER mehr Kinder bei den sozial höheren Schichten. Deren Versagen belegt er mit statistischen Zahlen über die geringe Kinderzahl höherer Beamter. Er geißelt den darin zum Ausdruck kommenden Utilitarismus, der sich in der Formel „Lieber zwei Dienstboten als ein Kind" ausdrücke, und polemisiert gegen Abtreibungen und propagiert die Erneuerung des Willens zum Kind als eugenische Maßnahme und vaterländische Pflicht. Als Theologe folgert er die Notwendigkeit einer Erneuerung des Ethos.

Im Bereich der negaiven Eugenik lehnt SCHREINER aus christlicher Ethik die Euthanasie eindeutig ab. Gestützt auf VERSCHUER fordert er jedoch die Sterilisierung. SCHREINER zitiert VERSCHUERS Satz: „Bewußt einem schwer erbkranken Menschen das Leben zu geben, bedeutet einen

Verstoß gegen die Nächstenliebe," und fügt hinzu: „bedeutet Sünde" (S. 88). Das wäre eine perfekte theologische Legitimation der eugenischen Indikation, wobei an die Stelle der Wahrscheinlichkeitsprognosen der pränatalen Diagnostik die angeblich so sicheren Erkenntnisse der Rasse- und Erbforschung traten. SCHREINER legitimierte so die Sterilisierung und ordnet „die Erfahrungen der menschlichen Erblichkeitslehre in den funktionellen Zusammenhang des Glaubensgehorsams ein und greift aus diesem Begründungszusammenhang diejenigen Mittel des Dienstes am Schöpfungsleben auf, die der Eugenik zugehören". Im Bereich der positiven Eugenik gehören für ihn u. a. Familienstandsdarlehen, Förderung kinderreicher Familien mit guter Erbmasse zu diesem eugenischen Programm. Darin verdeutlichen sich zugleich die nationalpolitischen Anliegen, die die Volkskraft an der Kinderzahl mißt und diese für eine notwendige Voraussetzung hält, um im Konkurrenzkampf der Völker zu bestehen. Zu seinen weiteren Forderungen gehört Eugenik in Erziehung und Schule. Als negative Eugenik fordert SCHREINER Sterilisierung, die er jedoch eingeschränkt sehen will. Das Erbgesundheitsgesetz betrachtet er kritisch wegen des unscharfen Indikationenkatalogs und der Möglichkeit zur Zwangssterilisierung. Statt ihrer plädiert er für eine Kombination von Wohlfahrtspflege und Eugenik, die Verbindung von „Barmherzigkeit und Zucht". „Asylisierung ist Form der Fürsorge und Gestaltungsmittel der Eugenik zugleich" (S. 93). Durch die Art der Unterbringung solten die Insassen von der Fortpflanzung ausgeschlossen sein. Hier wird der Zusammenhang mit der eingangs zitierten Schrift aus der Anstalt Bethel deutlich. Den Wirtschaftlichkeitserwägungen seiner Zeit zollt SCHREINER Tribut, indem er vor übertriebenem Aufwand bei der Pflege Schwachsinniger oder von Epileptikern warnt. Im zu großen Aufwand sieht er eine Entartung der Wohlfahrtspflege, darum polemisiert er gegen den „Fanatismus der Sozialhygiene, die gegen schlichte Einrichtungen – Holzbetten mit Torf – ihr Veto einzulegen versuche" (S. 96). Auch darin wird der Zeitgeist lebendig.
Ich versage es mir, die Repräsentativität dieser Ausführungen zu beweisen.
Es wäre ein leichtes, ähnliche Argumentationen, freilich ohne die theologische Dimension, aus den medizinischen Blättern jener Jahre, aus Diskussionen der Ärztetage und dergleichen zu belegen. In neueren medizinischen historischen Arbeiten, etwa dem Sammelband von KUDLIEN und

der jüngst erschienenen Studie von Renate JÄCKLE[5], sind dazu viele Zitate zu finden. Ich begnüge mich mit Stichpunkten. Auch in Medizinerzeitschriften finden wir Hinweise auf die immer wiederholten Klagen über die hohen Kosten, Kosten-Nutzen-Analysen werden angestellt. Im Ärzteblatt 1932 sieht man den Zeitpunkt gekommen, an dem die „Sorge um die Erhaltung der Minderwertigen anfängt, den Bestand der Lebenstüchtigen zu gefährden". Immer wieder stößt man in den Veröffentlichungen auf eine außerordentlich hemdsärmelige Unterscheidung zwischen „vollwertigen", „minderwertigen" oder „unterwertigen" Menschen. Die nationalpolitische Klage über den Geburtenrückgang insbesondere in den biologisch wertvollen Schichten, die mit den sozial höheren identifiziert werden, läßt die Ärzteverbände für ein sozial gestaffeltes Kindergeld als eugenische Maßnahme plädieren. Auf dem Gynäkologentag wird Anfang der 30er Jahre ausdrücklich gegen Kontrazeptionsmittel polemisiert, deren Propagandisten erscheinen als „Totengräber der Zukunft des deutschen Volkes".

Eine Liberalisierung des § 218 konnte darum für die deutschen Gynäkologen aus national- und bevölkerungspolitischen Gründen niemals in Betracht kommen. Die einzige Ausnahme blieb die 1936 im Strafgesetzbuch aufgenommene eugenische Indikation. Ärzteverbände forderten schon vor 1933 die Zulässigkeit der Sterilisierung, die bis dato nur als medizinisch indizierte straffrei gewesen war, aber unter der Hand weithin praktiziert wurde. Man forderte darum eine Erweiterung des Indikationenkataloges, hielt aber zunächst an der Freiwilligkeit fest. Als der Gesetzgeber dann 1933 im Erbgesundheitsgesetz darüber hinausging, nahm man das wahrscheinlich sogar nicht ungern hin, weil in den Erbgesundheitsgerichten Ärzte mitentscheiden konnten.

Der Zusammenhang zwischen Sterilisierung und Euthanasie wurde auch damals in den Ärztezeitungen unmittelbar hergestellt: Zwar wurde die Euthanasie von den Ärzten mit großer Entschiedenheit abgelehnt, aber um so gebieterischer trat schon 1932 das Verlangen nach Sterilisierung hervor. Schon gab es auch vereinzelt Formulierungen, die Euthanasie als „Chirurgie am Kollektivorganismus des Volkes" bezeichneten. „Ausmerzung des

---

5 Vgl. Kudlien F: Ärzte im Nationalsozialismus. Köln 1985; Jäckle R: Die Ärzte und die Politik 1930 bis heute. München 1988. (Frau Jäckle wertet vor allem ärztliche Standeszeitschriften und Kongreßberichte aus. Die folgenden Zitate sind ihrem Buch S. 20ff., 44ff., 112ff. entnommen. Dort auch die genauen Nachweise).

problematischen Erbgutes" oder „Sanierung des Volkskörpers" waren die Schlagworte.

Ich will keine weiteren Zitate bringen. Der Zeitgeist dürfte deutlich geworden sein. Doch das Problem der Bewertung und Einordnung bleibt schwierig. Ich kann mich nur mit einigen Hinweisen begnügen und will dabei versuchen, einen Bogen zur Gegenwart wenigstens andeutungsweise und fragend herzustellen.

Zuerst drängt sich eine Bemerkung zur Terminologie auf. Mit Recht sind wir heute sensibilisiert gegen die sozialdarwinistische Brutalität, mit der hier „biologisch Vollwertige" von „Unterwertigen" unterschieden werden, wobei das Ganze auf einen volksbiologischen Organismus bezogen wurde, dessen empirische Ganzheit und biologische Abgeschlossenheit man schlicht unterstellte. Dennoch wird man vor einer vorschnellen Verurteilung warnen müssen. Die Begriffsverwendung ist damals vielfach völlig unreflektiert praktiziert worden. Wir wissen im nachhinein von ihrer Gefährlichkeit. Viele, die sie damals benutzten, haben sich später von den Folgen dieser Begrifflichkeit distanziert, als ihnen bewußt geworden war, welche radikalen Konsequenzen man aus einer ungenauen Terminologie ziehen konnte, insbesondere dann, wenn sie der freien Diskussion entzogen und staatlich fixiert wurde.

Die heutige Konsequenz kann darum eigentlich nur lauten, auf unsere eigene Terminologie aufzupassen. Ich frage nur einmal, ob nicht das Wort von der „mütterlichen Indikation" eine vornehme Umschreibung für die Tatsache ist, daß in diesen Fällen eben doch über den Lebenswert ungeborenen Lebens entschieden wird. Umkleidet, um noch einmal den Begriff von Herrn Wuermeling aufzunehmen, die Frage der Zumutbarkeit an die Mutter nicht letztlich nur unvollkommen die eigentliche Frage nach den Kriterien für den Lebenswert oder Unwert eines entstehenden Menschen? Entscheidet doch die Mutter nicht allein, sondern im Rahmen eines sozialen Kontextes, einer Gesellschaft, die Gesundheit zum entscheidenden Maßstab gemacht hat.

Bedeutet nicht – um ein anderes Beispiel zu geben – das Wort von der „Reduktion der Mehrlingsschwangerschaften", mit der die Folgen ärztlicher Kunst korrigiert werden müssen, eine euphemistische Umschreibung eines ebenfalls selektiven Abortes?

Was bedeutet schließlich der verharmlosende Begriff „verbrauchende Forschung" und der Versuch, eine „präembryonale Phase" zu definieren, um im Interesse der Forschung ein drohendes „Embryonenschutzgesetz" präventiv zu unterlaufen?

Unsere Terminologie ist anders als damals, aber sie hat ihre eigenen Tücken. Anders ist ferner der nationalpolitische Zusammenhang und die historische Situation. Bei einer Bewertung der Vergangenheit muß dieses berücksichtigt werden. Der verlorene Krieg, der Versailler Vertrag und sein nationaler Schock haben in der Eugenikdiskussion ihre eindeutigen Spuren hinterlassen. Die herrschende Volksbiologie, die von den Geisteswissenschaften und der Theologie vorbehaltlos rezipiert wurde, verstärkte diesen Zusammenhang, der heute so gewiß nicht mehr existiert. Aber täuschen wir uns nicht. Die Diskussion um das Volk als biologische Einheit kommt wieder auf uns zu. Unter den Schlagwörtern vom „Aussterben der Deutschen" und der „Überfremdung durch die fruchtbaren Gastarbeiterfamilien" breitet sich Stoff für Emotionen im Raum der nationalen Rechten aus. Das hat z. Zt. sicherlich keine Relevanz für unser engeres Thema, aber es stellt sich hier die weitergehende Frage, welches Bild der zukünftigen Gesellschaft wir denn eigentlich haben. Unsere Väter dachten in den quasi natürlichen Beziehungen und im Gefüge des Volkes und der Nation. Von daher ergab sich ihr Leitbild, aus dem sie die Forderungen an das einzelne Individuum ableiteten. Der Verführbarkeit, aber auch dem Glanz dieses überindividuellen Leitbildes haben wir offensichtlich kein Vergleichbares entgegenzusetzen, es sei denn, die schöne neue Welt einer globalen Industriekultur und des „gesunden Menschen" im Sinne der Weltgesundheitsorganisation, die Gesundheit als allgemeines, individuelles Wohlbefinden definiert.

Die damals so beherrschenden Kosten-Nutzen-Analysen sind in dieser Direktheit unseren Ohren fern. Sie sind historisch allerdings verständlich als Ausdruck einer massiven Wirtschaftskrise mit 6,5 Millionen Arbeitslosen. Aber das Wirtschaftsdenken ist auch im Hintergrund unserer Diskussion durchaus zu spüren. In der Stellungnahme der Bundesärztekammer von 1980 zur Humangenetik wird eben auch mit der Leistungsfähigkeit des Gesundheitssystems argumentiert und daraus die Notwendigkeit der Pränataldiagnostik und der Verhinderung schwergeschädigten Lebens abgeleitet. Auch in der Enquête-Kommission des Bundestages wurde diese Hintergrunddimension wahrgenommen. Man sah dort bei der pränatalen Diagnostik die reale Gefahr des sozialen Druckes auf diejenigen Eltern, die die

Angebote der pränatalen Diagnostik und der kindlichen Indikation ausschlagen wollen.

Lenkt man nach diesen zur Vorsicht ermahnenden Fragen an die Gegenwart den Blick zurück in die Epoche des Nationalsozialismus, so wird man bei der Einordnung und Bewertung der damaligen Vorgänge und des damaligen Zeitgeistes auf zweierlei aufmerksam machen müssen. Zunächst einmal ist darauf hinzuweisen, daß die sozialdarwinistische Argumentation – schon in den zwanziger Jahren – gleichsam „normal" war und sich im Ausland gleicher Verbreitung erfreute. Nach der Machtergreifung in Deutschland gewann sie freilich eine neue Qualität. Daß dieser Umschlag möglich wurde, findet *eine* Ursache in dem, was ich die „selektive Wissenschaftlichkeit" nennen möchte. Die Diskussion damals ist dadurch gekennzeichnet, daß sie – im Zeitgeist befangen – extrem wissenschaftsgläubig war gegenüber Biologie und Erbforschung, aber deren Ergebnisse ohne jede empirisch sozialwissenschaftliche Kontrolle und Überprüfung ließ. Schon eine genauere Bevölkerungsstatistik hätte manche Annahmen der Erbbiologen rasch korrigieren lassen. Die einschlägigen Bevölkerungswissenschaftler mußten jedoch Deutschland nach 1933 verlassen. Die Fachentwicklung wurde gleichsam eingefroren und in einem Stadium stillgestellt, das andernorts in der normalen Dynamik des Wissenschaftsprozesses rasch überwunden wurde. Die eingeschränkte biologisch-medizinische Diskussion blieb jedoch wehrlos gegen politische Vereinnahmung, weil sie sich der politisch-ideologischen Färbung ihrer Theorien nicht bewußt war. Die Spezialisten versagten in den Erbgesundheitsgerichten völlig, weil sie – eingesponnen in ein in sich scheinbar logisches Gedankensystem – keine Kriterien für dessen Begrenzung fanden und fachübergreifender Kritik nicht ausgesetzt waren.

Eine weitere Ursache, die den Umschlag weitverbreiteter, sozialdarwinistischer Gedanken in ein radikalisiertes Sterilisierungs- und Euthanasieprogramm ermöglichte, ist das politisch erzwungene Abschneiden der allgemeinen, freien, öffentlichen Diskussion. Die ausufernde Praxis der Erbgesundheitsgerichte und das Euthanasieprogramm hätten – das ist meine These – so nicht durchgeführt werden können, wenn in einer freien Presse über sie berichtet und kommentiert worden wäre. Der Rechtfertigungszwang vor der Öffentlichkeit hat eine zusätzliche Qualität gegenüber der rein fachinternen Kontrolle, die allzu leicht betriebsblind werden kann und strukturell zur Einseitigkeit neigt.

Die Folgen dieser deutschen Entwicklung zwischen 1933 und 1945 mit ihrer Vorgeschichte sind, daß angesichts der Einbettung in die internationale darwinistische Argumentation das Erbgesundheitsgesetz von 1933 lange Zeit eben nicht als typisch nationalsozialistisches Unrecht galt. Erst in dieser Woche hat der Deutsche Bundestag in einer Entschließung die Bundesregierung aufgefordert, dieses jetzt endlich festzustellen. Für die Wiedergutmachung der Zwangssterilisierten und für die Entschädigungsleistungen an Hinterbliebene von Euthanasieopfern ist das von entscheidender Bedeutung. Auch die juristische Aufarbeitung der Euthanasie blieb ein bis zu dem letzten Prozeß mühsames und dunkles Kapitel, das das begrenzte Unrechtsbewußtsein und die Betriebsblindheit verantwortlicher Ärzte und das Versagen auch standesethischer Kontrollen bedrückend dokumentierte.

Die Generation von 1933 dachte in nationalen und volksbiologischen Kategorien, handelte aus einem Gefühl der Bedrohung und des verletzten Nationalbewußtseins heraus und war bereit, im vermeintlichen Interesse der Nation rechtlich nicht mehr vertretbare Maßnahmen hinzunehmen, in denen der individuelle Rechtsschutz dem Volksganzen nahtlos untergeordnet wurde. Der schwierige Versuch einer Grenzbestimmung, der Definition des Punktes, wo Widerstand geboten war, mißlang, wurde kaum ernsthaft unternommen.

Grenzen zu definieren, ist – wie mir scheint – auch eines der Schlüsselprobleme im Bereich der pränatalen Diagnostik. Der Blick zurück mag unseren Sinn dafür schärfen, aber unsere Probleme stellen sich heute anders, und doch meine ich, läßt sich mindestens eine Konsequenz ziehen:
Lösungen lassen sich nur finden, wenn sie in einer offenen Diskussion über sämtliche Disziplingrenzen hinweg, nicht nur in einer Expertendiskussion gesucht werden, und das bedeutet natürlich auch in einer öffentlichen Diskussion in der allgemeinen Öffentlichkeit. Herr BERG hat in seinen Einführungsbemerkungen von den hysterischen Reaktionen der Öffentlichkeit gesprochen. Ich glaube, wir müssen dankbar sein für die Reaktionsmöglichkeiten der Öffentlichkeit, auch wenn es da viele Übertreibungen gibt. Die Öffentlichkeit signalisiert Probleme und stößt immer wieder neue Diskussionsprozesse an und bringt die Wissenschaft in Rechtfertigungszwang. Und das ist gut so! Das Fehlen der öffentlichen Kritik hat katastrophale Folgen.

Ich konnte hier nur versuchen, angeregt durch Ihre Diskussionen in die Vergangenheit zurückzublicken und einige Fragen zu formulieren. Daß ich diese Fragen als Fachfremder in Ihren Diskussionsprozeß einbringen konnte, dafür danke ich Ihnen.

Soziologische Aspekte pränataler Diagnostik

G. Büschges

Zur Vermeidung möglicher Mißverständnisse und Fehldeutungen seien zwei Vorbemerkungen vorausgeschickt:

1. Angesichts der Unterschiede in den erkenntnisleitenden Interessen, fehlender Einigkeit über die Ziele von Soziologie als Wissenschaft, der Vielfalt theoretischer Perspektiven und Postulate sowie der Divergenzen in den forschungsleitenden logisch-methodischen Regeln, die für die Soziologie heute wie früher charakteristisch sind[1], beginne ich mit einem Hinweis darauf, wie ich Soziologie verstehe.
2. Angesichts der Vielzahl soziologischer Aspekte pränataler Diagnostik ist eine exemplarische Behandlung geboten.

I.

Eine erklärende Soziologie auf strukturell-individualistischer Grundlage verbindet Annahmen über Individuen als Handelnde und über für diese geltende Regelmäßigkeiten des Handelns mit Annahmen über die sozialen Situationen, in denen sich die handelnden Individuen als Akteure befinden. Auf diese Weise können in dem für die jeweilige Fragestellung erforderlichen Ausmaß die institutionellen Bedingungen wie Sitten, Brauchtum, Verhaltenscodices, Verträge, Rechtsregeln und Wertüberzeugungen ebenso

---

1 Siehe z. B. HONDRICH O, MATTHES J (Hrsg.): Theorienvergleich in den Sozialwissenschaften. Darmstadt und Neuwied: Luchterhand 1978; sowie die Beiträge in Beck U (Hrsg.): Soziologie und Praxis. Erfahrungen, Konflikte, Perspektiven, Soziale Welt: Sonderband 1, 1982; ferner Boudon R: Widersprüche sozialen Handelns. Luchterhand: Darmstadt und Neuwied 1979, insbes. Teil I und III.

berücksichtigt werden wie andere Zwänge und Chancen sozialer Natur[2]. Das besondere Interesse einer so verstandenen Soziologie gilt zwei verschiedenen, wechselseitig miteinander verknüpften Aspekten sozialen Handelns: 1. den sozialen Bedingungen individuellen Handelns und seiner Folgen als verhaltens- und ergebnissteuernde Faktoren, jener Determination individuellen Handelns, die sich aus dem sozialen Umfeld sowie den sozialmoralischen Leitideen für die Handlungsentscheidungen von Individuen ergibt und 2. den kollektiven oder gesellschaftlichen Folgen individuellen Handelns, jenen Folgen nämlich, die sich aus dem Handeln von Individuen für andere mit ihnen in sozialen Beziehungen stehende oder über Handlungsketten verknüpfte Individuen oder Gruppen ergeben.

Soziologisch besonders interessant sind dabei die indirekten, unbeabsichtigten, manchmal paradoxen und oftmals unerwünschten Folgen oder Rückwirkungen absichtsgeleiteter individueller Handlungen. Es handelt sich dabei um jene Effekte, die zwar durch die Handlungsentscheidungen von Individuen verursacht sind, die aber nicht Teil der Pläne und Handlungsintentionen der Individuen selbst waren. Sie können sowohl positiver wie negativer Art oder beides zugleich sein, und zwar für den Handelnden selbst sowie für andere mit ihm in einem Handlungszusammenhang verbundene Individuen. Sie können die Erreichung der individuellen Ziele verstärken, diese aber auch behindern. Möglicherweise können Folgen eintreten, welche die Individuen gerade vermeiden wollten. Sie lassen sich in aller Regel selbst bei vollkommener Information der handelnden Individuen nicht ausschließen oder wenigstens hinreichend genau kontrollieren. Dies liegt darin begründet, daß solche unbeabsichtigten Effekte aus dem Aufeinandertreffen der Handlungsketten mehrerer Individuen herrühren, die miteinander in sozialen Beziehungen stehen und in einen Handlungszusammenhang eingebunden sind. Außerdem können sie, selbst bei gleichen Handlungsintentionen, verschiedene Mittel einsetzen, um ihre Ziele zu erreichen. Auch beeinflussen sich die Handelnden wegen des bestehenden sozialen Zusammenhangs jeweils wechselseitig[3].

---

2 Siehe hierzu: BÜSCHGES G: Empirische Soziologie und soziale Praxis. In: Sozialwissenschaften und Berufspraxis, 8. Jg., H. 3/1985, S. 61–86, insbes. S. 62 ff.

3 Siehe hierzu: BOUDON R: Widersprüche sozialen Handelns. Luchterhand: Darmstadt und Neuwied, insbes. Teil III.

Die unbeabsichtigten Folgen absichtsgeleiteter Handlungen sind als Produkt der Verknüpfung von mehreren individuellen Intentionen und Handlungssequenzen ein wichtiger sozialer Tatbestand, der auch für die soziologischen Aspekte pränataler Diagnostik von Bedeutung ist. Er bedingt, daß für eine Erklärung sozialen Handelns wie seiner Folgen das soziale Umfeld des oder der Handelnden unbedingt mit herangezogen werden muß. Die soziale Ordnung, die sozialen Institutionen und ihre Funktion unter Einschluß des verfügbaren Wissens und seiner technischen Umsetzung sowie deren Interpretation durch die jeweils Handelnden sind Faktoren, von denen die Handlungseffekte mindestens ebenso abhängen wie von den Absichten des einzelnen Handelnden.

Jede Handlung und jedes Handlungsresultat sind demgemäß aufzufassen als ein komplexes Produkt aus *institutionellen Regeln, situationsbezogenen Faktoren* und *persönlichkeitsspezifischen Bedingungen.* Beträchtliche Abhängigkeiten bestehen insbesondere vom jeweiligen Informationsstand, von den jeweils verfügbaren oder ins Spiel gebrachten materiellen wie immateriellen Mitteln, von den vorausgehenden Handlungen sowie von den Handlungsbeteiligten unter wechselseitiger Abstimmung oder ohne solche angestrebten Folgezustände. Dies gilt auch für die Entwicklung und die praktische Verwertung pränataler Diagnostik, wie nachfolgend aufgezeigt werden soll.

II.

Die in den vergangenen Jahrzehnten entwickelten Methoden pränataler Diagnostik ermöglichen für eine zunehmend größer werdende Anzahl vorgeburtlicher gesundheitlicher Schädigungen genetischer oder anderer Art Aussagen mit relativ großer Sicherheit, insbesondere hinsichtlich des Ausschlusses solcher Schädigungen. So beruhigend ein solcher Ausschluß für die überwiegende Mehrheit der Mütter ist, so probelmatisch und konfliktträchtig wird die Situation für jene Mütter, bei denen eine Schädigung des Embryos oder Feten diagnostiziert wird und für die es bislang noch keine Therapie gibt. Sie stehen vor der schwierigen Entscheidung, ob sie die Schwangerschaft weiterführen oder abbrechen und damit den heranwachsenden Feten töten lassen sollen.

Wie diese Konfliktsituation wahrgenommen, verarbeitet, bewertet, gedeutet und anderen mitgeteilt wird, ist geprägt vom soziokulturellen Milieu einschließlich der dominierenden Weltbilder, der sozialmoralischen Leitideen und der kulturellen Werte der Gemeinschaft oder sozialen Gruppe, in der die betroffenen Individuen aufgewachsen sind und der sie angehören. Auch die Konfliktlösung ist rückgebunden an das Milieu, an die Sprache – man denke nur an die Unterschiede im emotionalen Gehalt und in der persuasiven Funktion der Begriffe „Abtreibung", „Schwangerschaftsabbruch", „Tötung der Leibesfrucht", „Absaugung des Schwangerschaftsgewebes" –, an die Deutungs- und Symbolsysteme und an die Daseinstechniken der den Menschen umgebenden und ihn prägenden geschichtlich-gesellschaftlichen Wirklichkeit.

Für die Konfliktlösung dürfte dabei von besonderer Bedeutung sein, wie körperliche, psychische und geistige Krankheiten und Behinderungen registriert und beurteilt werden, was sie für den einzelnen und seine Mitmenschen bedeuten, welche Rolle ihnen im Lebensalltag zukommt, welche Wirkungen von ihnen für den einzelnen wie für die sozialen Gruppen ausgehen, wer für die Diagnose von Krankheit oder Behinderung sowie für die Betreuung und Pflege Kranker und Behinderter zuständig ist, wer dafür die personellen und materiellen Mittel bereitzustellen hat, in welcher Form die von chronischer Krankheit und Behinderung Betroffenen und ihre Umgebung damit umzugehen haben: All dies ist kulturell vermittelt und erheblichen Wandlungen unterworfen. Unterschiede bestehen nicht nur von Gesellschaft zu Gesellschaft. Angesichts der sozialen Differenzierung moderner Gesellschaften ergeben sich in der Regel Unterschiede auch innerhalb einer Gesellschaft, z. B. für die Angehörigen verschiedener sozialer Klassen, sozialer Schichten, ethnischer und religiöser Gruppierungen und kultureller Milieus.

Wenn chronische Krankheiten und Behinderungen im kulturellen Milieu eine religiöse, naturphilosophische oder ethische Sinndeutung mit positiver Wertung erfahren, dürfte eine Entscheidung für die Fortführung der Schwangerschaft und gegen den Abbruch wahrscheinlich sein. Eine solche Entscheidung wird aber in einer Welt wie der unseren erheblich erschwert, in der es kaum noch eine feste religiöse Rückbindung gibt und in der nach der Definition der Weltgesundheitsorganisation *Gesundheit* verstanden wird als „Zustand völligen körperlichen, seelischen und sozialen Wohlbefindens und nicht allein (als) das Fehlen von *Krankheiten* und

Gebrechen"[4]. Übersehen wird dabei allerdings, daß ein so weit gefaßter Gesundheitsbegriff, wenn man konsequent sein will, dazu zwingt, auch das Alter als Krankheit aufzufassen. Diese Definition kann leicht dazu verführen, für unheilbar Kranke und unter großen Schmerzen Leidende passive oder gar aktive Sterbehilfe zu fordern.

Für unsere Gesellschaft sind Pluralität religiöser wie moralischer Vorstellung und Unterschiede in der Einschätzung sittlicher wie rechtlicher Erlaubtheit des Schwangerschaftsabbruchs charakteristisch. Dies haben nicht zuletzt die Diskussionen um die Reform des § 218 sowie die Diskussion um ein Beratungsgesetz zur Begrenzung der sogenannten „sozialen Indikation" deutlich werden lassen. Ein durchgängiger Wertekonsens und eine daran geknüpfte und vertretbare Entscheidung in der beschriebenen Konfliktsituation dürften deswegen kaum zu erreichen sein. Auch erschweren die Unterschiede in den Lebenszielen und Lebenslagen, die für unsere gesellschaftliche Situation kennzeichnend sind und die in dem Schlagwort: „Mein Bauch gehört mir!" ebenso Ausdruck fanden wie in der unterschiedlichen Interpretation des Beratungsauftrags in Verbindung mit der Notlagenindikation, eine generell geteilte, institutionalisierbare Regelung dieser Konfliktsituation.

Die Pluralität religiöser wie moralischer Vorstellungen war für den Gesetzgeber maßgeblich bei der Reform des § 218. Trug bereits die zunächst vorgesehene Fristenlösung diesem Umstand Rechnung, so trifft dies auch für die sogenannte Indikationslösung zu, welche die für verfassungswidrig erklärte Fristenlösung ersetzte. Die aus der strafrechtlichen Novellierung des § 218 keineswegs zwangsläufig folgende Finanzierung der Abtreibung auch im Falle der Notlagenindikation durch die gesetzliche Krankenversicherung ist bezeichnend für den vom Gesetzgeber unterstellten Wertepluralismus und von ihm als gegeben angesehenen Wertewandel hinsichtlich der Einschätzung des Lebensrechts des Embryos oder Fetus im Verhältnis zur Lebenslage und zu den Lebenszielen der Mutter. Diese institutionelle Regelung hat m. E. einer moralischen Einstellung Vorschub geleistet, die sich dadurch auszeichnet, daß sie alles für sittlich wie rechtlich gleichermaßen erlaubt beurteilt, was nicht einer strafrechtlichen Sanktion unterworfen

---

4 ANSCHÜTZ F: Ärztliches Handeln: Grundlagen, Möglichkeiten, Grenzen, Widersprüche. Wissenschaftliche Buchgesellschaft: Darmstadt 1987, S. 100.

ist. Die Neuregelung der strafrechtlichen Sanktionierung von Schwangerschaftsabbrüchen hat so den vom Gesetzgeber sicher nicht beabsichtigten paradoxen Effekt bewirkt, daß für manche die mit der Tötung werdenden Lebens verbundene sittliche Problematik in den Hintergrund gedrängt wurde oder völlig aus dem Blickfeld geriet[5]. Es ist nicht auszuschließen, daß diese Entwicklung dazu führen kann, humangenetische Beratung nicht bei der Planung von Risikoschwangerschaften in Anspruch zu nehmen, sondern erst nach eingetretener Schwangerschaft, eine für genetische Berater wie Gynäkologen sicher höchst problematische Entwicklung. Frau SCHROEDER-KURTH wies bereits vor drei Jahren warnend darauf hin, daß „in dem Augenblick, in dem humangenetische pränatale Diagnostik (...) nicht mehr eingebunden in die umfassende genetische Beratung und damit Maßnahme der genetischen Beratung bleibt, sondern ein allgemeiner Laborservice wird, der von jedem Arzt ‚verordnet' werden könnte, (...) die Indikationen zur PD zu Automatismen degradiert, über menschliche Konfliktsituationen hinweg Entscheidungen gefällt und so die Schwangere und ihr Partner entmündigt" werden[6].

III.

Für die Notwendigkeit einer angemessenen, institutionell hinreichend verankerten, der Pluralität religiöser wie moralischer Orientierungen Rechnung tragenden, den Schwangerschaftsabbruch bei entsprechender Diagnose und fehlenden Therapiemöglichkeiten als mögliche Konfliktlösung in die Beratung mit einbeziehenden, um die Sicherheit der diagnostischen Aussage wissenden, mit möglichen Gefährdungen von Mutter und Embryo oder Fetus vertrauten, die Selbstbestimmung der Eltern oder der Mutter

---

5 Eine solche Tendenz wird sicher eher gestärkt als abgeschwächt, wenn für die Neubesetzung der ärztlichen Leitung einer großen städtischen Frauenklinik, wie in Nürnberg geschehen, in der öffentlichen Ausschreibung vorausgesetzt wird, „daß die Ärztinnen/Ärzte bereit sind, Schwangerschaftsabbrüche im Rahmen der gesetzlichen Bestimmungen durchzuführen". Siehe WUERMELING H-B: Gesucht: Zur Abtreibung bereite Chefs, FAZ v. 19. 8. 1986.

6 SCHROEDER-KURTH TM: Die Bedeutung von Methoden, Risikoabwägung und Indikationsstellung für die pränatale Diagnostik. In: Reiter J, Theile U (Hrsg.): Genetik und Moral, Beiträge zu einer Ethik des Ungeborenen. S. 86–108, Grünwald: Mainz 1985, hier S. 91.

gewährleistenden, umfassende Aufklärung bietenden genetischen Beratung spricht folgender Sachverhalt:

Menschen handeln intentional. Sie versuchen, mit Hilfe ihnen geeignet erscheinender und für sie verfügbarer Mittel auf der Grundlage ihrer jeweiligen Möglichkeiten und unter Berücksichtigung der gegebenen Umstände ihre persönlichen Ziele zu verwirklichen. Dabei befinden sie sich in der Regel in einer solchen Situation, daß sie die Folgen ihrer Handlungen nicht sicher voraussehen können. Auch neigen sie dazu, die Suche nach Handlungsalternativen abzubrechen, sobald ihnen die Suche nach weiteren Informationen und zusätzlichen Mitteln zu aufwendig wird.

Im Falle der Inanspruchnahme der pränatalen Diagnostik ist den Frauen, Ehepaaren und Familien häufig nicht hinreichend klar, welche Probleme sie tatsächlich haben, auf welche Aspekte es für die Lösung ihrer Probleme besonders ankommt, welche Lösungswege es gibt und mit welchen Resultaten beim gegenwärtigen Stand des medizinischen Wissens sowie der sozialen Bewertung von Behinderungen zu rechnen ist. Eine erste Aufgabe der genetischen Beratung besteht deswegen darin zu klären, welche Probleme vorliegen, welche Erwartungen und welche Zielvorstellung vorhanden sind, wie sich diese Probleme im Lichte der humangenetischen Fachkompetenz unter Einschluß pränataler Diagnostik definieren lassen, um sie einer den Erwartungen und Zielen der Ratsuchenden entsprechenden Lösung zuführen zu können. Dazu gehört auch die Information über Mittel, Kosten und mögliche Nebenfolgen. Erst wenn dies alles geklärt ist, was häufig vom Vorliegen bestimmter Voraussetzungen und gewisser Vorleistungen der Ratsuchenden abhängig ist und manchmal eine Umdefinition der vorgetragenen Probleme im Interesse einer sachgerechten Lösung erfordert, kann die eigentliche Problemlösung in Angriff genommen werden.

Bei der Novellierung des § 218 wurde es versäumt, für die Anerkennung der kindlichen Indikation institutionell angemessene Lösungen für Beratungsinstanzen zu schaffen. Das gilt ebenso für die Anerkennung der Notlagenindikation. Dies sollte sowohl im Interesse des Schutzes werdenden menschlichen Lebens als auch im Interesse einer für Frauen, Ehepaare, Familien und Partner akzeptablen Regelung möglichst bald nachgeholt werden. Im Falle der kindlichen Indikation ließe es sich in der Weise regeln, daß eine Abrechnung von Leistungen pränataler Diagnostik sowie für Interruptionen nur zulässig ist, wenn Belege für die Inanspruchnahme humangenetischer Beratungen vorgelegt werden. Andernfalls ist nicht auszuschließen, daß im Zuge der Weiterentwicklung der Verfahren pränataler Diagnostik und der Reduktion ihres möglichen Gefährdungspotentials genau jene Situation eintritt, vor der Frau SCHROEDER-KURTH nachdrücklich gewarnt hat.

IV.

Wenn schwere kindliche Behinderung oder Erkrankung diagnostisch eindeutig gesichert oder mit einer so großen Wahrscheinlichkeit zu erwarten sind, daß der Ausnahmetatbestand des § 218 gegeben ist, dürfte die Entscheidung *gegen* den Schwangerschaftsabbruch die Schwangere und ihren Partner in unserer Gesellschaft vor erhebliche Probleme stellen. In einer Gesellschaft, in der bereits die Aufzucht mehrerer Kinder aufgrund der gegebenen arbeits-, sozial- und steuerrechtlichen Regelungen in vielen Fällen zu einer erheblichen Verschlechterung der Lebenslage im Vergleich zur Kinderlosigkeit oder Ein-Kind-Familie führt, wo Kinderreichtum mit sozialer Abwertung, Stigmatisierung und dem Vorwurf mangelnden Handlings des Sexuallebens oder antiquierter Moralvorstellungen verbunden sein kann, in der Pflege und Betreuung Behinderter die Gestaltungsmöglichkeiten und Handlungsspielräume der damit betrauten Personen oder Familienmitglieder (insbesondere der Frauen und Mütter) im Vergleich zu anderen beträchtlich einschränken, dürfte eine Entscheidung *für* die Abtreibung, sofern nicht starke religiöse oder ethische Bindungen oder Rücksichtnahmen gegeben sind, in der Regel die auf die Dauer leichter zu tragende Entscheidung sein. Hierfür sprechen nicht zuletzt die konstant hohe Anzahl von Abtreibungen, der sehr große Anteil von Schwangerschaftsabbrüchen wegen „sonstiger schwerer Notlage" (1980: 72,2%, 1985: 82,3%) sowie die Tatsache, daß über die Hälfte der gemeldeten Abtreibungen auf Frauen unter 30 Jahren entfallen[7].

Angesichts der hohen Wertschätzung körperlicher, seelischer und geistiger Gesundheit in unserer Gesellschaft, der mit der Pflege von chronisch

---

7 Siehe Statistisches Bundesamt (Hrsg.): Datenreport 1987: Zahlen und Fakten über die Bundesrepublik Deutschland. Bundeszentrale für politische Bildung: Bonn 1987, S. 180 f.

schwerkranken und dauerhaft erheblich behinderten Kindern verbundenen, von der Allgemeinheit z. T. mitzutragenden Kosten sowie der momentan dominierenden Orientierung an Selbstverwirklichung und Freizügigkeit in der Gestaltung des eigenen Lebens ist nicht auszuschließen, daß eine Entscheidung für die Fortführung der Schwangerschaft in Konfliktsituationen auf starkes Unverständnis im sozialen Umfeld stößt. Die Betroffenen werden sich u. U. erheblichen Vorwürfen ausgesetzt sehen und ihr Verhalten rechtfertigen müssen, daß sie trotz schwerer Schädigung des Embryos der Entscheidung für das Leben und gegen die Tötung den Vorrang eingeräumt haben.

In diesem Zusammenhang ist m. E. zu begrüßen, daß die Humangenetiker es m. W. bislang abgelehnt haben, „Schadenskategorien" zu entwickeln, nach denen zu entscheiden wäre, wann ein Fetus abzutreiben ist und wann nicht. Eine solche Lösung könnte eventuell dazu führen, daß bei dieser Entwicklung eugenische Gesichtspunkte und Kostengründe gegenüber ethischen Kriterien ein größeres Gewicht erlangen.

V.

Bei der Entwicklung der Verfahren pränataler Diagnostik und ihrer praktischen Umsetzung ist von Anfang an der Schwangerschaftsabbruch als mögliche Problemlösung im Falle diagnostizierter schwerer Schädigungen des Feten mit ins Auge gefaßt worden[8]. Deswegen allein lassen sich jedoch ethische Bedenken gegen diese Methode nicht geltend machen. Pränatale Diagnostik ist wie jede aus wissenschaftlicher Grundlagenforschung und dabei gewonnenen neuen Erkenntnissen ambivalent. Sie kann, beurteilt nach ethischen Wertmaßstäben, positiv oder negativ bewertet werden, je nachdem für welche Zwecke, mit welchen Intentionen, unter Einsatz welcher Mittel, in welchen Zusammenhängen und gesteuert durch welche Institutionen sich die Menschen dieser Methode bedienen. Nicht zu vergessen die beabsichtigten wie unbeabsichtigten Folgen, die aus der Anwendung für die Anwender selbst sowie für die davon unmittelbar oder mittelbar betroffenen Individuen oder Gruppen entstehen. Aus Erkenntnisfortschritten und deren verfahrenstechnischer Umsetzung folgt nicht zwangsläufig

---

8   Siehe SCHROEDER-KURTH TM a. a. O., S. 88 f.

und mit einer diesen innewohnenden Sachgesetzlichkeit ihre praktische Verwertung. Diese ist vor allem davon abhängig, für welche Zwecke sich die Menschen diese Technik nutzbar machen. Erst dadurch gewinnt sie ihre spezifische ethische Qualität. Allerdings kann dies zur Folge haben, daß die Anwendung einer Methode wegen des in ihr steckenden Gefährdungs- und Mißbrauchspotentials prinzipiell als unzulässig im Lichte bestimmter Wertmaßstäbe beurteilt wird.

Für die pränatale Diagnostik trifft dies ebenfalls zu. Auch hier ist zunächst ein Mißbrauch möglich, der den angezielten Verwertungsbereich überschreitet. Er wird um so wahrscheinlicher, je mehr die mit Hilfe der pränatalen Diagnostik gewonnenen vorgeburtlichen Erkenntnisse über Eigenschaften des Feten, auch über solche, denen kein Krankheitswert zukommt, für Zwecke der Selektion von Embryonen eingesetzt werden, deren Geburt unter Gesichtspunkten der Familienplanung oder wegen ihrer kulturellen wie sozialen Bewertung unerwünscht ist. Die geschlechtsspezifische Selektion, die z. B. in Indien, aber auch in China bereits Anwendung findet, ist hierfür ein treffendes Beispiel.

Aus soziologischer Sicht ist dabei von besonderem Interesse, daß Probleme dieser Art in der Regel mit Innovationen verbunden sind, für deren alltagspraktische Anwendung kulturell bewährte und durchweg akzeptierte Deutungs- und Verhaltensmuster sowie entsprechende Daseinstechniken und diese steuernde Institutionen fehlen. In seinem auch heute noch lesenswerten Werk „Social Change" hat OGBURN 1922 diesen Sachverhalt mit dem Terminus „cultural lag" auf den Begriff gebracht[9].

Mit der pränatalen Diagnostik hat uns die Wissenschaft ein weiteres Mal eine Methodik an die Hand gegeben, die uns in die Lage versetzt, unseren bisherigen Erfahrungsbereich zu überschreiten und die dabei gewonnenen Einsichten zur Grundlage unserer Planungen und ihrer handelnden Umsetzung zu machen. Wie häufig, so gilt auch hier, daß ein Mehr an Informationen nicht unbedingt die Handlungssicherheit erhöht. Es kann zu neuen Problemen und zunehmenden Schwierigkeiten bei der Entwicklung angemes-

---

9 OGBURN WF: Social Change: With Respect to Culture and Original Nature. Huebsch: New York 1922, siehe auch die spätere Fassung: Cultural Lag as Theory, in: Sociology and Social Research, vol. XLI, 1957, S. 167–173.

sener und ethisch vertretbarer Problemlösungen führen. Bereits Goethe machte wiederholt auf dieses Paradoxon aufmerksam:

> „Eigentlich weiß man nur, wenn man wenig weiß; mit dem Wissen wächst der Zweifel"[10];

eine Weisheit, die auf Prediger Salomonis 1, 18 zurückgeht:

> „Denn wo viel Weisheit ist, da ist viel Grämens".

10 Siehe GOETHE JW: Maximen und Reflexionen. Text der Ausgabe von 1907 mit den Erläuterungen und der Einleitung Max Heckers, erw. Ausgabe Insel: Frankfurt/M. 1976, S. 64 und 273.

Der Wandel des Moralverständnisses und die neuen Probleme der Anpassung

W. Becker

Man konnte in den letzten Jahrzehnten Zeuge eines tiefgreifenden Wandels im Verhältnis zum Moralischen sein. Es handelt sich um einen Wandel, der sich in der historischen Perspektive von langer Hand angekündigt hat und der dennoch erst in unserer Gegenwart in all seinen Konsequenzen das öffentliche Bewußtsein erreicht. Er umgreift mehrere Dimensionen des Moralverständnisses.

Erstens wurde aus der klassischen Pflichtenmoral, die durch die Vorstellungswelt der christlichen Religion fundiert wurde, tendenziell eine Moral der individuellen und kollektiven Selbstbestimmung. Das Ergebnis davon ist der *Pluralismus* der Vorstellungen des Moralischen und das Phänomen der *Postulatenmoral.*

Zweitens handelt es sich um einen fundamentalen Wechsel der Vorstellungen über das „Subjekt der moralischen Geltungserzeugung": Im Rahmen der klassischen Moral des europäischen Christentums war es die Berufung auf Gott, die in der Vorstellungswelt der meisten Menschen bis in unser Jahrhundert die Geltung derjenigen Imperative stiftete, die man als *moralische* Imperative anerkannte und mit mehr oder weniger großer Bereitschaft befolgte.

In unserer Zeit verschiebt sich im öffentlichen Sprachgebrauch der Moralbegriff von den religiös legitimierten moralischen Imperativen auf Imperative, deren Gültigkeit im Subjektivismus individueller wie kollektiver Selbstbestimmung gründet. Die mit einer *postulierten Allgemeingeltung* versehenen Normen werden – mehr oder weniger ausdrücklich – an Instanzen des gesellschaftlichen *Kollektivs,* Beschlußorgane des Staates also, adressiert, um auf dem Gesetzgebungsweg oder über politische Maßnahmen des Staates *faktische Allgemeingültigkeit* für sie zu erreichen. Es handelt sich der Sache nach um Gesetzesinitiativen in der Sprache der Ethik. Die Situation insgesamt wird durch die *Konkurrenz* unterschiedlicher und entgegengesetzter Imperative mit einem derartigen ethisch-moralischen Postulatencharakter bestimmt.

Einige Beobachtungen zur Ablösung des *Pflichtencharakters* des klassichen Moralverständnisses: Noch vor ungefähr 40 Jahren, also noch in den 50er Jahren, überwog im Verhältnis zu denjenigen Normen, die als moralische Normen galten, das Gefühl faktischer Allgemeingeltung. So bestand etwa in bezug auf das Verhältnis zwischen Mann und Frau eine Rangordnung moralischer Art, von der man sagen kann, daß sie noch in jener Zeit als allgemeinverbindlich anerkannt wurde: die Rangordnung nämlich, in der die Ehe als das am meisten *moralische* Verhältnis an der Spitze stand und eine unkonventionelle Liebesbeziehung am Ende. Man duldete zwar auch Beziehungen zwischen Männern und Frauen, die auf nichts anderem gegründet waren als auf bloßer Sympathie. Doch sie waren in der moralischen Sicht eindeutig verpönt.

Kinder aus nichtehelichen Beziehungen waren mit dem Makel einer unmoralischen Herkunft behaftet. Moralische Sexualität war eheliche Sexualität. Liebesbeziehungen zwischen nichtverheirateten Menschen galten als unmoralisch. Auf jeder Form von Homosexualität lag das stärkste Stigma moralischer Verurteilung.

Die Moral der Kindererziehung richtete sich einerseits an der Pflicht der Eltern zur Fürsorge gegenüber den Kindern und andererseits an der Pflicht der Kinder zum Gehorsam gegenüber den Eltern aus. Es gab weithin akzeptierte Moral der Verantwortlichkeit und des Dienens im Verhältnis zwischen Lehrherrn und Lehrling in der Ausbildung der jungen Leute.

Man kann die Liste der Beispiele für allgemein anerkannte moralische Verbindlichkeiten von dieser Art aus vielen anderen Bereichen des gesellschaftlichen und des beruflichen Lebens unschwer verlängern. Fraglos bestand auch zu dieser Zeit – wie übrigens zu allen Zeiten – eine beträchtliche Kluft zwischen der anerkannten Moral und dem realen Verhalten der Menschen. Doch das Moralverständnis als solches orientierte sich an der Vorstellung gesellschaftlicher Allgemeinverbindlichkeit und damit an *faktischer Geltung.*

Von diesem klassischen Verständnis, welches bei uns in Deutschland auch das Dritte Reich überstanden hatte, unterscheidet sich unser gegenwärtiges Verständnis von Moral auf eine fundamentale Art und Weise. Wir verbin-

162

den mit „Moral" weithin nicht mehr die Vorstellung *unbedingt gültiger Pflichten*. Als „moralisch" gilt uns nicht mehr die Pflicht zur Unterordnung unter anerkannte Imperative, sondern als „moralisch" gelten mit zunehmender Tendenz Werte der individuellen Selbstbestimmung und der kollektiven Mitbestimmung.

Im Licht der „neuen" Moralbestimmung haben sich die bekannten Veränderungen im Feld der persönlich-privaten und gesellschaftlichen Beziehungen vollzogen. Die Ehe ist in der moralischen Sicht nicht mehr das Richtmaß des Verhältnisses zwischen Mann und Frau. Andere Formen des Zusammenlebens sind – nicht der Zahl, wohl aber der moralischen Einschätzung nach – gleichberechtigt neben sie getreten. Partnerschaft ist der Oberbegriff, unter den die Verhältnisse von der Ehe bis zur Liebesbeziehung mehr oder minder gleichberechtigt gefaßt werden.

Im Bereich der Sexualität haben sich die Maßstäbe am Leitfaden der Moral der Selbstbestimmung in eine Richtung hin verändert, daß z. B. die Homosexualität das Stigma der moralischen Verwerflichkeit weitgehend verloren hat. Das kritische Verhältnis zu ihr ist von der Dimension der moralischen Aburteilung in das der Witzelei übergewechselt.

Die Erziehungsmoral hat sich im gleichen Sinn verändert: In der moralischen Bewertung sind Normen gegenseitiger Verständigung an die Stelle der Gehorsams- und der patriarchalischen Fürsorgepflichten getreten. Die Jugendlichen werden früher als Erwachsene angesehen. Vorstellungen der Mitsprache und der gleichberechtigten Kollegialität prägen die moralischen Normen der Berufswelt. Die alten hierarchischen Werte des Gehorsams und der Unterordnung sind in den Hintergrund getreten. Auch sie haben Werten der Mitbestimmung, der Partnerschaft oder solchen der Konkurrenz Platz gemacht. Für die großen Bereiche der Berufswelt gilt, daß Verabredungen und freiwillige Einigungen dem moralischen Ideal nach an die Stelle vorgegebener, feststehender Pflichten zur Ein- und zur Unterordnung getreten sind.

Eine Verkehrung der Begriffsdeutung hat stattgefunden. Was früher *das* Moralische seiner allgemeinsten Bedeutung nach ausmachte: die Bereitschaft zur kritiklosen Unterordnung unter allgemeingültige Pflichten und der fraglose Gehorsam gegenüber den als moralisch geltenden Geboten steht heute im Ruf des Unmoralischen. Man betrachtet diese klassischen Einstellungen zum moralisch Gebotenen als Ausdruck autoritätsgläubiger

Gesinnung und reaktionär-unaufgeklärter Einstellung. Sie werden mit der Bereitschaft zur blinden Unterwerfung in eins gesetzt, und viele Historiker, Sozialwissenschaftler und Politiker führen etwa die Verführbarkeit der Deutschen der dreißiger Jahre durch die autoritären Ideen der Nationalsozialisten auf die Prägung eben dieser Deutschen durch den tradierten Geist der Pflichtenmoral zurück.

Der Wandel des Moralverständnisses ist das Ergebnis einer gesellschaftlichen Entwicklung, nämlich der Ausdruck einer geänderten gesellschaftlichen Grundstruktur. Ich will den Wandel in seinen Grundzügen kurz skizzieren.

Die klassische Moral war eine Nahbereichsmoral. Die Menschen Europas haben die längste Zeit ihrer bisherigen Geschichte in Verhältnissen gelebt, in denen Nahbeziehungen zwischen ihnen den Ausschlag gaben. Es sind dies Beziehungen, wie sie auch heute noch in der Familie bestehen, Beziehungen, die in der direkt verwandtschaftlichen Beziehung naturgemäß am engsten sind.

In den früheren Epochen spielte sich der größte Teil des menschlichen Lebens im Bereich der Familien ab, dem Grundtyp nach waren es Großfamilien bzw. Sippen. Die Familie war nicht nur die wichtigste Reproduktionseinheit, weil in ihr die Kinder auf die Welt kamen und großgezogen wurden. Sie war auch die vorherrschende Wirtschaftseinheit: so bei den Bauern und den Handwerkern, also bei denjenigen Schichten der Bevölkerung, aus denen sich die europäischen Gesellschaften ganz überwiegend zusammensetzten. Die Lebensformen waren ebenfalls überwiegend dörflich geprägt.

Dem Familienprinzip war die Gesamtgesellschaft nachgebildet. Um ein etwas konkreteres Bild davon zu vermitteln, erinnere ich an die Grundzüge des Gesellschaftsaufbaus der feudalistischen Epoche, derjenigen Epoche, die die vergangenen tausend Jahre der europäischen Geschichte ausgefüllt hat und deren Restbestände bis in unsere Gegenwart überdauert haben. Es ist diejenige Epoche der europäischen Vergangenheit, die auch heute noch unsere Erwartungen von der verbindlichen Moral nachhaltig prägt. Zwar hat sich die Wirklichkeit einer die Gesellschaft umfassenden verbindlichen Moral weitgehend aufgelöst, doch die Hoffnung auf neue moralische Verbindlichkeiten speisen sich den Maßstäben nach aus den jahrtausendealten Erfahrungen der Menschen mit der kategorischen Funktion eines Moralischen, welches nicht bloß Stämme, Völker und Nationen, sondern einen ganzen Kulturkreis – wie im europäischen Fall – umfaßt hat.

Von dieser Art war die einheitliche Moral der nahbereichsdominierten Gesellschaft des Feudalismus, die ihrerseits wieder in die Einheit eines religiösen Glaubens, des christlichen, eingebettet war.

Im 18. Jahrhundert begann sich die Struktur der europäischen – vor allem der westeuropäischen – Gesellschaft zu ändern. In der Phase der absolutistischen Monarchie entstanden Großgruppengesellschaften, in denen sich der hergebrachte Vorrang der Sippe und Familie als das leitende Organisationsprinzip allmählich auflöste. Statt der familiären Nahbeziehungen wurden die zwischenmenschlichen Fernbeziehungen immer wichtiger.

Derartige Fernbeziehungen bestehen in erster Linie in den wirtschaftlichen Tauschbeziehungen. Die Ausbreitung großräumiger Märkte wurde zur Signatur der gesellschaftlichen Entwicklung. Das wirtschaftliche Tauschprinzip gibt es, solange es menschliche Gesellschaft gibt. Doch hat es bis in die Neuzeit hinein nie eine dominante Rolle für die Gesellschaft gespielt. Die reale Geschichte, die zur Dominanz der Fernbereiche – der wirtschaftlichen, der politischen, der kulturellen, der wissenschaftlichen – in den europäischen Gesellschaften geführt hat, ist mit der Entwicklung der Industriegesellschaft gleichbedeutend.

Auf der wirtschaftlichen Ebene brachte sie die technisch-wissenschaftlichen Revolutionen der Neuzeit hervor, auf der politischen bewirkte sie die sukzessive Demokratisierung der absolutistischen Monarchie. Der Weg in die moderne Industriegesellschaft ist der Weg in eine Gesellschaft, in der die unpersönlichen Fernbeziehungen zwischen den Menschen dominieren.

Gewiß sterben die persönlichen Nahbeziehungen im Verlauf dieser gesellschaftlichen Entwicklung nicht ab. Sie verlieren ihre ehemals dominierende Bedeutung – das ist das Entscheidende. Der Bedeutungsverlust der Familie, der seitdem unübersehbar geworden ist, macht diesen Vorgang augenfällig.

Bei diesem Umbau der Gesellschaft werden Millionen von Menschen aus ihren dörflichen Kleingruppenbeziehungen mit ihren jahrhundertealten Traditionen und Bräuchen eines festgefügten Zusammenlebens und des Verhaltens nach klaren moralischen Wertorientierungen herausgerissen und in neue Abhängigkeiten versetzt, in denen in erster Linie die ökonomisch geprägten Fernbeziehungen ausschlaggebend sind.

Im engen Zusammenhang mit der Entwicklung der fernbereichsdominierten Industriegesellschaft setzen sich die beiden ausschlaggebenden Legitimationsprinzipien der Moderne durch: bezüglich der einzelnen Menschen die Selbstbestimmungsansprüche der anonymen und darin einander gleichen Individuen und bezüglich der Gesellschaft das Konzept der kollektiven Selbstbestimmung in Gestalt der unterschiedlichen Formen der Demokratie.

Ich mache einen großen Sprung und behaupte, daß wir heute in einer Gesellschaft leben, in der sich das Wissen über die Umkehrung der fundamentalen Wertordnung durchzusetzen beginnt. Die Sprache der Ethik dokumentiert es durch den Bedeutungswandel des Moralischen, von dem ich am Anfang gesprochen habe. Auf zwei wichtige Merkmale der neuen Sprachregelung habe ich bereits hingewiesen: auf den Postulatencharakter des Moralischen und auf die Zug um Zug fortschreitende Reservierung des Moralbegriffs für Postulate der individuellen wie kollektiven Selbstbestimmung.

Bevor ich die Rahmenbedingungen des ethischen Diskurses der Moderne nenne und beschreibe, will ich zwei populäre Illusionen kritisch beleuchten: die Illusion einer Erneuerung der klassischen Nahbereichsmoral christlich-religiöser Prägung mit dem Charakter *wirklicher* Allgemeingültigkeit bzw. faktischer Geltung sowie die Illusion eines säkularisierten Ersatzes durch Philosophie von der Art der Kantischen Ethik. Für die Erneuerung der christlichen Moral mit gesellschaftlichem Allgemeinverbindlichkeitscharakter fehlen heute und in der Zukunft die strukturellen Voraussetzungen, denn es könnte sich im Kern nur um die Erneuerung staatsreligiöser Bedingungen handeln. Die *philosophische* Ethik vom Typ der Kantischen ist jedoch mit ihrem Programm gescheitert. Das Programm basierte auf der Idee, man könne mit Hilfe der Logik, in erster Linie des Prinzips der Widerspruchsfreiheit, die universelle Gültigkeit bestimmter Gebote und Verbote demonstrieren. Es hat sich herausgestellt, daß das nicht geht.

Wie sehen also die Rahmenbedingungen des ethischen Diskurses der Gegenwart aus? Für Gesellschaften mit einer Staatsordnung wie der unsrigen ist eine öffentliche Diskurskultur kennzeichnend, deren leitende Basiswerte die individuelle und die kollektive Selbstbestimmung sind. Eben darum streifen sich die Postulate, die aus diesen Basiswerten abgeleitet sind, mit einer gewissen Logik nach und nach das Prädikat des Moralischen über.

Unsere öffentliche Diskurskultur wird in dominanter Weise durch die Effekte der basismoralischen Werte der Selbstbestimmung charakterisiert. Die beiden wichtigsten Effekte bestehen in der *Interessenorientierung* moralischer Postulate und im *Pluralismus* der ethisch-moralischen Positionen. In den meisten Postulierungen lassen sich Ansprüche auf die Wahrung von Interessen dingfest machen, meist Ansprüche auf die Wahrung oder die Durchsetzung kollektiver Gruppeninteressen. Bei den innergesellschaftlichen Postulaten sind es die gesellschaftlichen Gruppen, die in dieser oder jener Form Interessen anmelden oder sich von geltenden Regelungen benachteiligt sehen. Beispiele dafür lassen sich gerade aus dem Bereich der medizinisch-ethischen Diskussion anführen. Sie zeigen allerdings, daß die Interessenartikulation auch heute noch in den Anfängen steckt, denn organisierte Gruppeninteressen – etwa von Patienten staatlicher Krankenhäuser oder von Menschen mit bestimmten Krankheiten – haben sich, wenn ich die Dinge richtig einschätze, am medizinisch-ethischen Diskurs bisher nur wenig beteiligt. Selbst die politischen Parteien halten sich noch weitgehend zurück, weil die Illusion auf eine Erneuerung der Allgemeinverbindlichkeit der klassischen Nahbereichsmoral sehr stark ist. Dieser Diskurs wird bisher noch als eine Art gesellschaftsentrückter, akademischer Diskurs unter Ärzten, Forschern, Verbandsvertretern, Politikern sowie juristischen, theologischen und philosophischen Ethikern geführt, eben so, wie wir ihn hier führen.

Ich prognostiziere, daß sich dies in der Zukunft wohl ändern wird. In der Gegenwart gibt es – prinzipiell betrachtet – sowohl den *Pluralismus* im Sinn eines *wechselseitig gleichgültigen Nebeneinanders* ethisch-moralischer Einstellungen und Verhaltensweisen als auch einen *Pluralismus* im Sinn eines *Wettbewerbs* der ethisch-moralischen Postulate. Der Wettbewerbspluralismus herrscht überall dort vor, wo es den Intentionen nach um den Einfluß auf die Gesetzgebung geht. Die Gesetzgebung stellt dabei die alleinige Methode dar, die es ermöglicht, ethisch-moralischen Postulaten eine *wirkliche* verpflichtende Allgemeingültigkeit zu verschaffen.

Zu den Rahmenbedingungen der modernen ethischen Diskurskultur gehören in *subdominanter* Art und Weise jedoch auch *moralische Pflichten*. Es sind Pflichten der Selbstbindung, die aus individuellen und kollektiven Entscheidungen im Rahmen der basismoralischen Selbstbestimmung stammen. Es handelt sich um bedingte Pflichten – im Unterschied zu den unbedingten Pflichten der religiösen Nahbereichsmoral der christlichen Epoche. Bei Individualentscheidungen sind es partialethische Pflichten von der Art der Berufspflichten, Pflichten, die man als Lehrer, als Arzt, als Wissenschaftler, als Pfarrer, als Manager oder als Angestellter in einem Wirtschaftsunternehmen zu befolgen hat, *nachdem* man die Entscheidung für einen dieser Berufe getroffen hat. Bei Kollektiventscheidungen geht es um Pflichten wie die, daß man sich als Staatsbürger gesetzeskonform zu verhalten hat; daß man sich als Politiker an die demokratischen Spielregeln halten muß; daß Minderheiten verpflichtet sind, sich den Beschlüssen der Mehrheit zu unterwerfen; daß Mehrheiten die Rechte der Minderheiten zu beachten haben.

Die *dominante* Basismoral der individuellen und kollektiven Selbstbestimmung und die *subdominante* Pflichtenmoral der Selbstbindung bilden einen charakteristischen Zusammenhang, in dem der Stellenwert beider mit allen Konsequenzen zum Ausdruck kommt. Dieser Stellenwert zeigt sich im Umstand, daß die Inhalte der partialethischen Pflichtenmoralen der Selbstbindung dem schwer vorhersehbaren gesellschaftlichen Wandel der Einstellungen unterworfen sind, der im Rahmen der dominanten basismoralischen Selbstbestimmung der Individuen und des politischen Kollektivs erfolgt und herausgefordert wird. Zwar kommt kein Berufsfeld und keine politische Prozedur ohne die Befolgung partialethischer Pflichten durch die beteiligten und handelnden Menschen aus. Doch sind die Inhalte des partialethisch-moralisch Gebotenen und Verbotenen einem beträchtlichen Wandel der Einstellungen ausgesetzt, einem Wandel, der den meisten Menschen große Anpassungsprobleme bereitet und der erhebliche Anforderungen an ihre soziopsychische Flexibilität stellt. Er bildet *die* Herausforderung an den modernen Menschen.

Die Herausforderung liegt im folgenden: Wir haben uns anzupassen an die beiden Alternativen, die zur Lösung unserer ethisch-moralischen Probleme im Rahmen staatlicher Grundbedingungen, wie wir sie haben, zur Verfügung stehen. Doch die Abwehr gegen die Anpassung ist aus bestimmten Gründen groß. Ich wiederhole die Alternativen: Entweder es bleibt beim Pluralismus der ethisch-moralischen Auffassungen und Verhaltensformen, oder man wählt, um eine *faktische* Allgemeingeltung herzustellen, den Weg der Verrechtlichung, d. h. die Gesetzgebung über die parlamentarische Prozedur und die Parteien. Statt sich die alternativen Wege und ihre Wegekosten klar vor Augen zu führen, begibt man sich verbreitet jedoch auf den Pfad der Illusion.

Die Illusion bedient sich eines populären Modells, das nichtsdestoweniger ein falsches Modell ist. Das Modell besagt: Wir stecken z. B. in den hier interessierenden Fragen der Geburtsmedizin, der Genbiologie usw. in ethisch-moralischen Entscheidungsproblemen, Problemen, die Sie alle im Saal besser kennen als ich. Da es für alles Fachleute gibt, wird es wohl auch für die Lösung der ethisch-moralischen Probleme Fachleute geben, die als Wissenschaftler des Ethischen diejenigen moralischen Normierungen entdecken und als Lehrbuchwissensbestände so sichern, wie das in den Wissenschaften allgemein der Fall ist. Also her mit den philosophischen Ethikern, Moraltheologen, Juristen, den Spezialisten für „Neue Moral", wo die tradierte alte Moral nichts zu sagen weiß oder ihren Allgemeinverbindlichkeitscharakter eingebüßt hat!

Ich kann Ihnen als Fachmann für philosophische Ethik nur sagen: Hinter dieser Erwartung verbirgt sich lediglich eine modische technokratische Illusion, denn man kann die Moral einer Gesellschaft nicht wie wissenschaftliche Erkenntnisse über die Wirklichkeit produzieren. Die normative philosophische Ethik dieser Jahre hat fraglos interessante Konzeptionen hervorgebracht – ich nenne Namen wie Hans Jonas, John Rawls, Karl Otto Apel, Robert Spaemann, Günther Patzig –, doch es sind dies alles Beiträge zur Diskussion der modernen Postulatenmoral ohne gesellschaftliche Allgemeinverbindlichkeit und zudem noch besonders akademische Beiträge. Auch deshalb noch einmal die Erinnerung: Wenn wir die Worte „Ethik", „ethisch" oder auch „sittlich" benutzen, suggerieren wir zwar meist eine Dimension überrechtlicher Allgemeingültigkeit; doch diese Art des Ethischen oder Sittlichen gibt es heute in Wirklichkeit nicht: Es sind nicht gültige, sondern postulierte Gültigkeiten, Postulatenmoralen, und es sind viele derartige postulierte Gültigkeiten in der Diskussion: traditionelle, alltägliche, konfessionell geprägte, philosophisch-akademische, die alle nur eines gemeinsam haben: Jede stellt für sich den Anspruch auf die „richtige" Moral.

Die entscheidende Frage, vor der wir *wirklich* stehen, ist die: Wie halten wir es mit den beiden realen Wegen der ethisch-moralischen Problemlösung, dem des Pluralismus und dem der Verrechtlichung? Man scheut bei beiden die sozialen Kosten, deshalb verweigert man sich dieser Konfrontation. Worin bestehen diese Kosten? Wenn man sich positiv zum Pluralismus stellt, muß man ertragen können, daß es etwa für unsere medizinisch-biologischen Problembereiche keine herrschenden, allgemeingültigen, konsensfähigen Definitionen eines Menschenbildes mehr gibt. Man muß dann damit leben, daß es verschiedene, miteinander nicht kompatible Vorstellungen darüber gibt, was ein Mensch ist, ab wann der Fet als rechtsfähiges menschliches Subjekt angesehen werden soll; wann menschliches Leben anfängt und aufhört; ob Selbsttötung gerechtfertigt ist oder nicht; und künftig: was die bisherigen Urbegriffe „Vater", „Mutter" und „Kind" in ihrem Verhältnis zueinander bedeuten.

Bei all dem muß man das unaufgelöste Nebeneinander zu tolerieren bereit sein, wenn man sich für den Weg des Pluralismus ausspricht. Gerade wissenschaftlich ausgebildeten Menschen muß diese Art der Tolerierung von Verschiedenheit notgedrungen ein Greuel sein, denn das Ethos der Wissenschaft zielt auf das Gegenteil: bis auf Widerruf *allgemeingültig* akzeptierte Problemlösungen. Andererseits aber gestattet es das Votum für den pluralistischen Weg – was häufig in seiner Bedeutung reinweg übersehen wird –, daß man nämlich die ethisch-moralische Überzeugung, die jeder von uns ja hat, vertreten und in den Grenzen geltenden Rechts auch praktizieren kann. Man spielt ihre Bedeutung häufig herunter, weil man immer noch geblendet ist vom historischen Vorbild der klassischen staatsreligiös gestützten christlichen Moral.

An diesem Vorbild gemessen erscheint es zuwenig, daß jeder von uns moralische Überzeugungen besitzt, die in den umstrittenen Bereichen allerdings nicht allgemeingültige Moral darstellen. Doch man hat als Forscher wie als Arzt die Pflicht, sich um eine ethisch-moralische Überzeugung zu bemühen, und die meisten haben auch eine. Jeder Wissenschaftler, jeder Arzt hat die Möglichkeit, für seine Überzeugung öffentlich einzutreten, für sie zu werben und in den Grenzen des Rechts auch danach zu handeln. Das Grundproblem im Rahmen der Akzeptierung des Pluralismus des Nebeneinander besteht nicht darin, daß wir keine Moral, sondern daß wir zuviel Moral, nämlich eine Mehrzahl moralischer Überzeugungen haben.

Ich weiß: Weil der pluralistische Zustand aus vielen Gründen der ungeliebtere, im Innersten abgelehnte ist, deshalb nominiert nachweisbar die Tendenz zur Verrechtlichung. Eben deshalb ist das meiste, was an ethisch-moralischer Diskussion bei uns seit Jahren stattfindet, Wettbewerbspluralismus mit der Absicht aller Beteiligten, die Gesetzgebung zu beeinflussen. Die sozialen Kosten dieses Weges in die Verrechtlichung aber sind nach meiner Einschätzung letztlich höher als die Kosten des Wegs der Anpassung an den Pluralismus des Nebeneinander. Verrechtlichung heißt in Demokratien bei brisanten Fragen immer: weltanschaulicher Bürgerkrieg mit dem Ausgang, daß die Interessen großer Minderheiten – durchaus in der Logik des demokratischen Mehrheitsverfahrens – auf Zeit unterdrückt werden. Ich sage absichtlich „auf Zeit", denn in einer Demokratie lassen sich bedeutende Interessen nicht endgültig unterdrücken. Wer die Geschichte der Gesetzgebung des § 218 in den letzten 15 Jahren bis heute verfolgt hat, weiß, wovon ich spreche. Ich prophezeie: Wir werden lernen müssen, mehr mit dem Pluralismus des Nebeneinander zu leben, selbst wenn alle unsere gewohnten Problemlösungsmethoden, besonders die erkenntnisproduktiven Wissenschaften, dem Geist dieser Art Pluralismus widersprechen. Im anderen Fall setzen wir unsere Gesellschaft nämlich einem ständig zunehmenden Druck weltanschaulicher Bürgerkriegsintentionen aus. Denn Sie wissen: Nirgendwo wird giftiger und feindseliger gestritten als in den *ethisch-moralischen* Auseinandersetzungen um den Frieden. Vestigia terrent. Die Erfahrungen mit der Friedensdiskussion der vergangenen Jahre sollten uns im Hinblick auf die anderen Gebiete des ethisch-moralischen Diskurses eine Warnung sein.

Zusammenfassung der Diskussionen und Kommentar (H.-B. Wuermeling)

Die Diskussion brachte Einigkeit darüber, daß den deutschen Erbbiologen vor und in der nationalsozialistischen Zeit ein solides theoretisches Fundament dafür gefehlt habe, was ihnen als „Wissenschaft" erschienen war. Zum Beispiel fand sich das Hardy-Weinberg-Gesetz in den damaligen deutschen Lehrbüchern nicht (PROPPING). Jene Selbstkorrektur der Genetik, wie sie in den dreißiger Jahren besonders in den angelsächsischen Ländern stattgefunden hatte, war (mindestens auch) dieses Mangels wegen in Deutschland ausgeblieben. Die pauschale Feststellung, daß es nie eine wissenschaftliche Begründung von Eugenik gegeben habe (SCHWINGER), mußte aber doch für eng begrenzte Bereiche (autosomal dominant vererbte Erkrankungen mit geringer Neumutationsrate, ROPERS) eingeschränkt werden.
Kein Zweifel blieb an der Tatsache der Tötung, die die pränatale Diagnostik in einschlägigen Fällen nach sich ziehe. Die Verantwortung dafür könne aber auch mit dem Begriff „verantwortete Elternschaft" (STENGEL-RUTKOWSKI) aus zwei Gründen nicht den Eltern allein angelastet werden: Einmal werde mit der Beratung – mit oder ohne Schadenskriterienkatalog – Verantwortung auch für das weitere Schicksal des Kindes übernommen, und zum anderen liege nach HEPP die letzte Verantwortung noch immer beim Arzt, dieser sei der „Täter". Im einzelnen mache bei der pränatalen Diagnostik darüber hinaus die Frage der Verhältnismäßigkeit der diagnostischen Eingriffe, die lange Frist, nach der ein vorausgesagter Schaden eintrete, und schließlich dessen unsichere Voraussage (Wahrscheinlichkeit) praktische Schwierigkeiten (PROPPING).
Vor dem Hintergrund der philosophischen Aussage, die überzeitliche Allgemeingültigkeit einer moralischen Norm sei Ergebnis einer Suggestion, wirke es natürlich erschreckend, wenn die bewußtseinsverändernde Wirkung von Gesetzen festgestellt wird, die es einfach nahelegen und ermögli-

chen, das Machbare zu machen. Die Frage nach dem Verzicht auf das Machbare (im Sinne von Weizsäckers: „Brauchen wir eine asketische Weltkultur?") könnte so zu der die Zukunft einer humanen Menschheit entscheidenden Frage werden.

Biologie und Theologie

P. Boland

Eine Einführung

Die ethisch-theologische Auseinandersetzung mit der pränatalen Diagnostik möchte ich mit einer rätselhaften Geschichte beginnen.
Der chinesische Philosoph Tschuangtsi erzählt: Ein Schüler des Konfuzius beobachtet auf einer Wanderung nördlich des Han-Flusses einen alten Mann, der sich die Arbeit an seinem Gemüsegarten sehr sauer werden läßt. Der Alte steigt um eines jeden Eimers Wasser willen in seinen Brunnen hinab, trägt den gefüllten Eimer in den Armen herauf, gießt ihn in den Bewässerungsgraben aus und steigt dann wieder hinab, um zu schöpfen; so bringt er bei aller Mühe nur wenig zustande. Als ihn aber nun der Philosoph fragt, warum er nicht einen hölzernen Hebel aufstelle, um mit dessen Hilfe mit viel geringerer Mühe eine viel größere Menge Wassers herauszupumpen, steigt dem Alten der Ärger ins Gesicht: „Ich habe meinen Lehrer sagen hören: Wenn einer Maschinen benützt, so betreibt er all seine Geschäfte maschinenmäßig; wer seine Geschäfte maschinenmäßig betreibt, der bekommt ein Maschinenherz. Wenn einer aber ein Maschinenherz in der Brust hat, dann geht ihm die reine Einfalt verloren. Bei wem die reine Einfalt dahin ist, der wird ungewiß in den Regungen des Geistes". Er meint dann, ein solcher Mensch verstoße gegen die höchste Aufgabe: den Sinn (das Tao, das unausdrückbare Eine hinter allen Dingen und allem Denken)[1].
Muß, wer mit Maschinen umgeht, ein „Maschinenherz" bekommen? Offensichtlich nein. Es ist kein Automatismus, kein unabänderliches Schicksal, aber doch wohl eine Verführung. Eine wesentliche Wahrnehmung liegt diesem Gleichnis zugrunde, daß das Wesen des Menschen sich den Dingen angleicht, mit denen er beschäftigt ist.
Ethik hat mit einem Bereich menschlicher Überlegung und Handlung zu tun, der nur bedingt dem klaren, rationalen Zugriff zugänglich ist. Wir meinen Wertungen; Empfindungen über das Edle, das Schöne, das Gute;

Gewißheiten; Überzeugungen; Urteile; Handlungen. Der Verstand vermag nur bedingt in diesen Bereich vorzustoßen. Die Einfallstore sind u. a. Symbole und Ausstrahlungsautorität maßgebender Menschen. Gerade sie sind es, die den feinmaschigen Filter der Abwehrmechanismen und die Nebel des jeweiligen Zeitgeistes zu durchdringen vermögen auf jenes Organ hin, welches Platon – um das Bild jetzt zu verändern – „das im barbarischen Schlamm vergrabene Auge der Seele" genannt hat.

In den letzten Jahren sind Erfahrungen gesammelt worden – gute und schlechte. Jeder hat seine eigenen gemacht. Erfahren hat mit reisen, fahren zu tun und heißt ganz wörtlich: „Reisend, durch Hineinfahren erkunden". Fahren stammt von der gleichen indogermanischen Wurzel „per" (zu etwas durchringen, etwas durchbohren, durchfahren). Auch im Lateinischen haben wir „per" = hindurch; daher ex-per-ientia = durch angestellte Versuche gewonnene Erfahrung[2].

Jene geistige Mitte, wo solche Erfahrungen und Erlebnisse aufbewahrt werden, nennen wir Gewissen. Nach Aristoteles ist „conscientia ex multis memoriis fit" (= aus vielen Erinnerungen, Erfahrungen konstituiere sich das Gewissen) – ein dynamischer Prozeß. Aus der heutigen Erfahrungsdichte kann eine gestrige Praxis als unglücklich oder sogar als Irrtum erscheinen. Nüchternheit stellt sich ein. Meines Erachtens steckt die pränatale Diagnostik in einem solchen Umdenkungsprozeß. Das Maschinenherz ist zur Bedrohung geworden.

In den Diskussionen bis jetzt ist eine Reihe von Fragen aufgetaucht, die ich zusammenfassen möchte und die uns in der weiteren Auseinandersetzung begleiten werden.

1. Welche ethische Bedeutung hat es, vom Lebenswert, Lebensrecht oder der Lebenschance eines Feten zu sprechen? Ist dieser anders geartet oder strukturiert als das embryonale Leben oder gar das geborene Leben? Wir sprechen jetzt ethisch. Die tatsächliche ärztliche Praxis unterstellt die Zulässigkeit solcher Unterscheidungsmöglichkeiten.

2. Wissenschaftliche Durchbrüche rufen neue Techniken hervor, eröffnen neue Möglichkeiten. Sie bewirken zugleich aber eine Veränderung des Denkens und eine Umschichtung der Werte – eine Binsenwahrheit. In diesem Zusammenhang und bezogen auf die pränatale Diagnostik: Welche ethische Relevanz hat es, von Ansprüchen des Patienten gegen-

über der Ärzteschaft zu sprechen? Ist der allzu verständliche Wunsch nach dem gesunden Kind unter der Bedingung nur und ausschließlich das gesunde Kind ethisch verantwortbar?

3. Der selektive Fetozid: Zwei Fragen drängen sich auf. Was ist die Ursache einer Mehrlingsschwangerschaft? Rechtfertigt der Kinderwunsch allein solchen medizinischen Aufwand, um eine Schwangerschaft zu ermöglichen, die dann als Folge eine Mehrlingsschwangerschaft hat mit den Folgeproblemen? Dazu zweitens: Darf dann selektiv vorgegangen werden? Entweder nach den Kriterien: Die gesunden Feten haben vor den kranken bzw. schwer mißgebildeten den Vorzug. Oder im Falle einer gleichmäßigen Gesundheit: das ciceronische Prinzip, von Herrn WUERMELING so schön formuliert, daß nur wenige oder nur einer Platz haben auf der lebensrettenden Planke.

4. Zwingt die Tatsache, daß der Fet offensichtlich, wenn auch im bescheidenen Umfang, zum Patienten geworden ist, zu einer konzilianteren Haltung gegenüber der pränatalen Diagnostik?
   Fassen wir zusammen: Um nicht in dem Verdacht stehen zu müssen, die pränatale Diagnostik bei der Feststellung eines mißgebildeten Feten lasse nur den Automatismus eines Abbruchs offen, führte man die angstvermindernde Wirkung bei der überwiegenden Anzahl der Untersuchungen mit normalem Befund vor. Ein Instrument also, daß den Abtreibungen auf Verdacht entgegenwirkt.

5. Ist ein Anenzephalus tot oder noch am Sterben? Gibt es ethische oder theologische Kriterien zur Feststellung des Todes? Genügt der Begriff Hirntod, oder bedarf es des zusätzlichen Kriteriums des Ausbleibens der spontanen Atmung? Hintergrund ist die sich anbahnende Praxis der Organabnahme von Anenzephali zwecks Transplantation.

Chr. VOGEL befragt die Natur. Hilft sie uns weiter in unseren Überlegungen?

H.G. ULRICH setzt sich mit der fundamentalen Frage auseinander, die wir vielleicht wie folgt zusammenfassen dürfen:

„Was rechtfertigt uns, das Fundament der Ethik im einzigartigen Wert menschlichen Lebens zu postulieren?" Oder noch schärfer formuliert: „Wie begründen wir den Rekurs zur Unberührbarkeit bzw. Heiligkeit menschlichen Lebens? Sind diese Begriffe in sich einleuchtend und zwingend? Ist das Leben buchstäblich ‚heilig'?"[3]

J. GRÜNDEL nimmt einige konkrete Fragen unter die Lupe und sucht nach Kompromißmöglichkeiten.

Literaturhinweise:

1 SCHNEIDER R: Macht und Gnade. Suhrkamp TB: Frankfurt 1977, S. 114.
2 VON BALTHASAR HU. In: Internationale Katholische Zeitschrift. Juni 1976, S. 497.
3 NELSON JR. In: Genetics and Law III. Hrsg. A Milunsky and GJ Annas. Plenum Press: New York 1985, S. 83.

Reproduktive Manipulation
aus evolutionsbiologischer Sicht

Chr. Vogel

Es mag uns scheinen, als sei die Manipulation des Fortpflanzungsgeschehens ein neuartiges Phänomen unseres wissenschaftlich modernen und hoch technisierten Zeitalters, womit wir uns gewissermaßen endgültig vom natürlichen Entwicklungsprozeß abgekoppelt hätten. Das trifft nicht zu: Reproduktive Manipulation unterschiedlichster Art betreiben viele Organismen seit Urzeiten, sie ist ein Kind der natürlichen Selektion, des Motors der biologischen Evolution. Weil natürliche Selektion über differentiellen Reproduktionserfolg arbeitet, hat sie zwangsläufig auch solche genetischen Programme favorisiert, die mittels manipulativer Eingriffe den Reproduktionserfolg von Organismen maximieren. Und da der individuelle Lebenszeit-Reproduktionserfolg letztlich nicht von der Zahl der gezeugten Jungen, sondern von der Zahl erfolgreich aufgezogener Kinder abhängt, hat die natürliche Selektion viele höher entwickelte, in die Aufzucht ihrer Jungen intensiv investierende Organismen programmiert, mit ihrer reproduktiven Potenz ökonomisch und somit sparsam umzugehen: Es gilt, die reproduktive Kosten-Nutzen-Bilanz zu optimieren.

Um das im unerbittlichen Wettbewerb konkurrierender Artgenossen und Lebensformen zu erreichen, haben Organismen eine erstaunliche Vielfalt manipulativer Reproduktionsstrategien entwickelt, die u. a. auch den selektiven Infantizid und Fetozid im Dienste einer Vermeidung reproduktiver Fehlinvestitionen einschließen. Wer mehr Kinder in die Welt setzt, als er erfolgreich aufziehen kann, verschwendet seine Energievorräte, und wer die Zahl und die reproduktive Qualität seiner Jungen (z. B. über den Zeitpunkt der Geburt oder über das Geschlecht seines Nachwuchses) nicht den je gegebenen ökologischen und sozialen Bedingungen optimal anpaßt, wird von seiner Konkurrenz schnell überflügelt. Natürliche Selektion wird zwangsläufig immer jene favorisieren, die ihre eigenen Energievorräte optimal in die Generationen überdauernde „Gen-Lotterie" einbringen. Das war und ist seit Jahrmilliarden so und wird sich nicht ändern. Auch wir entstammen dieser evolutionären „Zuchtanstalt" und dürfen davon ausgehen, daß auch wir bereits von Natur aus Meister – freilich zunächst unbewußter – reproduktiver Manipulation sind.

Ich möchte Sie in die unserer Weltanschauung ziemlich fern stehende evolutionsbiologische Sichtweise mit einer altbaltischen Fabel einführen, welche den trefflichen Titel „Krähenweisheit" trägt:

Eine Krähe hat auf einer Insel ihr Nest gebaut und zieht dort ihre drei Jungen groß. Eines Nachts zieht ein gewaltiger Gewittersturm auf. Die Insel wird überflutet, schon steigt das Wasser den Stamm des Nestbaumes hinauf. Die Krähe, erkennend, daß sie ihren Nachwuchs nur erhalten kann, wenn sie ihn von der Insel aufs Festland bringt, und zugleich wissend, daß sie kaum alle drei Jungen wird retten können, ergreift das erste Junge und fliegt mit ihm über das Meer. Unterwegs fragt sie ihr Kind: „Wie wirst du mir später einmal vergelten, daß ich dich jetzt vor dem sicheren Tod errette?" Das Junge antwortete: „Mutter, wenn ich groß bin und du bist alt und schwach, dann werde ich dich pflegen und verwöhnen". „Du sprichst falsch!", ruft die Mutter, „Du verdienst nicht, gerettet zu werden.", und läßt ihr Kind in das tosende Meer fallen. Schnell fliegt sie zurück, ergreift das nächste Junge – die steigende Flut hat das Nest schon fast erreicht. Der Dialog wiederholt sich, das zweite Junge gibt die gleiche Antwort wie das erste, und wieder läßt die Mutter das Kind fallen. Dem letzten Kind steht das Wasser schon am Hals, als die Mutter es ergreift. Wieder fragt sie: „Wie wirst du mir dereinst meine Tat vergelten?" „Mutter", antwortet das Kind, „wenn ich erwachsen bin, werde ich meinen Kindern gegenüber genauso handeln wie Du jetzt mir gegenüber". „Du sprichst gut!", ruft die Mutter, „Du verdienst, gerettet zu werden. Bei uns Krähen sorgt man nicht für die alternden Eltern, sondern für die künftige Generation.", und trägt das Junge ans rettende Land.

So fremd uns diese „Moral" erscheinen mag, diese Fabel gibt treffend wieder, welchen „Bewertungsmaßstab" – jetzt freilich nicht moralisch gemeint – natürliche Selektion setzt. Es geht nicht um das individuelle Überleben, nicht um eigennützige Langlebigkeit und das eigene Wohlergehen im postreproduktiven Alter; was einzig zählt, ist die erfolgreiche Weitergabe der eigenen Gene: das Individuum als Diener seiner Reproduktion. Reproduktion geht im allgemeinen zu Lasten der sich reproduzierenden Individuen – nicht: „Mein Bauch gehört mir!", sondern: „Mein Bauch gehört meinen Nachkommen, den zukünftigen Generationen!"

Um Ihnen diese sicher fremdartig erscheinende Perspektive ein wenig verständlicher zu machen, bedarf es eines kleinen Exkurses in die Grundlagen der Evolutionsbiologie.

Der Motor der Evolution ist nach DARWINS Theorie die natürliche Selektion, und sie optimiert ihrer Natur nach die Fähigkeiten von Organismen zu erfolgreicher Konkurrenz um begrenzte Ressourcen, seien dies nun Nahrungsmittel, sichere Schlupfwinkel, Nist- oder Brutplätze oder – für den Reproduktionserfolg sich bisexuell fortpflanzender Organismen von zentraler Bedeutung – Geschlechtspartner. Erfolgreich im Sinne des Evolutionsprozesses sind dabei zunächst Individuen, die in direkter Nachkommenlinie überproportional viele Kopien oder Replikate ihrer Gene bzw. Allele in die zukünftige Generation einbringen. Die evolutionsbiologische „Eignung" oder „Fitness", wie DARWIN es nannte, wird hier verstanden als eine „persönliche Fitness"; sie mißt sich also am relativen Reproduktionserfolg eines Individuums im Vergleich zu seinem unmittelbaren Konkurrentenumfeld. Dabei zählt natürlich nicht einfach die Zahl der Geburten oder der gelegten Eier, sondern die Zahl der ihrerseits wieder erfolgreich zur Reproduktionsreife aufgezogenen Jungen. Diese Fitness hängt von Eigenschaften und besonders auch vom Verhalten der jeweiligen Individuen ab, d. h. natürliche Selektion „bewertet" die Individuen (genetisch präziser ausgedrückt: die individuellen Phänotypen) und liest nach diesen individuellen Qualitäten aus.

Der Soziobiologe Richard DAWKINS (1976) hat die Individuen daher auch als die „Vehikel ihrer Gene" oder als ihre „Ausbreitungsmaschinen" bezeichnet, wobei der Ausbreitungserfolg der Gene natürlich von den die Ausbreitung der Genreplikate fördernden Qualitäten und Anstrengungen ihrer „Vehikel" abhängt. Den entsprechenden selektiven Bewertungsprozeß nannte DAWKINS (1982) folgerichtig „vehicle selection". Für die Evolution zählt aber letztlich nicht das Schicksal dieser „Vehikel", also der Individuen, sondern das überindividuelle Überdauern durch die Generationenfolge.

Und was Generationen überdauert, sind natürlich nicht die Individuen, sondern die Gene, d. h. die Replikate und Replikatoren ihrer Bau- und Verhaltensprogramme: DAWKINS (1982) spricht in diesem Zusammenhang von

180

„replicator survival". Es ist ohne weiteres einsichtig, daß jene Replikatoren bzw. genetischen Programme jeweils die besseren Ausbreitungschancen in künftigen Generationen haben, die ihren „Vehikeln" zu mehr erfolgreich aufgezogenen Nachkommen verhelfen, und daran sind Verhaltensprogramme und somit natürlich auch die eigene Reproduktion optimierende, manipulierende Strategien entscheidend beteiligt.

Um es noch einmal in einer etwas populären Ausdrucksweise zu wiederholen: Natürliche Selektion setzt nach Maßgabe individueller Anpassungsqualitäten Prämien. Diese Prämien werden ausgezahlt in Reproduktionserfolgswährung, also gewissermaßen mit einem Wechsel auf die Zukunft. Gutgeschrieben wird dieser Wechsel letztlich nicht den prämierten Individuen, sondern ihren Genen bzw. Allelen, die in den Folgegenerationen entsprechend vermehrt vertreten sind. „Kontoinhaber" sind daher gar nicht die Individuen, sondern ihre genetischen Programme. Im Gegenteil, die sich fleißig reproduzierenden Individuen haben für sich selbst nicht nur nichts davon, sondern biologische Reproduktion geht in aller Regel eindeutig zu Lasten der Überlebenskraft und der Überlebenswahrscheinlichkeit der Reproduzenten. Die eigentlichen „Nutznießer" und „Regisseure" im biologischen Evolutionsspiel sind somit genetische Programme. Die Individuen hingegen sind austauschbare und schnell vergängliche „Inkarnationen" („Vehikel" hatte sie DAWKINS genannt), die im „Interesse" ihrer Gene engagiert am „Daseinskampf" teilnehmen und in den meisten Fällen längst tot sind, wenn die Erfolgsbilanz gezogen wird. Was durch Generationen hin überlebt, sich ausbreitet, vermehrt oder auch verringert, was Evolution also unter der strengen „Herrschaft" der natürlichen Selektion gestaltet, sind genetische Programme, nicht Individuen. Jene genetischen Programme haben automatisch die besseren Erfolge, die ihre Individuen („Vehikel") dazu veranlassen, sich ohne Rücksicht auf eigene Nachteile und Risiken für die Produktion von Nachwuchs einzusetzen. Wen könnte es da noch wundern, daß der Drang zur Fortpflanzung unter dem zwingenden Druck der natürlichen Selektion den Organismen seit Jahrmilliarden genetisch so tief und unauslöschlich eingeprägt ist? Selbstaufopferung im Dienste dieses „biogenetischen Imperativs" wurde und wird von der natürlichen Selektion allemal höher „belohnt" als zögerliche Eigensucht von Individuen und Generationen. Das ist auch die „Moral" der oben zitierten „Krähenweisheit".

Die Kosten-Nutzen-Bilanz des individuellen Verhaltens darf also evolutionsbiologisch nicht auf die Individuen, sondern muß auf die Erbprogramme bezogen werden. Wenn dies so ist, dann hat das beachtenswerte Konsequenzen: Es reicht dann die oben beschriebene „persönliche Fitness" als biogenetisches Erfolgsmaß nicht mehr aus. Die gleichen Allele oder Erbprogramme stecken ja über gemeinsame genealogische Abstammung und nach Maßgabe der genetischen Verwandtschaftsnähe mit definierter statistischer Wahrscheinlichkeit auch in anderen Individuen: in den eigenen Eltern, Kindern und Geschwistern mit berechenbar höherer Wahrscheinlichkeit als in den Großeltern, Enkeln, Onkeln und Tanten und in diesen wiederum mit höherer statistischer Wahrscheinlichkeit als in Vettern und Basen usw.

Natürliche Selektion sollte also im „Interesse" der genetischen Replikatoren und Replikate nicht nur jene Eigenschaften und Verhaltensprogramme fördern, die dem Einzelindividuum zu mehr gesundem Nachwuchs verhelfen, sondern vor allem auch jene Eigenschaften und Verhaltensprogramme mit verstärkter Ausbreitung belohnen, die den jeweils nächsten Verwandten zu höherem Reproduktionserfolg verhelfen. Die unter nahezu allen sozial lebenden Organismen anzutreffende intensive und nach Verwandtschaftsgrad jeweils abgestufte Verwandtenunterstützung, der berühmte „Nepotismus", ist daher eine ganz zwangsläufige Konsequenz natürlicher Selektion, sie ist das Resultat der Tatsache, daß die eigentlichen „Kontoinhaber" im biologischen Evolutionsgeschehen nicht die Individuen sind, sondern die genetischen Programme, die ihr „Kapital" in ihrem Eigeninteresse auf möglichst viele „Firmenfilialen" verteilen sollten, die ihrerseits kooperieren, da sie die gleichen genetischen „Interessen" verfolgen.

Dieses Phänomen der abgestuften Verwandtenunterstützung hat man „kin selection" (Verwandtschaftsselektion) genannt (MAYNARD SMITH, 1964) und die Fitness, die daraus resultiert, bezeichnen Evolutionsbiologen als „Gesamtfitness" („inclusive fitness", HAMILTON, 1964). Im „Interesse " dieser „Gesamtfitness" kann es sich unter bestimmten Umständen sogar evolutiv auszahlen, wenn ein Individuum auf die eigene Reproduktion zeitweise oder sogar ganz verzichtet (somit also seine „persönliche Fitness" reduziert!), um statt dessen nahen Verwandten zu einem überproportionalen Reproduktionserfolg zu verhelfen. Im Evolutionsprozeß kommt es also keineswegs nur auf die oben beschriebene individuenbezogene „persönliche Fitness" (auch „DARWIN-Fitness" genannt) an, sondern auf die Steigerung der „Gesamtfitness" (auch „HAMILTON-Fitness" genannt), die den eigenen direkten Reproduktionserfolg und den Reproduktionserfolg der genealogischen Verwandten, gewichtet nach dem jeweiligen Verwandtschaftsgrad, umfaßt.

Das Prinzip, nach dem individuelles Verhalten im biogenetischen Evolutionsprozeß selektioniert wird, ist demnach genetischer „Eigennutz", wobei der Eigennutz jedoch nicht auf das handelnde Individuum zu beziehen ist, sondern auf seine genetischen Programme. Natürliche Selektion fördert also die Maximierung und Strategien zur Optimierung der „Gesamtfitness" der Akteure. Damit wird zugleich auch klar, daß eine neue und andersartige Definition von „adaptiv" erforderlich geworden ist als die des „Sozialdarwinismus" und der klassischen Ethologie, die sich alle gern auf das „Artwohl" oder auf ein „Gruppenwohl" (z. B. Rasse, Klasse, Nation, Volk, Stamm usw.) bezogen. „Adaptiv" kann nicht mehr bedeuten, was der „Arterhaltung" dient, sondern „adaptiv" ist einzig, was der genetischen „Gesamtfitness" der einzelnen Akteure dient. Genetischer „Eigennutz" geht in der Evolution also generell vor „artdienlichem Gemeinnutz", nur darf man den „Eigennutz" nicht allein auf das jeweils agierende Individuum beziehen, sondern auf seine genetischen Programme, so daß „genetisch eigennützig" auch sein kann, was auf individueller (phänotypischer) Ebene als „uneigennützig" erscheinen mag!

Nun zurück zur reproduktiven Manipulation. Als evolutionsbiologisch adaptiv sind Manipulationen – so hatten wir gehört – dann zu bewerten, wenn sie der Maximierung der „Gesamtfitness" der manipulierenden Akteure dienen: In diesem Fall stellen sie eine erfolgversprechende Reproduktionsstrategie dar. Eine derart adaptive Reproduktionsstrategie kann auch der Infantizid oder der Fetozid sein. Konrad LORENZ (1955) hielt das Töten von Artgenossen noch für eine „im Sinne der Arterhaltung höchst unzweckmäßige" Sache, und das gezielte Töten von artgleichen Kindern mußte ihm vollends abnorm und deviant erscheinen, widersprach es doch der von ihm postulierten generell aggressionshemmenden Wirkung des „angeborenen Kindchenschemas". Das Infantizid und Fetozid jedoch keineswegs abnorm und deviant sein müssen, daß sie vielmehr unter bestimmten Voraussetzungen hochgradig adaptiv den Reproduktionserfolg des „Killers" steigern können und entsprechend von der natürlichen Selektion –

allen „Artinteressen" zum Trotz – positiv belohnt werden müssen, möchte ich Ihnen an einzelnen Beispielen kurz vorstellen.

Das erste Beispiel entstammt unserer eigenen Arbeit. Seit über 10 Jahren beobachtet unser deutsch-indisches Wissenschaftlerteam eine isolierte, in sich geschlossene Population der indischen Langurenaffen (Presbytis entellus) in der Umgebung von Jodhpur im nordwestindischen Rajasthan. Die Population besteht aus annähernd 1.300 Tieren, die in 29 reproduktive soziale Einheiten unterteilt ist. Jede dieser gemischtgeschlechtlichen Sozietäten bildet einen geschlossenen Harem, bestehend aus je einem voll erwachsenen Männchen und 8–30 (im Durchschnitt 17,4) erwachsenen Weibchen sowie deren Nachwuchs.

Während die Weibchen zeitlebens in ihrer Natalgruppe – und somit in einem engen Verwandtschaftsverband – bleiben, müssen die jungen Männchen ihre Natalgruppe vor Eintritt der Geschlechtsreife verlassen. Sie schließen sich dann einer der unterschiedlich großen „all male bands" an, in denen die überzähligen Männchen zusammengeschlossen sind. Es ist wohl verständlich, daß in einer Population, in der alle 500 reproduktiven Weibchen von nur 29 adulten Männchen monopolisiert werden, unter den 80–100 jeweils leer ausgehenden, voll erwachsenen Männchen, die in „all male bands" leben, ein ungeheurer Konkurrenzdruck um den Besitz eines Harems herrscht, was schließlich die einzige Möglichkeit für die erfolgreiche Reproduktion eines Männchens darstellt.

Einem Männchen gelingt es in dieser Population im Durchschnitt nur 27,6 Monate, einen Harem zu besitzen (beobachtete Varianz etwa 3–50 Monate), d. h. seine Lebenszeitreproduktionsperiode ist voraussehbar eng begrenzt. Im Sinne der Maximierung seines Reproduktionserfolges – und darauf hat, wie wir besprochen hatten, natürliche Selektion die Tiere „programmiert" – sollte jedes Männchen diese kurze Zeit so intensiv wie möglich nutzen. Nun stelle man sich vor, ein Männchen hat einen Harem mit z. B. 10 geschlechtsreifen Weibchen erobert, von denen jedoch 5 gerade (von seinem Vorgänger) schwanger sind und 3 ein kleines Baby haben, das sie noch in Laktationsamenorrhoe hält. 2 Weibchen stünden dem neuen „Chef" für seine Reproduktion zunächst nur zur Verfügung. Wenn man weiß, daß die Schwangerschaft im Schnitt 6,5 Monate und die Laktationsamenorrhoe noch einmal 4–6 Monate dauert, könnte man mit Bezug auf jedes reproduktionsfähige Haremsweibchen ausrechnen, wieviel von seiner „kostbaren"

Reproduktionszeit das neue Männchen verlieren müßte, und das wäre ein hoher Prozentsatz seiner gesamten Möglichkeiten.

Was könnte ein Männchen im Interesse seiner eigenen Reproduktionsmaximierung dagegen tun? Es „sollte" a) alle bei Übernahme des Harems vorgefundenen Babies, die ihre Mütter noch in der Laktationsamenorrhoe halten, also jene Babies, die noch nicht 6 Monate alt sind, töten, b) es sollte vor allem auch jene Kinder töten, die nach seiner Haremsübernahme geboren werden, aber noch vom Vorgänger gezeugt wurden, und c) es sollte, wenn möglich, von seinem Vorgänger schwangere Weibchen zum Abort ihrer Feten bringen. Voraussetzung für den Erfolg dieser Strategie wäre allerdings, daß die Mütter seiner kindlichen Opfer nach dem Infantizid bzw. Abort schnell wieder östrisch werden, mit dem Töter ihrer Kinder sogleich kopulieren und schnell von ihm erneut geschwängert werden können.

Alle die hier prognostisch geschilderten Vorgänge spielen sich in der Langurenpopulation tatsächlich ab: Unser Team hat bisher 4 infantizidale Männchenwechsel mit 18 Kindstötungen (die Kinder waren jeweils nachweislich vom Vorgänger gezeugt) im adäquaten Alter der Babies beobachtet, 2 Infantizide erfolgten an Babies, die bis zu 3 Monaten nach der Haremsübernahme geboren wurden, und 5 induzierte Aborte sind uns derzeit bekannt. In nahezu allen Fällen wurden die Mütter der Opfer innerhalb von 2–3 Wochen nach dem Infantizid östrisch, forderten den „Killer" intensiv zu Kopulationen auf und waren in kurzer Frist wieder schwanger, so daß ein Reproduktionszeitgewinn des infantizidalen Männchens eindeutig nachweisbar ist (für Einzelheiten siehe HAUSFATER & VOGEL, 1982; VOGEL & LOCH, 1984; SOMMER, 1987; und AGORAMOORTHY et al., im Druck).

Es kann keinem Zweifel unterliegen, daß die Männchen vom Infantizid bzw. Fetozid selbst reproduktiv profitierten: Sie steigerten ihren eigenen Reproduktionserfolg auf Kosten ihrer jeweiligen Vorgänger und der Mütter der Opfer sowie natürlich der kindlichen Opfer selbst. Es handelt sich demnach um ein zwar „artschädigendes", dennoch aber für die individuellen Männchen hochgradig adaptives, weil reproduktionsförderndes Verhalten, gegen das die Weibchen offenbar keine effektive Gegenstrategie entwickeln konnten. „Arterhaltungsinteressen" spielen eben im Kontext der natürlichen Selektion keine Rolle, sie favorisiert vielmehr ihrer Natur nach zwangsläufig die Maximierung der individuenbezogenen „Gesamtfitness" (s. oben).

Entsprechend adaptive infantizidale und fetozidale Reproduktionsstrategien sind inzwischen von erstaunlich vielen Tierarten beschrieben worden (siehe z. B. HAUSFATER & HRDY, 1984).

Bezog sich das eben beschriebene Beispiel auf die Tötung artgleichen, jedoch nicht-eigenen Nachwuchses, so zeigen die nachfolgenden, daß selbst der Infantizid oder Fetozid am eigenen Nachwuchs unter bestimmten Bedingungen dem eigenen Gesamtreproduktionserfolg dienlich und somit „fitness"fördernd sein kann. Eine entsprechende Reproduktionsstrategie kennt man z. B. vom Hausschwein. Ein Mutterschwein hat normalerweise 8–10 Ferkel pro Wurf. Wenn sich jedoch 12 Tage nach der Konzeption weniger als 5 Embryonen zu entwickeln beginnen, abortiert die Mutter. Die Schwangerschaft einer Sau dauert 115 Tage, die Säugezeit noch einmal ca. 55 Tage. Wenn die Mutter sehr früh eine offensichtlich „unrentable" Schwangerschaft abbricht, spart sie Reproduktionszeit und Energie, die sie sogleich in eine neue, wahrscheinlich effektivere Schwangerschaft investieren kann. Die „innere Kosten-Nutzen-Kalkulation", die hier offensichtlich abläuft, orientiert sich jedoch nicht an der absoluten Zahl der angelegten Embryonen, wie operative Uterusverkürzungen gezeigt haben, sondern an der Relation von jeweils angelegten zu jeweils möglichen Embryonenzahlen. Der involvierte Mechanismus ist hormoneller Natur (siehe POLGE et al., 1966). Viele Organismen, die hohe Investitionen in die Aufzucht ihrer Jungen zu leisten haben (z. B. Säugetiere), töten unter ungünstigen Aufzuchtbedingungen ihre eigenen Jungen und fressen sie auf. In aussichtslosen Situationen ist es im eigenen Reproduktionsinteresse ökonomisch, die bereits investierte Energie soweit möglich wieder zurückführend in sich aufzunehmen, um sie für günstigere Reproduktionsbedingungen zu sparen und neu einsetzen zu können. Auch hier beherrscht wieder der „genetische Eigennutz" das Geschehen, es handelt sich um adaptive Reproduktionsstrategien, die von der natürlichen Selektion prämiert werden. Infantizid und Fetozid (Schwangerschaftsabbruch) haben auch in der Menschheitsgeschichte eine sicher uralte Tradition, und sie dürften sich ursprünglich auf dieselben Prinzipien und Mechanismen der natürlichen Selektion zurückführen lassen, die wir bereits kennengelernt haben: Sie standen und stehen als adaptive Reproduktionsstrategien im Dienste der „Gesamtfitness"maximierung, ganz unabhängig davon, welche unmittelbaren Handlungsmechanismen (z. B. ob unbewußt oder bewußt geplant) involviert sind.

186

Von den sogenannten „Naturvölkern" kennen wir eine Fülle von Beispielen. So hat Wulf SCHIEFENHÖVEL (1986 und im Druck) bei den Eipo in West-Neuguinea eine hohe Infantizidrate (29–43 %) gefunden. Die Entscheidung über das Schicksal des Neugeborenen trifft hier die Mutter, bisweilen allerdings nach vorheriger Absprache mit ihrem Ehemann. Die Frau geht allein in den Busch, gebiert dort ihr Baby, deckt es mit Zweigen und Blättern ab und entscheidet dann in einem manchmal Stunden währenden Prozeß, ob sie das Kind annimmt oder nicht. Bei der Entscheidung spielt übrigens auch die Schreistärke als Gesundheitsindikator eine (unbewußte?) Rolle.

Es gibt eine Reihe von gesellschaftlich anerkannten Indikationen für die Nichtannahme eines Babys: z. B. Unehelichkeit, Mißbildungen, Mehrlinge, zu kurzer Geburtenabstand oder auch die Furcht vor der indizierten Untreue des Ehemannes, bedingt durch die lange Zeit des vorgeschriebenen Koitus-Tabus nach der Geburt eines Kindes. Es ist nicht schwierig, alle diese Indikationen als im Dienste einer Lebenszeit-Reproduktionsstrategie der Frauen stehend zu interpretieren. SCHIEFENHÖVEL fand auch eine starke Asymmetrie im Geschlechterverhältnis der ausgesetzten Neugeborenen, einen präferentiellen Mädcheninfantizid, wie er sich in vielen menschlichen Gesellschaften nachweisen läßt. Insofern sind die gestern im Zusammenhang mit der pränatalen Geschlechtsdiagnose in der modernen chinesischen und indischen Gesellschaft erwähnten Verhältnisse nichts Neues, sondern die Fortsetzung alter Traditionen, die ihrerseits wieder reproduktionsstrategische Charakterzüge erkennen lassen.

„Sex-ratio manipulation" ist eine im Organismenreich weit verbreitete Reproduktionsstrategie, in die je nach den gegebenen Bedingungen sehr unterschiedliche Mechanismen involviert sein können. „Gezielte" Verschiebungen des Geschlechterverhältnisses können sowohl postnatal als auch pränatal, ja offenbar gelegentlich auch präkonzeptional erfolgen. Meine Mitarbeiter Andreas PAUL und Jutta KUESTER untersuchten 569 Geburten in einer Berberaffenpopulation (Macaca sylvanus) u. a. auf das Geschlechterverhältnis mit Bezug zum Sozialrang der Mütter. Sie fanden, daß hochrangige Weibchen signifikant mehr männliche als weibliche Kinder bekamen, rangniedere Weibchen dagegen umgekehrt signifikant mehr weibliche als männliche. Ihre sehr sorgfältigen und viele Faktoren berücksichtigenden Analysen kamen zu dem Ergebnis, daß die beobachteten Unterschiede in sekundären Geschlechterverhältnis nicht das Resultat differentieller Aborte waren, sondern sehr wahrscheinlich auf einer rangabhängigen „präkonzeptionellen Geschlechtskontrolle über Steuerung der Paarung in bezug auf die Ovulation" beruhten (für Einzelheiten siehe PAUL & KUESTER, 1987). Mit dieser Feststellung ist jedoch noch nicht die Frage beantwortet, welchen reproduktionsstrategischen Zweck diese Maßnahme haben könnte. Hierzu hatten die Soziobiologen TRIVERS & WILLARD (1973) ein Erklärungsmodell entwickelt, das sich zwischenzeitlich im Hinblick auf viele sozial lebende Organismen (übrigens auch im Hinblick auf menschliche Gesellschaften, siehe unten) bewährt hat.

Sie gingen davon aus, daß Eltern, die in besonders günstigen sozialen bzw. ökonomischen Verhältnissen leben und aus diesem Grunde den Reproduktionserfolg ihrer Nachkommen positiv beeinflussen können, mehr bzw. bevorzugt in Kinder des Geschlechtes investieren sollten, das die höhere Varianz im Reproduktionserfolg aufweist, weil diese Nachkommen ihrerseits erheblich mehr Kinder zeugen und aufziehen können als das Geschlecht mit der geringeren Varianz im Reproduktionserfolg. Bei Säugetieren liegt allemal die erheblich höhere Varianz beim männlichen Geschlecht, was selbstverständnlich auch für den Menschen gilt. 888 Kinder soll – laut Guiness-Buch der Rekorde – der Emperor Moulay Ismail von Marokko im frühen 18. Jahrhundert gezeugt haben. Der im gleichen Buch verzeichnete weibliche Rekord hingegen steht bei „nur" 69 geborenen Kindern, aufgestellt von einer legendären Moskauerin im 18. Jahrhundert, die ausschließlich Mehrlinge zur Welt gebracht haben soll. Mehr als 20 Kinder dürften nur extrem wenige Frauen geboren haben, und sie konnten sich wohl glücklich schätzen, wenn sie davon die Hälfte erfolgreich aufziehen konnten.

Auf das TRIVERS/WILLARD-Modell bezogen heißt das, daß sozial hochrangige, ökonomisch gutgestellte Eltern mit Einfluß auf die soziale Stellung und somit auf den Reproduktionserfolg ihres Nachwuchses bevorzugt Söhne aufziehen und in Jungen mehr investieren „sollten" als in Mädchen. Im Falle von im Sozialrang niedrigen und ökonomisch schlecht gestellten Eltern liegen die Verhältnisse genau umgekehrt: Während ihre Söhne in der Regel schlechte Heirats- und Reproduktionschancen haben, werden die Töchter im Schnitt einen deutlich geringeren Reproduktionsabfall gegenüber sozial höher gestellten Frauen haben als die Söhne. Es lohnt sich daher, in dieser Situation bevorzugt in Töchter zu investieren.

Für die oben erwähnte Berberaffenpopulation treffen diese Verhältnisse genau zu: Die Söhne ranghoher Mütter gelangen mit höherer Wahrscheinlichkeit später in hohe Rangpositionen und haben dann nachweislich deutlich höhere Reproduktionschancen als Söhne rangniederer Mütter. Töchter rangniederer Männer hingegen haben im Durchschnitt kaum weniger Kinder als Töchter ranghoher Mütter. Kurz, es lohnt sich im eigenen biogenetischen „Fitnessinteresse" für ranghohe Mütter, bevorzugt Söhne aufzuziehen, für rangniedere Mütter dagegen sind Töchter – ohne die ja auch ranghohe Männer ihren Reproduktionserfolg nicht maximieren können – die „bessere Investitionsanlage".

Nicht anders sieht es z. B. bei den reichen Rajputen in der klassischen Feudalgesellschaft des indischen Rajasthan mit ihren regelmäßigen Töchter-Infantiziden aus. Alle Eltern des Landes konkurrieren mit ungeheurem Mitgifteinsatz um die Einheirat ihrer Töchter in eine Rajputen-Familie: Den Rajputen bringen ihre Söhne somit zunehmenden Reichtum und entsprechend üppigere Reproduktionserfolge ein. Töchter würden sie finanziell eher ruinieren, oder sie müßten sozial absteigend heiraten, was der „Fitness" abträglich wäre. Präferentielle Investition in Söhne, Vernachlässigung oder gar Infantizid der Töchter ist daher die reproduktionsstrategische Folge dieser Verhältnisse. Über die relativ weite Verbreitung der präferentiell weiblichen Infantizide in sozial stratifizierten menschlichen Gesellschaften unter reproduktionsstrategischen Gesichtspunkten hat Mildred DICKEMANN (1979) eine aufschlußreiche Übersicht gegeben.

Die reproduktionsstrategische Manipulation des Geschlechterverhältnisses braucht auch beim Menschen nicht ausschließlich über den direkten Infantizid oder Fetozid zu laufen. Vielmehr geben demographische Statistiken zur differentiellen Kindersterblichkeit Auskunft auch über weniger direkte Korrekturen des sekundären Geschlechterverhältnisses. Hier spielen wohl die feinerern Abstufungen von eindeutiger Bevorzugung besonders erwünschter bis zur existenzbedrohenden Vernachlässigung weniger bis unerwünschter Kinder im Pflege- und Fürsorgeverhalten die entscheidende Rolle.

Das läßt sich auch in unserer europäischen Gesellschaft aufzeigen. Mein Mitarbeiter Eckard VOLAND hat die historisch-demographischen Daten einer schleswig-holsteinischen Großgemeinde über den Zeitraum von 1720 bis 1869 anhand der Kirchenbücher u. a. im Hinblick auf evtl. differentielle

Mortalitäten der Kinder in ihrem ersten Lebensjahr analysiert (n = 1.597 männliche und 1.600 weibliche Lebendgeborene). Er fand, daß die Mortalität der Töchter bei der wohlhabenden Oberschicht (den „Hufnern" mit Landbesitz von ca. 50 ha) am höchsten war, die Söhne-Mortalität dagegen am geringsten. Bei den Kleinbauern (den sog. „Teilhufnern" mit nur ca. 10 ha Landbesitz) verhielt es sich dagegen gerade umgekehrt, hier hatten Töchter die höchsten Überlebenschancen. Die Heiratsregister wiesen aus, daß nur 34 % der Hufnertöchter via Heirat ihren sozialen Status halten konnten, die übrigen blieben unverheiratet oder heirateten sozial abwärts. Die Teilhufnerstöchter hatten hingegen unter allen 4 Sozialschichten die besten Hypergamiechancen, immerhin heirateten 10 % von ihnen in Hufnersfamilien ein. Hier lohnt es sich also ökonomisch und reproduktionsstrategisch durchaus, in Töchter zu investieren, wohingegen den Söhnen kaum ein ausreichendes Erbteil bleibt.

Der Autor interpretiert diese und andere Befunde seiner Analyse ganz im Sinne soziobiologischer Prognosen: Eltern investieren präferentiell in Kinder des Geschlechts mit dem schichten- bzw. situationsspezifisch höheren reproduktiven Wert; die geringeren elterlichen Investitionen in Kinder des je „geringerwertigen" Geschlechts äußern sich statistisch in höheren Mortalitätsraten und stellen eine indirekte „Nachbesserung" in Richtung auf das je erwünschte Geschlechterverhältnis des eigenen Nachwuchses dar. Mit dem Terminus „Investition" sind hier selbstverständnlich nicht nur materielle Unterstützungen gemeint, sondern auch psychisch-emotionale Zuwendungen.

Für weitere Einzelheiten dieser faszinierenden Analyse verweise ich auf VOLAND (1984) und möchte noch betonen, daß eine derzeit an unserem Institut mit finanzieller Unterstützung der DFG laufende historisch-demographische Datenanalyse der gesamten ostfriesischen „Krummhörn" die Resultate und Interpretationen der genannten Untersuchung auf sehr viel breiterer Basis in den wesentlichen Punkten bestätigt und in vielfältiger Hinsicht erweitert hat (siehe z. B. VOLAND, 1987).

Der Mensch hat seine Reproduktion seit eh und je manipuliert. Der wissenschaftliche Fortschritt hat nur die Möglichkeiten erweitert und die Manipulationstechniken raffinierter gemacht. Und wir müssen wohl davon ausgehen, daß über den weitaus größten Teil unserer Geschichte die moralischen Normen, die diese biogenetischen Manipulationen begleiteten, erlaubten und kanalisierten, im Dienste adaptiver Reproduktionsstrategien standen. Sie unterlagen – wahrscheinlich viel direkter als die meisten anderen gesellschaftlichen Verhaltensnormen – dem Einfluß der natürlichen Selektion: Sie dienten dem biogenetischen Überleben und der erfolgreichen reproduktiven Konkurrenz.

Selbstverständlich kann und darf diese Feststellung nicht bedeuten, daß unsere Ethik sich an diesen „natürlichen Zuständen" zu orientieren habe. Schon vor 250 Jahren hatte David HUME mit Nachdruck betont, daß es keinen legitimen Argumentationsweg gäbe, aus den „Ist"-Zuständen der Natur „Soll"-Werte menschlichen Handelns abzuleiten. Wenn dennoch im Verlauf unserer Geistesgeschichte immer wieder dieser Versuch unternommen wurde, so mag das entweder an der religiösen Überzeugung liegen, daß die Welt, so wie sie ist, im Prinzip „gut" sein müsse, weil „Gott sie geschaffen hat", oder in der Nach-DARWIN-Ära an der verhängnisvollen Ambiguität der Phrase vom „survival of the fittest": „»Fittest« ha as connotation of »best«: and about »best« there hangs a moral flavour", so hatte schon Thomas Henry HUXLEY (1893) diesen Fehlschluß markiert. Natur und ihre Evolution und natürliche Selektion sind moralisch absolut indifferent. Natürliche Selektion kann höchstens so etwas wie eine „Scheinmoral" hervorbringen: die im Organismenbereich recht weit verbreitete wechselseitige Hilfsbereitschaft, der sogenannte Altruismus und Mutualismus, sie sind – wie wir gesehen haben – letztlich „genetisch eigennützig", sie diskriminieren nach genetischen Verwandtschaftsgraden (Nepotismus) oder beruhen auf eigensüchtiger Reziprozität nach dem Motto: „Der wahre Egoist kooperiert". Kurz, die natürliche Selektion favorisiert eher eine „doppelte Moral". Auf der anderen Seite sollten wir uns aber auch nicht darüber täuschen, daß zahlreiche moralische Normen, die unser Alltagsleben mitbestimmen, keineswegs so frei von Eigennutz sind, wie sie sich gerne geben. „Du sollst Vater und Mutter ehren", das erscheint auf den ersten Blick auch evolutionsbiologisch „naturfern", widerspricht es doch der eingangs vorgetragenen „Krähenweisheit". Doch für hochentwickelte Primaten hat die natürliche Selektion anders verfahren müssen, und wir bilden ein Extrem in dieser Richtung: Der soziale und reproduktive Erfolg des Nachwuchses hängt weitgehend von einer langfristigen und intensiven elterlichen Unterstützung und Fürsorge ab, das ist übrigens der biogenetische „Grund" für eine selektive Prämierung der Langlebigkeit bis in das postreproduktive Lebensalter hinaus.

Und so ist es auch durchaus im genbezogenen Fitness-„Interesse" von Eltern und Kindern, wenn die Eltern lange leben: Kinder sollten das im Eigeninteresse unterstützen. Wie heißt es doch im 5. Gebot? „Du sollst Vater und Mutter ehren - damit es *Dir* wohl ergehe und *Du* lange lebest auf Erden". Sebastian BRANT hat in seinem „Narrenschiff" (1494) die eigennützige Komponente in aller Derbheit hervorgekehrt:

„Wer leben will, spricht Gott der Herr,
Der biete Vater und Mutter Ehr,
So wird er alt und reich gar sehr!"

Literaturhinweise:

1 AGORAMOORTHY G et al. (im Druck): Abortions in free ranging Hanuman langurs (Presbytis entellus). - A male induced strategy? - Human Evolution.
2 DARWIN CR: On the Origin of Species by Means of Natural Selection. John Murray: London (1859).
3 DAWKINS R: The Selfish Gene. Oxford University Press: Oxford (1976).
4 DAWKINS R: The Extended Phenotype: The Gene as the Unit of Selection. W.H. Freeman Co: Oxford (1982).
5 DICKEMANN M: Female infanticide, reproductive strategies, and social stratification: A preliminary model. In: N.A. CHAGNON & W. IRONS (Eds.): Evolutionary Biology and Human Social Behavior. Duxbury Press, North Scituate, Ma (1979).
6 HAMILTON WD: The genetical evolution of social behavior. J Theor Biol 7: 1-52 (1964).
7 HAUSFATER G & VOGEL C: Infanticide in langur monkeys (genus Presbytis): Recent research and a review of hypotheses. In: A.B. CHIARELLI & R.S. CORRUCCINI (Eds.): Advanced Views in Primate Biology. Springer Verlag: Berlin (1982).
8 HAUSFATER G & HRDY SB (Eds.): Infanticide: Comparative and Evolutionary Perspectives. Aldine Publishing Company: New York (1984).
9 HUXLEY TH: Evolution and ethics. The Romanes Lecture, 1893. Nachgedruckt in: T.H. HUXLEY & J. HUXLEY: Touchstone for Ethics. Harper & Brothers: New York (1947).
10 LORENZ K: Über das Töten von Artgenossen. - Jahrb Max-Planck-Ges, Göttingen (1955).
11 MAYNARD SMITH J: Group selection and kin selection. Nature (Lond.) 20: 1145-1147 (1964).

12 PAUL A & KUESTER J: Sex ratio adjustment in a seasonally breeding primate species: Evidence from the Barbary macaque population at Affenberg Salem. Ethology 74: 117–132 (1987).

13 POLGE C et al: The effect of reducing the number of embryos during early stages of gestation on the maintenance of pregnancy in the pig. J Reprod Fertility 12: 395–397 (1966).

14 SCHIEFENHÖVEL W: Populationsdynamische Homöostase bei den Eipo in West-Neuguinea. Veröff. Joachim Jungius-Ges. Wiss. Hamburg 55: 53–72 (1986).

15 SCHIEFENHÖVEL W: Reproduction and sex-ratio manipulation through preferential female infanticide among the Eipo, highlands of West-New-Guinea. – In: A.E.O. RASA, C. VOGEL & E. VOLAND (Eds.): Sociobiology of Sexual and Reproductive Strategies. Chapman & Hall: London (im Druck).

16 SOMMER V: Infanticide among free-ranging langurs (Presbytis entellus) at Jodhpur (Rajasthan/India): Recent observations and a reconsideration of hypotheses. Primates 28: 163–197 (1987).

17 TRIVERS RL & WILLARD D. Natural selection of parental ability to vary the sex ratio of offspring. Science 179: 90–92 (1973).

18 VOGEL C & LOCH H: Reproductive parameters, adult male replacements, and infanticide among free-ranging langurs (Presbytis entellus) at Jodhpur (Rajasthan), India. In: G. HAUSFATER & S.B. HRDY (Eds.): Infanticide: Comparative and Evolutionary Perspectives. Aldine Publishing Company: New York (1984).

19 VOLAND E: Human sex-ratio manipulation: Historical data from a German parish. J Human Evolution 13: 99–107 (1984).

20 VOLAND E: Differential infant and child mortality in evolutionary perspective: Data from late 17th to 19th century Ostfriesland (Germany). In: L.L. BETZIG, M. BORGERHOFF MULDER & P.W. TURKE (Eds.): Human Reproductive Behaviour: A Darwinian Perspective. Cambridge University Press: Cambridge (1987).

Pränatale Diagnostik –
Betreten einer schiefen Ebene?
Theologisch-ethische Aspekte

J. Gründel

Der bisherige Erfahrungsaustausch über Möglichkeiten und Methoden einer pränatalen Diagnostik wirft eine Reihe von Fragen auf, die ethische Implikationen beinhalten und die die Verantwortung des Forschers, des praktizierenden Arztes und der Schwangeren, die sich einer solchen Untersuchung unterziehen, betreffen. Dabei geht es um eine grundsätzliche theologisch-ethische Bewertung der pränatalen Diagnostik (II.), die oftmals schon als „Betreten einer schiefen Ebene" bezeichnet wird, insofern eben doch mit der Früherkennung genetischer Schäden der Abbruch einer Schwangerschaft gekoppelt wird; es geht aber auch um konkrete Fragen, wie etwa das Problem des selektiven Aborts bei Vielfachschwangerschaften bzw. die „Reduktion multipler Schwangerschaften als lebenserhaltende Maßnahme", um den Umgang mit schwersten Mißbildungen von Feten und auch darum, ob dem Tode ausgelieferte Feten als Organspender in Betracht gezogen werden dürfen (III.). Da die Antwort auf derartige ethische Problemstellungen wesentlich mit abhängt von dem jeweils vertretenen theologisch-ethischen Ansatz, soll einleitend das hier zugrundegelegte Konzept einer theologischen Ethik erläutert werden (I.).

I. Ansatz und Aufgabenstellung einer theologischen Ethik

Ethik versucht, eine Antwort zu geben auf die Frage: „Was soll ich tun, was ist richtig?" – und zwar „richtig" nicht bloß im Sinne der Übereinstimmung der Handlung mit der persönlichen Gewissensüberzeugung, sondern in der Überprüfung der Frage: „Was wird im konkreten Fall der Würde der menschlichen Person und der jeweiligen Situation hinreichend gerecht?" So bedeutsam das Gewissen als letzte Instanz unseres Handelns auch ist, stets bleibt zu prüfen, was die eigentlichen Zielsetzungen, die Methoden und Wege des Vorgehens zum Ziel sowie die näheren und weiterreichenden Folgen eines Tuns sind. Eine reine Gesinnungsethik, die die Frage nach dem sach- und persongerechten Verhalten ausblendet, bietet keine hinreichende Basis für verantwortungsbewußtes Handeln. Ebensowenig aber erscheint ein radikales Verbot, das allein schon wegen der bloßen Gefahr eines möglichen Mißbrauchs eine Methode grundsätzlich verwirft und entsprechend einer fundamentalistischen Position immer den sichersten Weg zu gehen versucht, der hier vertretenen Verantwortungsethik zu entsprechen.

Die katholische Kirche hat gerade auf dem II. Vatikanischen Konzil die Bedeutung der Eigenverantwortung eines jeden Menschen eindeutig herausgestellt, zugleich aber auch Raum für einen gewissen Pluralismus der Meinungen gelassen[1]. Es ist kein Pluralismus der Konkurrenz, wo verschiedene ethische Positionen einfach nebeneinander bestehen und zusammen „konkurrieren", sondern ein Pluralismus der Kooperation in der Weise, daß einige entscheidende, grundlegende Werte die unaufgebbare Basis für verantwortliches Handeln bleiben. Zu diesen unaufgebbaren Prinzipien zählt u. a. die Würde der menschlichen Person; sie darf – auch im frühesten Stadium – nicht verletzt werden; menschlich-personales Leben ist darum nicht bloß „Objekt", sondern immer auch „Subjekt". Insofern aus biblischer Perspektive jedes menschliche Leben „Abbild Gottes" ist, gibt es kein „lebensunwertes Leben", der Wert menschlichen Lebens bleibt also bestehen, unabhängig von seiner „Bewertung" auf der Börse menschlicher Leistungsgesellschaft. Prinzipien geben zwar eine bestimmte Richtung an, reichen aber noch keineswegs aus für den jeweils konkreten Entscheid, der immer wieder neu begründet und gefällt werden muß.

Christlicher Glaube geht auch davon aus, daß sittliche Forderungen vernünftig zu begründen sind. Eine rein autoritative Vermittlung reicht nicht aus; sie käme einer bloßen Außenlenkung gleich und entspricht nicht der geforderten Eigenverantwortung und Innenlenkung. Insofern wird auch bei den vorliegenden offiziellen kirchlichen Äußerungen zu prüfen sein, ob und inwieweit die darin vorgenommene Begründung überzeugt oder nicht. Zum

1 Vgl. hierzu Vaticanum II, Pastoralkonstitution „Gaudium et spes" a.16 und 17; a.43. Ebenso EGENTER R: Miteinander umgehen. Pluralismus in der Kirche – Auftrag und Chance. München 1978.

christlichen Weltbild gehört ja auch der Gedanke der Geschichtlichkeit des Menschen und der Veränderung dieser Welt, dementsprechend auch ein gewisser Wandel ethischer Denkmodelle und Argumentationsformen. Dem entspricht die Offenheit einer Theologie und der „Wegcharakter" einer theologischen Ethik; ihr widerspricht jeder Fundamentalismus, mag er biblizistischer, legalistischer oder autoritärer Prägung sein.

Eine auf dem christlichen Glauben gründende theologische Ethik bietet zudem keine Sondermoral und keinen eigenständigen Normenkatalog; sie vermittelt aber ein radikaleres Verständnis von Verantwortung und Liebe und zeigt eine tiefergehende Dimension menschlichen Lebens und Zusammenlebens auf. Gerade im Neuen Testament werden uns durch die Lehre und durch das Verhalten Jesu hochethische Zielvorstellungen verkündet, die eine radikalere innere Einstellung und die Abkehr von vordergründigem legalistischem Verhalten verlangen. Solche verbindlichen Ziele lassen sich in unserer noch unheilen Welt angesichts menschlicher Gebrechlichkeit allerdings oftmals nur in Teilschritten verwirklichen. Dieses „Gesetz der Gradualität" bedeutet nicht eine „Gradualität des Gesetzes"[2] in dem Sinne, daß der Verpflichtungscharakter verbindlicher sittlicher Normen aufgegeben oder relativiert wird, wohl aber, daß oftmals der Weg zum Ziel in Teilschritten und bisweilen mit notvollen Kompromissen gegangen werden muß.

Für eine konkrete sittliche Beurteilung neuer technischer Möglichkeiten, wie sie uns in der pränatalen Diagnostik begegnen, sind folgende Kriterien anzulegen: Was ist das eigentliche Ziel dieses Experimentes? Was sind die Motive der jeweils Handelnden? Welche individuellen, gesellschaftlichen und politischen Folgen sind zu erwarten? Welches sind die Methoden bzw. Wege, die zu diesem Ziel eingeschlagen werden? Schließlich sind auch die „Kosten" (Kosten im weiteren Sinne verstanden) für die Einführung und Durchführung einer Methode zu berücksichtigen, will man die sittliche Verantwortung nicht auf den Binnenbereich eines Landes oder eines Kontinents beschränken, sondern auch „makroethisch" die Mitverantwortung auf andere unterentwickelte Kontinente ausdehnen. Auf der Grundlage einer so konzipierten „Verantwortungsethik", die „teleologisch" vorgeht und den Folgen des Tuns einen entscheidenden Stellenwert einräumt (im

---

2 So P. Johannes Paul II: Enzyklika „Familiaris consortio" (1981).

Unterschied zu einem „deontologischen" Ansatz), sollen nun die eingangs gestellten Probleme angegangen werden.

II. Sittliche Bewertung der pränatalen Diagnostik

Es erscheint naheliegend, vorgeburtliche Untersuchungen vornehmlich oder gar ausschließlich unter dem Gesichtspunkt zu sehen, daß sie im Falle eines pathologischen Befundes die Grundlage für eine genetische Indikationsstellung zum Abbruch dieser Schwangerschaft bilden und damit den Eltern ermöglichen, straffrei einen Schwangerschaftsabbruch vorzunehmen. „Straffrei" heißt noch lange nicht „sittlich erlaubt", wenngleich nicht selten diese beiden Aussagen zusammen vermengt oder verwechselt werden. Ein pathologischer Befund, etwa eine chromosomale Anomalie oder auch die schwere geistige oder körperliche Behinderung eines menschlichen Fetus, bildet jedoch noch keinen hinreichenden Grund dafür, solches Leben zu töten. Wenn es entsprechend dem oben aufgestellten Prinzip kein „lebensunwertes Leben" gibt, dann gilt dies auch für jedes behinderte Leben. Wollte man ihm das Lebensrecht absprechen, so würde dies zudem gegen die im Grundgesetz (Art. 2 n.2 und Art. 3) verankerte körperliche Unversehrtheit und Gleichheit der menschlichen Person verstoßen. Es gibt auch keinen Anspruch der Eltern auf ein Kind, erst recht nicht auf ein gesundes Kind. Wo darum die pränatale Diagnostik lediglich das Ziel hat, vor der Geburt behindertes Leben zu diagnostizieren, um dann den Abbruch dieser Schwangerschaft zu ermöglichen, muß sie als unverantwortlich abgelehnt werden. Sie wäre somit nichts anderes als eine Methode für die Selektion behinderter Feten mit anschließendem provozierten Abort.

Im übrigen würde jener genetisch indizierte Abbruch einer Schwangerschaft, der mit der Begründung, solches Leben sei doch gar nicht lebenswert, vorgenommen wird, von der bestehenden Strafrechtsordnung keineswegs abgedeckt; denn nicht auf den Lebenswert oder -unwert des Feten, sondern nur auf die – allerdings sehr dehnbare – Frage der Zumutbarkeit für die Mutter ist für den Abbruch einer Schwangerschaft Straffreiheit vorgesehen. Mag auch bisweilen die praktische Durchführung der pränatalen Diagnostik eng mit dem Abbruch einer Schwangerschaft gekoppelt sein, so zeichnet sich doch zunehmend die Möglichkeit einer schwangerschaftserhaltenden

Funktion einer solchen vorgeburtlichen Untersuchung ab. Es hat sich gezeigt, daß bei zahlreichen Fällen einer Schwangerschaft mit Verdacht einer Chromosomenstörung nur bei einem verhältnismäßig geringen Prozentsatz (etwa 3 %) tatsächlich ein pathologischer Befund vorlag[3]; gerade eine pränatale Diagnostik kann somit zumindest bei einem gesunden Kind eine Abtreibung verhindern. Ohne Anwendung dieser Methode würde sicher ein hoher Prozentsatz von Müttern bereits aufgrund eines bloßen Verdachts einer Behinderung eine Indikationsstellung zum straffreien Abbruch erhalten. Insoweit jedoch eine solche Untersuchung noch mit einem gewissen Risiko für das Kind behaftet bleibt, ist für ihre Durchführung ein entsprechend gewichtiges Motiv erforderlich, etwa die begründete Furcht einer Schwangeren, daß ihr Kind geschädigt zur Welt kommt. Neigt sie noch auf Grund ihrer Angst zum Abbruch ihrer Schwangerschaft, wird man ihr zu einer pränatalen Diagnostik raten.

Natürlich stellt die Möglichkeit verschiedener vorgeburtlicher Untersuchungen für werdende Mütter eine Versuchung dar, sich von vornherein gegen die Annahme behinderten Lebens zu wehren und im Falle einer Schädigung des Feten gewissermaßen ein „Recht auf Abtreibung" zu postulieren. Der Hinweis, daß ja in unserer Gesellschaft wenig Platz für behindertes Leben sei, unterstützt die Tendenz, den leichteren Weg einzuschlagen und menschliches Leben zu töten, wenn es nicht den Erwartungen entspricht. Solchen Bestrebungen muß entgegengearbeitet werden.

Dennoch sollten die zunehmend positiven Auswirkungen dieser Methode erwogen werden. Die pränatale Diagnostik kann durchaus eine Hilfestellung für Mutter und Kind sein. Sie beseitigt Ängste, ermöglicht aber in zunehmender Weise auch eine Vorbereitung von Maßnahmen im Falle der Geburt eines geschädigten Kindes, gegebenenfalls auch Hilfen für eine pränatale Therapie. Nur in jenen Fällen, wo für den Feten nach der Geburt keine Überlebenschance gegeben ist, erscheint der Abbruch einer Schwangerschaft auch sittlich gerechtfertigt.

Der pränatalen Diagnostik sollte also insgesamt eine schwangerschaftserhaltende Funktion zukommen. Wollte man sie grundsätzlich ablehnen, würde damit die Zahl der Schwangerschaftsabbrüche keineswegs verringert

---

3 Vgl. hierzu GRÜNDEL J: Theologisch-ethische Aspekte zur pränatalen Diagnostik. In: MURKEN J (Hrsg.): Pränatale Diagnostik und Therapie. S. 306–316, Stuttgart 1987.

198

– im Gegenteil eher noch erhöht; sind doch gerade geängstigte Menschen weitaus schneller geneigt, einem Konflikt durch eine kurzschlüssige Aktion auszuweichen, in diesem Fall bei der begründeten Befürchtung einer pathologischen Schädigung des Kindes einen Abbruch der Schwangerschaft vorzunehmen.

Wird aber im Falle einer schweren Schädigung des Kindes ein Schwangerschaftsabbruch vorgenommen, so wird damit die Methode der pränatalen Diagnostik als solche noch nicht disqualifiziert. Selbst wenn ein solcher Abort keine sittliche Rechtfertigung erfährt, so dürfte doch angesichts der vorliegenden Gründe der Konflikt größer und somit eine entsprechende Schuldminderung gegeben sein.

Überraschenderweise hat die römische Glaubenskongregation in ihrer Erklärung „Donum vitae" vom 22. Februar 1987 zwar eine homologe In-vitro-Fertilisation grundsätzlich abgelehnt, doch wird die pränatale Diagnostik durchaus positiv bewertet, da sie eine „frühzeitigere und wirksamere Durchführung oder Planung einiger therapeutischer, medizinischer oder chirurgischer Eingriffe" ermöglicht. Darum heißt es in der römischen Erklärung ausdrücklich: „Eine solche Diagnostik ist erlaubt, wenn die angewandten Methoden mit der Zustimmung der entsprechend informierten Eltern das Leben und die Integrität des Embryos und seiner Mutter wahren, ohne sie unverhältnismäßigen Risiken auszusetzen. Aber sie steht in schwerwiegender Weise im Gegensatz zum Moralgesetz, falls sie – je nachdem, wie die Ergebnisse ausfallen – die Möglichkeit in Erwägung zieht, eine Abtreibung durchzuführen. So darf eine Diagnose, die das Bestehen einer Mißbildung oder einer Erbkrankheit anzeigt, nicht gleichbedeutend mit einem Todesurteil sein."[4]

Jede in der Medizin verwendete diagnostische Methode sollte darum von der Zielsetzung her der Therapie, dem Heilungsverfahren dienen. Liegt also die Absicht der pränatalen Diagnostik im wesentlichen darin, der Schwangeren vorhandene Ängste zu nehmen, bei einem pathologischen Befund Hilfen für das Kind und die Mutter vorzusehen und nach Möglichkeit auch behindertes Leben zu retten, dann ist eine solche Methode sittlich positiv zu

---

4 Römische Glaubenskongregation: Instruktion über die Achtung vor dem beginnenden menschlichen Leben und die Würde der Fortpflanzung (Donum vitae, 1981), S. 15.

bewerten, selbst wenn sie mit einem verhältnismäßig hohen Risiko behaftet bleibt. Insofern kann hier ein entsprechend begrenztes „Ja" zur Methode der pränatalen Diagnostik gesagt werden. Doch bleibt Wachsamkeit erforderlich gegenüber Tendenzen, die zu einem gesellschaftlichen Druck führen könnten, behindertem Leben – etwa unter Hinweis auf eine „Kosten-Nutzen-Analyse" – grundsätzlich keinen Lebensraum mehr zu gewähren. Problematisch erscheint jedoch die Propagierung der pränatalen Diagnostik als Hilfestellung für Eltern, die zur Risikogruppe zählen, um ihnen damit Mut zu einer Schwangerschaft zu machen. Hier würde das „Ja zum Kind" unter Umständen mit einem bedingten „Ja zum Abbruch der Schwangerschaft" gekoppelt, und zwar bei Vorliegen einer Schädigung des Kindes. Der Wille zum Kind ist in dem Augenblick disqualifiziert, wo er nur ein bedingter Wille ist mit der Voraussetzung, daß nur ein gesundes Kind angenommen wird. Soll diese Methode vor Mißbrauch bewahrt werden und eine echte Hilfestellung für Mutter und Kind sein, dann ist eine entsprechende vorausgehende Beratung sowie – im Falle eines zu erwartenden geschädigten Kindes – auch eine begleitende Beratung und Hilfestellung unbedingt erforderlich. Die Wahrhaftigkeit und Redlichkeit verlangt, daß wir mit dem Einsatz der Methode der pränatalen Diagnostik das ethische Dilemma in keiner Weise beschönigen: Weithin bleibt eben diese Methode durchaus auf den selektiven Abort ausgerichtet. Es liegt aber an uns, die positiven Zielsetzungen mehr und mehr zum Tragen zu bringen und in zunehmender Weise Hilfen für behindertes Leben zu schaffen.

Wir sollten allerdings hellhörig werden, wenn Gruppen in unserer Gesellschaft gegenüber der pränatalen Diagnostik ihre Zweifel anmelden, weil leicht ein falscher Zungenschlag die Zielsetzung dieser Methode begleiten kann. Wenn wir heute darüber erfreut sind, daß nurmehr ein geringer Prozentsatz mongoloider Kinder geboren wird, dann heißt dies doch, daß wir die Geburtenrate Behinderter mit Hilfe eines Abbruches der Schwangerschaft „heruntergeschraubt" haben. Weit wichtiger erscheint darum eine *vorgeburtliche Beratung,* damit dort, wo genetische Schäden zu befürchten sind, Leben überhaupt nicht erst gezeugt wird. Wo Leben gezeugt wurde, sollte der Mensch dieses Leben auch annehmen. Denn werden eugenische Gesichtspunkte für die Weiterexistenz eines Menschen ausschlaggebend, ist bereits eine „schiefe Ebene" betreten. Müßten sich dann nicht alle Behinderten diskrimieniert fühlen, da sie eigentlich gar nicht geboren sein sollten?

Und wie groß müßte der Schaden sein, damit eine Schwangerschaft abgebrochen werden könnte? Hinter der Ablehnung behinderten Lebens steht eine archaische Furcht des Menschen vor seiner eigenen Mißgestalt. So erstrebenswert es auch ist, Krankheit, Leid und Behinderung zu beseitigen, es wird eben doch weiterhin Kranke, Leidende und Behinderte geben, solange Menschen leben. Sie können uns daran erinnern, daß menschliches Leben seine Würde nicht aus der Gesundheit und Leistungsfähigkeit bezieht, sondern bereits im voraus in sich trägt.

III. Konkrete Fragen

1. Reduktion von multiplen Schwangerschaften

Die vorausgehenden Ausführungen haben die grundsätzlich negative sittliche Bewertung des Schwangerschaftsabbruchs deutlich werden lassen. Aufgrund einer Hormonbehandlung gibt es heute gelegentlich den Fall, daß eine Schwangere bei einer Mehrlingsschwangerschaft – etwa bei Sechslingen – befürchten muß, daß keines der zu erwartenden Feten überleben wird. Hier stellt sich die Frage, ob und inwieweit ein selektiver Abort als lebensrettende Maßnahme für wenigstens einige dieser Feten verantwortbar erscheint. Wollte man ein solches Vorgehen als „Lösung" für das durch Hormonbehandlung zunehmend entstehende Problem von Mehrlingsschwangerschaften ansehen, so könnte dieser Weg in keiner Weise bejaht werden. Wo jedoch ein Arzt nach erfolgter Hormonbehandlung einer Frau und bei eingetretener Mehrlingsschwangerschaft konkret vor der Entscheidung steht, entweder einige Feten zu retten oder im Falle eines Verzichts auf einen Eingriff sämtliche Feten dem Tode auszuliefern, erschiene mir ein solcher Eingriff gerechtfertigt. Er hätte als Ziel die Rettung von Leben. Allerdings bleibt hier die Frage offen, ob und inwieweit überhaupt eine sichere Prognose bezüglich der Lebenschance der Mehrlinge möglich ist. Bisweilen besteht ja auch in einer solchen Situation eine schwere Gefahr für Gesundheit und Leben einer Schwangeren, so daß dann ein Eingriff streng medizinisch indiziert erscheinen würde.
Anders jedoch wäre die Situation dort, wo durchaus eine Lebenschance für alle zu erwartenden Mehrlinge besteht, die betreffende Mutter aber nicht

bereit ist, diese Schwangerschaft auszutragen, und auf einen Abort sämtlicher Feten oder auf einen selektiven Abort drängt. Hier dürfte der Arzt dem Begehren der Frau nicht einfach nachgeben. Er würde damit gegen sein ärztliches Ethos verstoßen. Es erscheint fatal, wenn auf der einen Seite mit Hilfe einer Hormonbehandlung dem Wunsch der Eltern nach einem Kind entsprochen werden soll, gleichzeitig aber bei unzähligen Feten der selektive Fetozid eine „Lösung" bringen soll. Wo eine solche Situation aufgrund der Hormonbehandlung des öfteren provoziert wird, ist eine „Ursachenbekämpfung" angezeigt, d. h. eine solche Hormonbehandlung sollte unterbleiben. Hinter der Alternative – entweder Reduzierung der Zahl der Feten oder Abbruch der gesamten Schwangerschaft – versteckt sich vielfach eine Anspruchshaltung der Schwangeren. Zusätzlich ist allerdings auch zu prüfen, ob hinter der Ablehnung einer Schwangerschaft ein entsprechender Druck von seiten des Mannes auf seine Frau besteht. Darum erscheint eine umfassende Beratung, die den Vater des Kindes miteinbezieht, unbedingt erforderlich.

Selbst die hier gewählte Formulierung „Reduktion multipler Schwangerschaften" erscheint verdächtig; insinuiert sie doch eine Manipulation nach Wunsch. Wenn schon das aktive Zustandekommen einer Schwangerschaft heute mit Hilfe einer In-vitro-Fertilisation manipuliert werden kann, dann ist der Schritt nicht weit zu jenem Anspruch, weitere Kriterien für das erwartete menschliche Leben aufzustellen: so etwa hinsichtlich der Zahl, des Geschlechtes und des Gesundheitszustandes. Eine solche Anspruchshaltung aber unterstützt den Trend zu unverantwortlichem Umgang mit menschlichem Leben. Hier sollte das Problem an der Wurzel angegangen werden, insofern eben möglichst keine Behandlungsmethoden gewählt werden, die derartige Konfliktsituationen mit multiplen Schwangerschaften verursachen.

2. Verantwortlicher Umgang mit menschlichen Embryonen

Im Rahmen der vorgeburtlichen Untersuchungen, aber auch schon bei der Anwendung der Methode der In-vitro-Fertilisation stellt sich immer wieder die Frage nach einem verantwortlichen Umgang mit menschlichen Embryonen. Darf mit Ihnen experimentiert werden, auch dann, wenn dabei der Tod des Embryos die Folge ist? Sicherlich nicht. Wie steht es aber bei einem Embryo, dessen Überlebenschance gleich Null ist? Könnte und dürfte mit einem solchen Embryo experimentiert werden, um bedeutsame Erkenntnisse – etwa für die Therapie von Krebs – zu gewinnen? Dürfte ein Fetus, der nach der Geburt keinerlei Überlebenschance besitzt, als Organspender herangezogen werden? Auch dieses Problem wurde bereits in öffentlicher Diskussion erörtert.

Voraus liegt jedoch die Frage: Ab wann haben wir es überhaupt mit einem individuellen menschlich-personalen Leben zu tun? Die römische Erklärung „Donum vitae" (1987) geht davon aus, daß jedes menschliche Wesen vom ersten Augenblick ihres Daseins an Person und dementsprechend auch zu achten ist. Sie bezieht sich auf eine bereits im Jahre 1974 im Zusammenhang mit der Diskussion um die sittliche Bewertung der Abtreibung von ihr vorgelegte Erklärung zum Lebensbeginn, in der es heißt:

„Von dem Augenblick an, in dem die Eizelle befruchtet wird, beginnt ein neues Leben, welches weder das des Vaters noch das der Mutter ist, sondern das eines neuen menschlichen Wesens, das sich eigenständig entwickelt. Es würde niemals menschlich werden, wenn es das nicht schon von diesem Augenblick an gewesen wäre. Die neuere Genetik bestätigt diesen Sachverhalt, der immer eindeutig war (...), in eindrucksvoller Weise. Sie hat gezeigt, daß schon vom ersten Augenblick an eine feste Struktur dieses Lebewesens vorliegt: eines Menschen nämlich, und zwar dieses konkreten menschlichen Individuums, das schon mit all seinen genau umschriebenen charakteristischen Merkmalen ausgestattet ist. Mit der Befruchtung beginnt das Abenteuer des menschlichen Lebens, dessen einzelne bedeutende Anlagen Zeit brauchen, um richtig entfaltet und zum Handeln bereit zu werden."[5]

In derselben Erklärung heißt es zur Frage nach der Forschung an und nach Experimenten mit Embryonen und Feten:

„Die medizinische Forschung muß sich der Eingriffe in lebende Embryonen enthalten, es sei denn, es bestehe die moralische Sicherheit, daß weder dem Leben noch der Integrität des Ungeborenen und der Mutter ein Schaden droht, und unter der Bedingung, daß die Eltern nach entsprechender Information ihre freie Zustimmung zu diesem Eingriff gegeben haben. Daraus folgt, daß jede Forschung, auch wenn sie sich lediglich auf die Untersuchung

---

5 Ebenda S. 13–14.

des Embryos beschränkte, unerlaubt würde, wenn sie wegen der angewandten Methoden oder der herbeigeführten Wirkungen eine Gefahr für die körperliche Unversehrtheit oder das Leben des Embryos bedeutete."[6]

Dies ist eine klare Position, mittels der der sicherste Weg gewählt wird; handelt es sich doch um menschliches Leben.

Nun dürfte heute wohl niemand mehr an der mittelalterlichen Sukzessivbeseelung festhalten, wonach der Mensch in seiner Ontogenese jene Entwicklung durchmacht, wie wir sie heute von der Evolution der Welt und der Erde annehmen. Ebensowenig zweifelt jemand an der Richtigkeit der naturwissenschaftlichen Aussage, daß mit der Verschmelzung der Gameten von Samen und Eizelle bereits artspezifisch menschliches Leben gegeben ist. In diesem Augenblick liegt der einmalige Gencode des betreffenden Wesens vor. Findet eine Einnistung statt, dann kommt ein kontinuierlicher Entwicklungsprozeß in Gang bis hin zur Reifung und Geburt eines lebensfähigen Kindes. Zur Diskussion steht jedoch zumindest bei einigen Anthropologen und Theologen, ob wirklich mit Verschmelzung der Keimzellen schon personales individuelles Leben in dem Sinne gegeben ist, daß damit Gott sein letztes „Ja" zu diesem Leben gesprochen hat, d. h. daß es also unauswechselbare Person ist und auch Anteil hat an Tod und Auferstehung – die traditionelle Theologie sprach von „unsterblicher Seele".

Mit der artspezifischen Festlegung des Menschen muß noch nicht die Individuation als Person gegeben sein. Die Antwort auf diese Frage hängt davon ab, ob der Entwicklungsprozeß präformativ oder epigenetisch verstanden wird. Ein präformatives Verständnis des Menschen nimmt mit dem Augenblick der Zellkernverschmelzung von Samen und Eizelle Individualität an. Hier vollzieht sich dann eine Embryonalentwicklung mit zunehmender Reifung. Ein epigenetisches Verständnis hingegen sieht Individualität erst als Ergebnis eines als kontinuierlich verstandenen Prozesses. Hier mag am Anfang ein genetisches Informationsmuster mit verschiedenen Möglichkeiten stehen, aus denen dann – gesteuert durch das artspezifische Programm und durch die Umwelt bedingt – eine Möglichkeit in ihrer unverwechselbaren Eigenart verwirklicht wird. Nach diesem Verständnis läge dann das biologisch einzige und unteilbare Ganze, also eine so verstandene Individuation, erst dort vor, wo die axiale Differenzierung abgeschlossen ist.

---

6 Ebenda S. 16.

Dieser Zeitpunkt fiele mehr oder weniger mit der Nidation der befruchteten Eizelle in der Gebärmutterschleimhaut zusammen. Eine solche Position besitzt natürlich für das anthropologische und theologische Verständnis von Individualität eine Bedeutung. Folgt man dieser epigenetischen Deutung, dann wäre erst mit der biologisch-genetischen Individualität auch die personale Individualität gegeben; denn erstere ist notwendige Voraussetzung und Bedingungsmöglichkeit für den Menschen als personales Individuum[7]. Dieser Position liegt das Personenverständnis von BOETHIUS (gest. 524) zugrunde, das sich im Abendland durchgesetzt hat. Demnach ist „Person" eine ungeteilte und unteilbare Substanz einer vernünftigen Natur (individua substantia rationalis naturae). Solange eine Mehrlingsteilung möglich erscheint, wäre in diesem Sinne „Individualität" noch nicht gegeben.

Wir stehen sicherlich mit der Frage nach dem exakten Beginn individuellen menschlich-personalen Lebens an der Grenze unserer Erkenntnis; denn eine eindeutige, definitive Festlegung läßt sich hierbei offensichtlich nur positivistisch, d. h. unter Berücksichtigung der einschlägigen Daten und Erkenntnisse durch menschliche Setzung, vornehmen. Für den Normalfall wird man darum stets den sichersten Weg einschlagen. Die Frage bleibt jedoch, ob in einem bestimmten Konfliktfall aufgrund der vorhandenen Zweifel über den Beginn menschlichen Personseins Konsequenzen gezogen werden können. Sollten bei einer In-vitro-Fertilisation noch vor dem Embryonentransfer bereits im frühen Vier- oder Achtzellenstadium eines Embryos Anomalien an dem zu transferierenden Embryo festgestellt werden, die mit moralischer Sicherheit keine Nidation oder zumindest keine Lebendgeburt erwarten lassen, dann stellt sich doch die Frage, ob es nicht besser wäre, einen solchen Embryo überhaupt nicht erst zu transferieren und damit eine weitere Entwicklung (hin zu sicherem Personsein) nicht erst in Gang kommen zu lassen. Im übrigen dürften jedoch rein „verbrauchende Experimente" – eigentlich ein „schlimmes Wort" – im Widerspruch stehen zur Würde menschlich-personalen Lebens, unabhängig davon, ob solches Leben eine Überlebenschance besitzt oder nicht.

Wer Feten als Organspender in Betracht zieht, müßte für die Organent-

---

7 Vgl. hierzu ELSÄSSER A: Extrakorporale Befruchtung und Experimente mit menschlichen Embryonen. In: REITER J, THEILE U (Hrsg.): Genetik und Moral. 171–184, bes. 179f Mainz 1985.

nahme die gleichen Voraussetzungen akzeptieren, die auch im übrigen bei der Organentnahme gegeben sind: erst nach Eintritt des Todes. Ob und inwieweit ein Anenzephalus als personales Individuum zu bezeichnen ist, wird wohl immer wieder nur im Einzelfall eigens beantwortbar sein. Es handelt sich zumindest um ein von Menschen gezeugtes Leben. Fehlen nicht nur Teile des Gehirns, sondern liegt ein Monstrum ohne jede Gehirnbildung oder gar ohne Kopf vor und fehlt jede Überlebenschance, so ergeben sich große Zweifel, ob wir es hier überhaupt mit personalem menschlichen Leben zu tun haben; denn zum Menschen gehört ja auch ein Mindestmaß an leiblichem Substrat dessen, was den Menschen wesentlich zum Menschen macht: sein Gehirn. Wenn hierzu nicht einmal die Anlagen vorhanden sind, müssen doch erhebliche Zweifel angemeldet werden. Dennoch erschiene mir auch hierbei die Freigabe eines solchen Wesens zu „willkürlichem" Experimentieren unverantwortlich, handelt es sich doch immerhin um von Menschen gezeugtes Leben. Inwieweit streng kontrolliert durchaus gewisse Experimente in diesen „Grenzfällen" verantwortbar wären, kann nur von Fall zu Fall und unter Beratung durch Mitglieder einer Ethikkommission entschieden werden. Insgesamt gilt: Je mehr im Rahmen vorgeburtlicher Untersuchungen die Achtung vor dem bereits gezeugten, aber noch nicht geborenen und damit nur unter einem begrenzten Rechtsschutz stehenden menschlichen Leben zum Ausdruck gelangt, um so mehr werden diese Möglichkeiten als lebenserhaltende Maßnahmen anerkannt werden, und um so weniger erscheint der Vorwurf berechtigt, die pränatale Diagnostik sei das Betreten einer schiefen Ebene.

Ethische Hilfestellung in Entscheidungsfragen? – Überlegungen und Perspektiven evangelischer Ethik

Zugleich eine Auseinandersetzung mit Peter Singer
H. G. Ulrich

I.

(1.) Die folgenden Ausführungen sind unter der Voraussetzung gemacht, daß die immens gewachsenen Möglichkeiten der pränatalen Diagnostik nicht nur auch neue Wege der pränatalen Therapie suchen lassen, sondern auch in eine Vielzahl von Entscheidungsfragen hineinführen, die darin ihren Problemkern haben, daß behindertes, verletztes menschliches Leben immer genauer pränatal diagnostiziert werden kann, ohne daß entsprechende therapeutische Möglichkeiten vorhanden sind, so daß sich (für viele) – in den verschiedensten Abstufungen – die Frage einer „Indikation" für den Schwangerschaftsabbruch stellt. Der Zusammenhang zwischen der Entwicklung der pränatalen Diagnostik und diesen Folgen muß freilich eigens erforscht und erörtert werden. Im folgenden geht es eher um Rahmenüberlegungen, die (noch einmal neu) der Frage nachgehen, welche ethischen Reflexionen, welche Ethik in entsprechenden Entscheidungssituationen begründet sind und welche hilfreich sein können. Von einer bestimmten Seite wird damit auch die ethische Diskussion des Schwangerschaftsabbruchs wieder aufgenommen.

(2.) Ohne eine Definition von „Ethik" hier versuchen zu wollen, sollte festgehalten werden, daß sich die ethische Rechenschaft, auf die wir zugehen wollen, in der Freiheit von falschen Urteilsschemata oder von scheinbar festliegenden Problemstellungen bewegt. Weiterreichend formuliert heißt das: Es geht darum, daß gerade in der ethischen Rechenschaft selbst die Beteiligten „Mensch bleiben", mit welchem Begriff wir auch immer dieses „Mensch bleiben" umschreiben wollen. Theologisch kann gesagt werden: „Mensch bleiben" heißt „in den Verheißungen Gottes bleiben", es heißt „in der Erwartung des Gebotes Gottes bleiben", es heißt „in der Erwartung des

Urteils Gottes bleiben" und „in alledem Gott nicht vorgreifen zu wollen".
Ethische Rechenschaft, theologisch verstanden, rechnet mit dem Gott, der
darin menschliche Verantwortung fordert und heilsam begrenzt.
Soviel sei nur angedeutet, um zu sagen, daß auch die Frage: „Was ist Ethik?"
einer theologischen Reflexion bedarf und nicht mit dieser oder jener Definition erledigt werden kann. Statt einer generellen Anweisung (z. B. in einem
Begriff wie „Situationsethik", was auch immer damit gemeint ist) ist es
zuerst wichtiger, sich über Kennzeichen ethischer Rechenschaft zu verständigen.
Nur auf weniges will ich hier hinweisen: Ethische Rechenschaft wird immer
auch in „Urteilen" vollzogen werden, d. h. nicht aus einem festen Wissens-
oder Erfahrungsbestand bestehen, aus dem diese oder jene Lösung nur
abzurufen wäre. Ethische Rechenschaft besteht in immer neuem Urteilen.
Dabei folgt sie bestimmten Unterscheidungen oder trifft solche Unterscheidungen, die den ethischen Sachverhalt für das Urteil klarlegen.
Für den Vollzug ethischer Rechenschaft ist es wichtig zu erkennen, welche
Unterscheidungen offen bleiben können oder müssen und welche nicht. So
kommt es etwa darauf an, die Unterscheidung zwischen „schwerer" und
„leichter" Behinderung (eingeschlossen die Frage, was „Behinderung"
meint) offenzuhalten, um hier keine fragwürdigen Bewertungen einzutra-
gen. Eine viel diskutierte Frage ist es auch (vgl. die Erörterung bei P. SIN-
GER), ob „töten" und „leben lassen" im Falle einer lebensgefährlichen Verletzung unterschieden werden können. (Eine andere Frage ist es freilich,
welche Unterscheidungen im juristischen Zusammenhang gelten. Dieser
ist vom ethischen aber zu unterscheiden, auch wenn es zwischen diesem
und jenem eine Korrespondenz geben muß).
Entsprechend ist zu fragen, ob es Sachverhalte und Problemstellungen gibt,
die unterschieden sind und als unterschieden bestehen bleiben müssen:
etwa jede Form von „Eugenik", die über den Gesundheitszustand des einzelnen hinausgeht und einer nur auf den einzelnen zielenden genetischen
Beratung oder Therapie. Eine solche strikte Unterscheidung ist kaum durch
die Vermeidung des Begriffs „Eugenik" zu erreichen, sondern nur durch das
Festhalten an der getroffenen Unterscheidung, die immer neu zur Geltung
gebracht werden muß. Auch für die Ethik selbst gelten solche Unterscheidungen: So ist die Frage nach dem, was „straffrei" ist, zu unterscheiden von
der Suche nach dem, was ethisch gerechtfertigt ist, etwa im Sinne „gerecht-

fertigt gegenüber möglichem Schuldigwerden". Ebenso müssen die „guten Gründe" (good reasons), die wir für ein bestimmtes Tun haben, unterschieden werden von andersartigen „Rechtfertigungen" oder auch von dem, was wir „verstehen" nennen. Eine Entscheidung „verstehen" heißt nicht, sie als gerechtfertigt anzusehen.

In das einzuüben, was wir „ethische Rechenschaft" nennen, das also wäre das hier zu verfolgende Ziel vor aller – theoretischen – Verständigung „über" Ethik. Gewiß wäre über die Kennzeichen ethischer Rechenschaft noch einiges mehr zu sagen. Es muß aber bei dieser Hinführung sein Bewenden haben – um zu sagen, daß nicht eine Definition von Ethik hier weiterhilft, sondern nur das Sich-Einlassen auf eine praktizierte Ethik. Diese kann dann auch nicht einfach „gelehrt" werden, sondern muß geübt werden. Das bedeutet nicht, daß diese Ethik ohne Prinzipien, Normen usw. arbeiten würde, sondern nur, daß eben der Umgang damit geübt werden muß. Ebenso ist zu bedenken, daß ethische Rechenschaft immer ein bestimmtes, konkretes Gespräch ist, zu dem die Beteiligten gehören, über die nicht hinweg entschieden wird, sondern die an der ethischen Rechenschaft teilnehmen (dies kann man – gebrauchsweise – „kommunikative" Ethik nennen). Diese scheint uns hier dringlich erforderlich – entgegen jeder Ethik, die ausschließlich allgemeingültige Lösungen reflektiert, um sie dem „einzelnen" zum Gebrauch zu empfehlen.

Nun ist es nicht genug, sich über Ethik zu verständigen. Vielmehr ist die entscheidende Frage, wie jemand dazu kommt, sich auf eine solche ethische Rechenschaft einzulassen, oder wie man sagen kann: den „moral point of view" einzunehmen. Insbesondere hier ist eine theologische Überlegung wichtig, auf die sich eine theologisch reflektierte Ethik gründet. Sie versucht zu bedenken, daß ethische Rechenschaft nichts Selbstverständliches ist und daß ethische Rechenschaft durch vieles, was Menschen bindet, betroffen sein läßt, wollen läßt usw., sowohl gefördert, aber auch verhindert werden kann. So kann Angst das Sich-Einlassen auf eine ethische Überlegung schwer machen, ebenso eine als erdrückend erfahrene Situation usw. So wird es immer wieder darum gehen, wie unter Berücksichtigung dessen der Zugang zur ethischen Rechenschaft gefunden wird, wie in aller Angst nach dem gefragt werden kann, was für alle Beteiligten und im Blick auf eine ethische Begründung gelten kann.

In diesem Sinne hat die theologische Ethik davon gesprochen, es sei notwendig, daß sich Menschen zu dieser ethischen Vernunft befreien lassen. Dies kann Verschiedenes einschließen: das Gewinnen von Hoffnung, die Erfahrung von Gewißheit. Diese ist durch ethische Reflexion nicht zu gewinnen. Hier dürfen die Aufgaben und Erwartungen nicht verwechselt werden.

Es war nun mehr von der Begründung ethischer Rechenschaft die Rede als von bestimmten inhaltlichen Reflexionen. Es schien mir dies als Hinführung wichtig zu sein. Denn zu verschiedenartig und kontrovers sind die Erwartungen an „die Ethik". Es wird darüber immer eine Verständigung nötig sein. Vielleicht genügt das wenige hier Gesagte, um zu verstehen, was „ethische" Rechenschaft für die anstehenden Fragen sein kann. Jedenfalls – um dies noch einmal zu unterstreichen – wird eine solche Ethik „kommunikativ" sein; es wird eine gemeinschaftliche Rechenschaft derer sein müssen, die beteiligt sind.

Und ein letztes: Diese Rechenschaft wird nicht begrenzt werden können darauf, was der einzelne zu „verantworten" hat, sondern wird den Blick auf das richten müssen, was ihn in seinem Leben und Handeln trägt, ja vor allem, wie er Hilfe erfahren kann. Eine darauf Rücksicht nehmende Ethik meint diejenige, die – theologisch gesagt – in aller ethischen Begründung die „Not des Nächsten" daraufhin bedenkt, wie ihm – wiederum gemeinschaftlich, im weitesten Sinne von der „Gesellschaft" her – geholfen werden kann: daß also eine bestimmte Entscheidung ihm nicht nur abverlangt wird, sondern geprüft wird, wie sie ihm zugemutet werden kann. Eine sozusagen unbestechliche, unbeirrte ethische Überlegung muß nicht zugleich rücksichtslos sein. Das ist strikt zu unterscheiden.

II.

Nun zu einigen inhaltlichen Fragen im ethischen Diskurs. Wenn wir davon ausgehen können, daß ethische Rechenschaft (auch) mit Argumenten, rationalen Begründungen, vielleicht auch Ableitungen oder schlichter mit „ethischem" Denken umgeht, ist es wichtig, diese zu kennen, sie zu diskutieren oder kritisch zu betrachten. Um es hier noch einmal zu sagen: Was an rationalen Argumenten und Begründungen vorliegt, ist nicht alles, was in der ethischen Rechenschaft Berücksichtigung findet, aber es ist ein entscheidender Bestandteil. Er dient vor allem dazu, eine getroffene Entscheidung für jeden einsichtig zu machen, sie also nicht nur aufgrund der Teilnahme an der bestimmten Entscheidungsfindung verstehen zu können, sondern auch unabhängig davon im Blick auf ihre denkbare Geltung für alle, auch wenn die getroffene Entscheidung mit allen ihren Einzelabwägungen nur den wirklich Beteiligten zugänglich sein wird.

Die Frage nach einer solchen generellen Ethik wird in verschiedenen Formen gestellt. Etwa auch in der Weise, daß nach „Modellen" gesucht wird, nach denen jeder – unabhängig von den besonderen Umständen und Betroffenheiten – verfahren kann. Wir wollen hier eine Darstellung einer solchen generellen Ethik aufgreifen, eine Darstellung, die mit besonderer Stringenz denkbare Argumente hinsichtlich ihrer rationalen Begründbarkeit diskutiert und zwar ohne Rücksicht auf andere – nach unserer Umschreibung – in der ethischen Rechenschaft zu bedenkende Sachverhalte.

Die Frage ist also, welche rationalen Begründungen es „gibt". Es sollte um die gehen, die wirklich – etwa in einem Beratungsgespräch – vorkommen, vielleicht nicht wirklich ausgesprochen, aber sozusagen „mitgedacht". Auf sie müßte dann zurückgegriffen werden, wenn wirklich eine „Begründung" gefragt ist, die jeder teilen kann. Das jedenfalls ist die gestellte Aufgabe.

Wir verfolgen sie anhand einer exponierten Darstellung, nämlich der von Peter SINGER in seinen beiden Publikationen „Practical ethics" (Cambridge 1979; deutsch: Praktische Ethik, Stuttgart 1984) und „Should the Baby Live. The Problem of Handicapped Infants" (Helga KUHSE/Peter SINGER, Oxford 1985). (Peter SINGER ist Professor für Philosophie und Direktor des „Centre for Human Bioethics" an der Monash University, Melbourne). Peter SINGER hat nicht wenig Aufmerksamkeit auf sich gezogen, weil er nun wirklich fragt, was denn die Argumente sind, die in einem ethischen Diskurs zur Verfügung stehen, wenn also nicht nur irgendwie geurteilt wird, sondern wirklich nach Maßgabe rationaler Begründbarkeit – und weil er Argumente erörtert, die tatsächlich in Gebrauch sind! Wie stichhaltig aber sind diese? Können sie wirklich als für jedermann begründet gelten? Nur darum geht es, und damit ist jeder ethische Diskurs, der sich auf etwas anderes beruft als auf solche rationalen Gründe, z. B. auf Inhalte eines religiösen Glaubens, ausgeschlossen. So wird gefragt, mit welcher rationalen Begründung behinderte Kinder in die (begründete) Achtung des Tötungsverbotes eingeschlossen sind oder (das Problem anders gestellt:) mit welcher rationalen Begründung behinderte Kinder in das Gebot, Leben zu erhalten, eingeschlossen sind.

SINGERS Ausgangspunkt ist es, daß die Frage nach einer solchen Begründung wirklich vorhanden ist, daß sie auch von dem gestellt wird, der davon sein Handeln vielleicht gar nicht leiten läßt, sondern von einer (vielleicht religiös begründeten) Überzeugung. Die Frage ist jedenfalls dann da, wenn es gilt, gegenüber anderen Menschen, die möglicherweise jene Überzeugung auch teilen, ethische Rechenschaft zu geben. Insbesondere gilt dies auch für die juristische Begründung, die rationale Argumentation einschließt und Urteile nicht nur aus Gesetzen deduziert. So muß aufgrund des Paragraphen 218a mit rationalen Gründen festgestellt werden, was „zumutbar" ist. Diese Zumutbarkeit wird sowohl individuelle Aspekte enthalten wie generalisierbare, über den Einzelfall hinausgehende.

Was sind nun die Argumente oder Aussagen, auf die Singer in seiner Prüfung zugeht? Greifen wir einen Punkt heraus: Die Instruktion der Kongregation für die Glaubenslehre „Die Unantastbarkeit des menschlichen Lebens. Zu ethischen Fragen der Biomedizin" (Freiburg u. a. 1987) formuliert: „Vom Augenblick der Empfängnis an muß jedes menschliche Wesen in absoluter Weise geachtet werden, weil der Mensch auf der Erde die einzige Kreatur ist, die Gott ‚um ihrer selbst willen gewollt' hat, und die Geistseele jedes Menschen von Gott ‚unmittelbar geschaffen' ist; sein ganzes Wesen trägt das Abbild des Schöpfers. Das menschliche Leben ist heilig, weil es von seinem Beginn an ‚der Schöpfermacht Gottes' bedarf und für immer in einer besonderen Beziehung zu seinem Schöpfer bleibt, seinem einzigen Ziel" (S. 20f).

„Das menschliche Leben ist heilig." Dies ist eine der Aussagen, die SINGER sich vornimmt, um sie auf ihren rationalen Gebrauch hin zu prüfen. Welche rationalen Gründe haben wir, uns auf diese Aussage zu berufen? Wie rational können wir damit im ethischen Diskurs umgehen? („Rational" ist jetzt in dem eingangs umschriebenen Sinne gemeint. Es wird also kein anderer Vernunftbegriff vorausgesetzt, auch nicht „Vernunft" als die erkennbare Ordnung der Welt gedacht.) „Das menschliche Leben ist heilig." – Kann diese Aussage in einem ethischen Diskurs in Gebrauch genommen werden, der keine religiösen Überzeugungen voraussetzt? Oder ist dies doch möglich? Diese Frage stellt sich – mit SINGER –, damit geprüft wird, welche „Ethik" denn möglich ist, wenn wir keinen christlichen Begründungszusammenhang voraussetzen können; abgesehen von der Frage, ob sich denn die (einzelnen) Christen an ihren Begründungszusammenhang wirklich halten.

212

(Wobei SINGER zeigt, daß sie dies in vieler Hinsicht offenkundig nicht tun oder jedenfalls oft inkonsequent sind.)

„Das menschliche Leben ist heilig." – Wie halten wir es damit? Zunächst ist dabei zu bedenken, daß das Tötungsverbot (im Sinne des 5. Gebotes: „Du sollst nicht töten." 2. Mos. 20,13) sich dann nicht auf Tiere erstreckt. SINGER hält dies für rational nicht begründbar (unabhängig von der Frage, welche Reichweite das biblische Gebot meint. Offenkundig ist es durchaus nicht auf menschliches Leben einzugrenzen! Schon dies ist eine für Christen, die sich auf das Gebot berufen – womöglich sogar in der Form, in der Jesus es ausgelegt hat (Mt 5,21 f.) –, ernstzunehmende Angelegenheit.) Gleichwohl wird faktisch weitgehend danach gehandelt, daß „nur" menschliches Leben geschützt ist. Im Sinne einer rationalen Begründung ist dies als – wie SINGER sagt – „Gattungsegoismus" zu verstehen. Hierzu ist nicht wenig zu sagen. Entscheidend ist die Frage, wie „Gattungsegoismus" von der Berufung darauf unterschieden werden kann, daß dem Menschen eine spezifische Würde – nicht nur in Abgrenzung gegen andere Lebewesen – zukommt. Wir werden auf diesen Punkt zurückkommen müssen, denn er betrifft das Ganze des hier vorliegenden Argumentationszusammenhanges.

III.

Nun zu einigen Einzelfragen und Einzelargumenten, die SINGER im Blick auf verschiedene Entscheidungssituationen diskutiert.

(1.) Nehmen wir den Fall – sagt SINGER (vgl. Should the Baby Live?, S. 65 f.) –, eine Fruchtwasseruntersuchung ergebe, daß der Fötus von Spina bifida betroffen ist (S. 66). Dabei wird im angenommenen Fall nichts über den Grad der Verletzung gesagt. Der betroffenen Frau (nur von dieser ist in dem Beispiel die Rede) wird eine Schwangerschaftsunterbrechung „angeboten". Nun fragt SINGER: „Welche Frage sollte die Frau stellen?" („In considering this offer, what question should the woman be asking?") „Sollte sie fragen, ob es für den Fötus besser sei zu sterben, als nach der Geburt ein Leben im Rollstuhl zu verbringen? Oder sollte sie fragen, ob es nicht besser für den Fötus wäre zu sterben, damit sie selbst erneut schwanger werden könne – immerhin mit der 90%igen Chance, ein gesundes Kind zur Welt zu bringen?" (S. 66).

Unter diesen Umständen, so sagt SINGER, entscheiden sich „fast alle" Frauen für die Schwangerschaftsunterbrechung. Sie treffen diese Entscheidung nicht nur, wenn die Diagnose „Spina bifida" lautet, sondern auch, wenn die Verletzung geringerer Art ist, etwa bei Hämophilie. An dieser Stelle – S. 67 – geht es noch nicht darum, die Entscheidung als in jeder Hinsicht begründet anzusehen, aber doch zu zeigen, wo sie ansetzt. Und diesen Ansatzpunkt verteidigt SINGER als zu Recht bestehend. Es geht dabei nicht darum, Lebensaussichten – sozusagen von außen, gegenüber dem betroffenen Fötus – zu vergleichen, sondern zu fragen, was im Sinne des Fötus gesagt werden kann, wenn zugleich ein anderer – potentiell „normaler" – befragt werden kann. Es geht nicht nur darum, ob der betreffende Fötus – hypothetisch befragt – das Sterben dem Leben vorziehen würde, sondern dann auch noch darum, ob er im Blick auf den anderen, potentiell „normalen" Fötus (sozusagen in einem hypothetischen Diskurs mit ihm) dies so sehen kann, denn die Hämophilie wäre denkbarerweise keine Behinderung, die dazu veranlassen würde, den Tod dem Leben vorzuziehen. Möglicherweise aber wäre das dann der Fall, wenn ein anderer Fötus in den (hypothetischen) Diskurs einbezogen würde.

Dazu einige Erläuterungen: Es ist deutlich, daß Singer damit auf Argumentationsgänge hinweist, die in dieser oder jener Form vielleicht tatsächlich vorhanden sind und deshalb diskutiert werden sollten. Zugleich ist damit eine ethische Konzeption aufgenommen, die selbst auch hinsichtlich ihrer Begründung zu bedenken ist. In einem Stichwort gesagt: Es geht hier um einen „präferenzutiliaristischen" Ausgangspunkt. Dies besagt, daß Entscheidungsziele daraufhin befragt werden, ob der Betroffene oder die Betroffenen diese für sich annehmen können oder nicht. Solche Entscheidungsziele können keine beliebigen sein, sondern sind selbst begründbar (so wie hier die mögliche Entscheidung zwischen Leben und Tod, die dem Betroffenen jedenfalls freisteht – das ist die Voraussetzung!).

In dem vorliegenden Argumentationszusammenhang ist desweiteren wichtig, daß in die Entscheidung auch der andere, potentiell „normale" Fötus einbezogen ist. Das bedeutet nicht, daß eine Leben mit dem anderen zu vergleichen, aber doch das eine auf das andere zu beziehen. Die Frage, die hier verhandelt wird, ist: In welchem „Interesse" wird ethisch geurteilt?

Wir müssen hier fragen, wie solche Argumente selbst zu beurteilen sind. In welchem Sinne oder unter welchen Voraussetzungen sind sie schlüssig? Ich greife einen Punkt heraus und frage: Wird in der angestellten Überlegung noch dem Grundsatz entsprochen, daß jedes lebendige (menschliche) Wesen ausschließlich um seiner selbst willen in den Blick kommen kann, nicht im „Vergleich" mit einem anderen. Leben kann nicht gegen Leben abgewogen werden, ohne dieses Prinzip zu verletzen. Dies würde dann auch für die (hypothetische) Abwägung aus dem Interesse des kranken Fötus gelten. Auch von ihm aus kann nicht ein anderes Leben an seiner Stelle gedacht werden. Damit also ist gefragt, wie weit nun wiederum diese rationale Argumentation reicht. An dieser Stelle schließen auch theologische Gedanken an und sind theologische Gedanken eingeschlossen. Sie betreffen die Frage, ob Lebewesen auf solche Lebensaussichten hin beurteilt werden können, wie dies hier geschieht. „Können" meint: begründetermaßen können – also nicht nur deshalb, weil es tatsächlich so geschieht. Theologisch ist hier davon zu sprechen, daß das menschliche Leben in Gottes Urteil steht. Würde der Mensch auf seine Lebensaussichten hin über sein Leben urteilen wollen, würde er die Grenzen dessen, worüber er urteilen kann, überschreiten. Es müßte ja im Sinne der Rationalität gefordert werden, daß die auf den Fötus bezogene Überlegung („Du oder ich?") generell gilt. Theologisch ist zu sagen, wie wir dazu kommen, vom einzelnen ohne Einschränkung zu reden, so daß auch der einzelne sich selbst nicht um eines anderen willen sozusagen aufgeben kann. Theologisch gesagt: Der Mensch ist einmal und einzigartig darin, daß er sein Leben nicht gegenüber anderen Menschen legitimieren muß. Man kann es in dieser negativen Form sagen, ohne eben damit den „Beweis" antreten zu müssen, was den einzelnen zu einem einmaligen Wesen macht.

(2.) Wir haben ein Beispiel herausgegriffen, um SINGERS Argumentationen zu prüfen. Wir kommen nun noch zu einem weiteren. Wir sind auf die dem Fötus unterstellte Frage gestoßen: „Kann ich leben wollen mit diesen Lebensaussichten?" Von außen formuliert: „Kann dieser Mensch leben wollen?" SINGER zitiert Sanford KADISH: „Jedem menschlichen Lebewesen muß derselbe Anspruch auf Bewahrung zugestanden werden, weil das Leben ein nicht relativierbarer Wert ist. Deshalb darf der Wert eines einzelnen Lebens nicht abgewogen werden gegen den eines anderen Lebens" (18). SINGER bestreitet diese Sicht. Er versucht dagegen zu halten, daß von dem „Wert", den das Leben in bezug auf bestimmte Lebensaussichten und

-bedingungen hat, nicht abgesehen werden kann. So ist „Downs syndrom" durchaus relevant für den „Wert", den ein solches Leben hat. Die Argumentation ist: Wenn wir hier nicht auf die bloße biologische Tatsache zurückfallen wollen, daß es sich um menschliches Leben handelt, um von da aus zu urteilen, führt kein Weg darum herum, solche Bewertungen vorzunehmen. Das blanke, bloße Leben – so argumentiert Singer – kann nicht alles sein, worauf das Argument für das Leben bezogen ist.

Letzterem wird man wohl zustimmen. Und zugleich wird man dem Argument folgen, daß es kaum möglich ist, von der Frage nach Qualitäten des Lebens abzusehen. Und doch muß kritisch überlegt werden, ob dies so stehen bleiben kann. Es betrifft ja einen entscheidenden Punkt. Es erscheint uns rational zugänglich zu sein, daß hier von Qualitäten die Rede ist, die ein Lebewesen sozusagen „besitzt". Das gilt auch für die Verwendung der Kennzeichnung „Person", wie sie SINGER gebraucht. „Person sein" heißt, bestimmte Qualitäten zu besitzen. Ist dies eine ausreichende Sicht? Sie scheint unserem Denken zu entsprechen: daß wir uns auf solche Qualitäten beziehen in unserem Urteil, auch unsere Sympathie oder Antipathie auf solche Qualitäten bezogen wissen, von denen wir annehmen, daß sie der betreffende Mensch „besitzt". Freilich wissen wir auch, daß wir Qualitäten, Eigenschaften Menschen auch zusprechen, sie vielleicht sogar projizieren. Dennoch müssen wir uns nicht als die verstehen, die den anderen zu dem „machen", was er ist. Dem entspricht die biblische Rede von Gottes Handeln am Menschen, durch das dem Menschen das zuerkannt wird, was ihn auszeichnet. Es wird ihm zugesprochen.

Aber dennoch: Zumeist läuft unser Verfahren darauf hinaus, daß wir unsere Wertschätzung oder Sympathie an solchen Qualitäten festmachen, die der andere „hat", wie auch immer er dazu gekommen ist. Das ist nun aber eben die Grenze dieser Rationalität, sie muß von dieser Voraussetzung ausgehen. Im ethischen Diskurs bleibt damit unbedacht, daß menschliche Zuwendung durchaus frei sein kann von einem solchen Urteil. Unbedacht bleibt sozusagen die Freiheit menschlicher Zuwendung. Hier wird sich ein grundlegender theologischer Gedanke anschließen, der das Verständnis menschlicher Liebe betrifft. Martin Luther hat es so formuliert: „Die Liebe Gottes findet ihren Gegenstand nicht vor, sondern schafft ihn sich erst, menschliche Liebe entsteht an ihrem Gegenstand." (M. Luther, Heidelberger Disputation, These 28; in: Luther deutsch, Bd. 1, S. 393).

Hier ist auf eine Grenze menschlicher Zuwendung hingewiesen, die durch keine (ethische) Argumentation überbrückt werden kann. Wenn Menschen über diese Grenze hinweg lieben können, dann – so meint diese Aussage – haben sie teil an jener Liebe Gottes, die unabhängig von Qualitäten ist, an die sie sich bindet. Die Teilhabe an dieser Liebe freilich kann nicht in eine ethische Forderung verwandelt werden. Es ist die Liebe, auf die jeder Mensch zunächst einmal selbst angewiesen ist: daß er sich geliebt weiß, unabhängig davon, wie (objektiv) liebenswert er ist. Diese Reichweite im Verständnis von Liebe und Zuwendung ist auch im ethischen Diskurs im Blick zu behalten. Wenn Menschen sich in ihrer Zuwendung nicht an feststehende Qualitäten binden lassen wollen, dann ist das als Teil ihrer Freiheit zu berücksichtigen. An dieser Freiheit liegt für die Ethik alles. Von daher ist aber auch zu begreifen, daß Menschen darin nicht völlig frei sind. Eine weitergehende Frage ist es dann, wie Menschen in ihrer Zuwendung oder in dem Versuch ihrer Zuwendung zu einem behinderten Menschen selbst von der Zuwendung anderer getragen werden, gleichermaßen von solchen Lebensbedingungen, die ihnen (vorläufig gesagt) „die Gesellschaft" ermöglicht.

In den hier eingeführten Gedanken ist nämlich eingeschlossen, daß solche Liebe darin besteht, daß einer des anderen Last trägt (Gal. 6,2: „Einer trage des anderen Last, so werdet ihr das Gesetz Christi erfüllen.") und nicht einer alleine solche Liebe „leisten" muß. Solche Liebe ist dem Menschen in dem Maße möglich (wie diese theologische Reflexion sagt), in dem er solche Liebe auch empfängt. So wird durchaus nichts Menschenunmögliches gefordert. Auch in diesem Sinne ist eine „kommunikative" Ethik gefordert, eine solche, die auf eine Lebens- und Verantwortungsgemeinschaft bezogen ist.

(3.) Nun noch zu einem dritten Argumentationsteil in SINGERS Analyse. Hier geht es noch einmal um ein für ihn zentrales Argument, mit dem wir oben Gesagtes wieder aufnehmen. Wie können wir ethisch mit dem Leitsatz umgehen, daß menschliches Leben heilig sei und daß es verboten sei, menschliches Leben zu töten?
„Was heißt hier ‚menschlich'?" fragt SINGER. Zum einen heißt es: „zur menschlichen Gattung gehörig". Das ist eine einfache festzustellende Tatsache. Dies kann aber im ethischen Zusammenhang nicht gemeint sein,

denn: „Daß es falsch ist, einem Wesen Schmerz zuzufügen, kann nicht von seiner Gattungszugehörigkeit abhängen; ebensowenig, daß es falsch ist, es zu töten. Die biologischen Fakten, an die unsere Gattung gebunden ist, haben keine moralische Bedeutung. Einem Leben bloß deshalb den Vorzug zu geben, weil das Lebewesen unserer Gattung angehört, würde uns in dieselbe Position bringen wie die Rassisten, die denen den Vorzug geben, die zu ihrer Rasse gehören." (Praktische Ethik, S. 107).
Dies wäre Gattungsegoismus. Wie aber ist darüber hinauszukommen? Es ist notwendig, darüber hinauszukommen. Denn die bloße Zugehörigkeit zur Gattung schützt (erfahrungsgemäß) keinen; immer sind Menschen durchaus nicht verschont worden, obgleich niemand daran gezweifelt hat, daß sie zur menschlichen Gattung gehören. Wie aber ist vom menschlichen Leben in seiner Auszeichnung, auch in seiner besonderen Schutzwürdigkeit anders zu reden?
Auch hier stoßen wir auf grundlegende theologische Gedanken. Für die biblische Überlieferung ist es entscheidend, daß sie sich nicht darauf eingelassen hat, die Hervorhebung des Menschen im Gegenüber zu den anderen Gattungen zu reflektieren, sondern die Auszeichnung des Menschen an einen Auftrag gebunden weiß. Der Auftrag an den Menschen ist auf verschiedene Weise ausgesprochen. So in 1. Mos. 1 darin, daß der Mensch „herrschen" soll. Das meint ein Herrschen, das eine durchaus verantwortliche Sorge einschließt und bedeutet nicht nur das Verfügenkönnen. Die biblische Aussage ist in SINGERS Sinn darin rational, daß sie durchaus nicht einem Gattungsegoismus das Wort redet, der ohne weitere Begründung die Gattung Mensch als ausgezeichnet behauptet.
Wenn wir nun mit SINGER über das bloße Faktum hinausgehen, daß ein Lebewesen zur menschlichen Gattung gehört und deshalb schutzbedürftig ist, sind wir – wie es scheint – gezwungen, uns darauf einzulassen, nach bestimmten qualifizierenden Merkmalen zu urteilen. Solche findet SINGER bei dem amerikanischen Ethiker Joseph FLETCHER formuliert: „Selbstbewußtsein, Selbstkontrolle, Sinn für Zukunft, Sinn für Vergangenheit, die Fähigkeit, mit anderen Beziehungen zu knüpfen, sich um andere kümmern, Kommunikation und Neugier" (Praktische Ethik, S. 104). Zusammengefaßt sind alle diese Qualitäten im Begriff „Person". Und im Sinne dieses Begriffs wäre dann auch von einem „menschlichen" Lebewesen zu reden. Auch mit dem Reden von der Personhaftigkeit des Menschen

218

lassen wir uns offensichtlich darauf ein, nach qualifizierenden Merkmalen zu fragen.

SINGER fragt nun, was im besonderen daran verwerflich ist, eine Person zu töten. (Auch hier sei noch einmal vermerkt, daß dies grundsätzliche, aber auch vorläufige Überlegungen sind, sofern angenommen werden muß, daß sie irgendwo im ethischen Nachdenken vorkommen, nicht freilich, als würden diese nun den ganzen ethischen Diskurs tragen können!). Wenn davon zu reden ist, daß es nicht allgemein um das Töten, sondern um das Töten einer „Person" geht, dann ist damit in SINGERS Diskussion Spezifisches gemeint: daß dies etwa bedeutet, jemandem seine Wünsche im Blick auf seine Zukunft zu durchkreuzen, ihm so seine Zukunft zu nehmen, über die er selbst bestimmen soll. Die Grenze ist nicht etwa das tabuisierte menschliche Leben, sondern ein in bestimmter Weise qualifiziertes menschliches Leben. Ebenso bedeutet Töten das Zerstören der menschlichen Autonomie, der es zukommt, den Tod selbst zu wählen. Das Töten einer Person meint das Zerstören einer so bestimmten und ausgezeichneten Person.

Damit will SINGER an uns die Frage richten, ob wir nicht tatsächlich den nur gattungsbezogenen oder gattungsegoistischen Standpunkt verlassen haben und nach Qualitäten urteilen. Wenn dies zu bejahen wäre, müßten wir wissen, worauf wir uns eingelassen haben! Tatsächlich würden wir von hier aus nach dem Wert des einzelnen menschlichen Lebens fragen und danach über die Verwerflichkeit des Tötens urteilen. Wir hätten dann keine Ethik, die etwa aus einem Prinzip („Das menschliche Leben ist heilig.") alles weitere gewinnt, sondern eine Ethik, die nach solchen Maßstäben selbst urteilen muß.

Man könnte hier innehalten und zunächst sagen, daß solches Urteilen ja keineswegs nur dazu gebraucht werden muß, um über Leben und Tod zu entscheiden, sondern daß es auch dann nötig ist, wenn etwa über eine Therapie entschieden werden soll. In dieser Richtung wird man sagen können, daß es durchaus einen solchen Spielraum des Urteilens über den „Wert" menschlichen Lebens und seine Verbesserung geben wird. Doch entscheidend ist ein anderer Punkt.

Diese Überlegungen zielen auf den Wert oder die Würde dessen, über dessen Leben – seine Präferenz unterstellt – zu unterscheiden ist. Man muß nun – entsprechend unserer oben vorgetragenen Gedanken – fragen, ob dies nicht die ethische Betrachtung (die hier ohnehin begrenzt ist auf die rationale Einsichtigkeit von Argumenten) sozusagen „umdreht". Es wird nach Anhaltspunkten für die Entscheidung am „Objekt" der Entscheidung gesucht, und es wird in diesem Sinne seine „Würde" usw. bestimmt. Doch muß im Sinne der „Freiheit" ethischer Rechenschaft danach gefragt werden, wie es um den steht, der hier entscheiden muß und der mit der Entscheidung leben muß. Er „trägt" hier die Verantwortung eben mit seiner „Person" und kann diese nicht in eine rationale Begründung sozusagen aufheben oder auflösen. Zu fragen ist also nach der Würde dessen oder derer, die hier insgesamt betroffen sind. Es gibt Ethiker, die dies durchaus zur Geltung gebracht haben. (Ich verweise auf Dietrich RITSCHL in seinem Aufsatz „Die Unschärfe ethischer Kriterien. Zur Suche nach Handlungsmaximen in genetischer Beratung und Reproduktionsmedizin", 1988; im Druck). D. RITSCHL formuliert: „So ist also die Menschenwürde ein Beziehungsbegriff, nicht ein Merkmal eines menschlichen Lebenwesens als solchem (...). Die Wahrnehmung der Verantwortung ist in der Widerspiegelung des Zusprechens der Menschenwürde (sc. an den anderen) – oder der Würde eines Tieres – auf den Zusprechenden sichtbar und real." (ebd., MSS, S. 22).

IV.

Im Blick ist hier also die Würde derer, die ethisch nachdenken, die ethisch Rechenschaft geben; es geht um ihr „Mensch bleiben", wie wir zu Beginn unserer Überlegungen gesagt haben. SINGER begrenzt dies auf die Frage, wie „rational" der ethische Diskurs geführt wird. Er schließt damit aber alles aus, was den ethischen Diskurs sonst noch auszeichnet. Dessen Wahrnehmung kann nicht auf die Feststellung der Argumente beschränkt werden, sofern diese Argumente doch zu einem bestimmten, realen Gespräch gehören. Zu diesem Gespräch gehört eine reale „Verantwortungsgemeinschaft", von der nur um den Preis der Verkürzung der ethischen Reflexion abgesehen werden kann. So kann etwa die dem Paragraphen 218a entsprechende Prüfung der Zumutbarkeit nicht abgelöst werden von der Frage, wer denn die Beteiligten sind und wie eine als zumutbar beurteilte Aufgabe „geteilt" werden kann oder welche Möglichkeiten der Entlastung es gibt, mit einem behinderten Kind zu leben. Dazu gehört nicht zuletzt die Frage, welche Hilfen oder Entlastungen „die Gesellschaft", der Staat oder andere Institutionen beitragen können – auch hinsichtlich der Anerkennung oder vielleicht sogar Ermutigung. In diesem Sinne ist hier eine „kommunikative" Ethik einzig sinnvoll, die wohl einen rationalen Diskurs einschließt (etwa in der Frage, wie die menschliche Würde grundsätzlich gewahrt werden könne), die aber darüber hinausgeht und fragt: Wie werden die Betroffenen mit dieser Entscheidung leben können und finden darin die Wahrung ihrer Würde? So kann man sagen, ist eine „Ethik" der Ethik im Blick, in der zur Geltung gebracht wird, daß nicht nur gemeinsam Lösungen zu suchen sind, sondern gemeinsam getragene, gemeinsam zu tragende Lösungen. So kann niemand eine ethisch begründete Entscheidung zur Geltung bringen wollen, der nicht selbst sie tragen hilft. Das meint hier „kommunikative" Ethik. Manchmal werden auch andere Begriffe gebraucht, freilich wiederum mit z. T. unterschiedlichen Bedeutungen: z. B. „kontextuelle" Ethik (vgl. z. B. die Diskussion in: Norm and Context in Christian Ethics, ed. by Gene H. Outka/ Paul Ramsey, London 1968. Eine in diese Richtung weisende Konzeption hat in neuerer Zeit insbesondere Stanley HAUERWAS durch eine Reihe von Arbeiten ausgeführt.)

Erst von dieser weiterreichenden Kritik an einer Ethik wie der von SINGER ausgehend sind die diskutierten Einzelargumente weiter zu prüfen. Dazu gehört, daß solche Leitaussagen wie: „Das menschliche Leben ist heilig." doch auch auf ihren Ort in einer Lebensgemeinschaft hin zu bedenken sind – ebenso das Tötungsverbot. In der biblischen Überlieferung gelten die Gebote dem Volk Israel als Lebensgemeinschaft, sie leiten das Handeln des einzelnen an seinem Ort in dieser Lebensgemeinschaft und im Interesse dieser Lebensgemeinschaft, aber auch getragen von ihr. Anders verstanden würden sie zu einem abstrakten, nicht erfüllbaren Gesetz. Das ist das entscheidende an diesen Geboten. Ihre Erfüllung ist von der ganzen Lebensgemeinschaft getragen, sie umgrenzen deren Lebensraum.

Ohne diese Voraussetzung bleibt die Aussage: „Menschliches Leben ist heilig." gleichermaßen abstrakt und sozusagen lebensfern. Wer sich im Sinne der biblischen Überlieferung, wer sich im Sinne einer darauf gründenden christlichen Ethik darauf beruft, wird nicht nur danach fragen, was denn „am" menschlichen Leben als heilig gelten darf (wie SINGER das tut). Vielmehr kann eine solche Leitaussage sinnvoll nur für die gelten, die sich selbst als die „Heiligen" betrachten, d. h. die sich selbst als die verstehen können, die in jener Lebensgemeinschaft stehen. Anders bleibt diese Aussage ohne „Kontext". Um diesen Kontext aber, um diesen Lebenszusammenhang geht es hier entscheidend. Darin findet jedes ethische Urteil seine „Entlastung" durch die, die es mittragen mitsamt den daraus erwachsenden Konsequenzen. Ohne diese Voraussetzung muß jede christliche Ethik zu einem „Gesetz" werden, von dem niemand weiß, wie es erfüllt werden soll. Nach biblischem Verständnis ist diese Erfüllung nicht denkbar, ohne daß sich Menschen dabei tragen lassen.

Man wird fragen, ob eine solche – wie es scheint – direkte Übertragung einer biblisch-christlichen Ethik hier in unserem Zusammenhang helfen kann, weil es doch notwendig ist, eine für jeden zugängliche Ethik zu denken – auch ohne die Voraussetzung eines christlichen Glaubens. Geht man über nur inhaltliche Fragen einer ethischen Argumentation hinaus und fragt nach dem Ort ethischer Rechenschaft, nach dem Kontext oder danach, wie mit ethischen Entscheidungen zu leben ist, kommt der Lebenszusammenhang in den Blick, in den die „ethische Rechenschaft" gehört. Ethik – ob sie in ihren Inhalten explizit christlich ist oder nicht – wird dies bedenken müssen. Eine explizit christliche Ethik wird diesen Lebenszusammenhang nicht nur als „Gesellschaft" oder – individuell – als die Familie usw. begreifen, sondern sie wird fragen, wie christliche Nächstenschaft geübt wird und worin sie begründet ist (Für den Christen ist sie ohne die christliche Gemeinde, ohne die Schwestern und Brüder nicht zu denken, also auch Nächstenschaft ist nicht nur eine Forderung an den einzelnen.). Das ist die Kernfrage christlicher Ethik. Entscheidend für jeden ethischen Diskurs ist aber hier: Wer trägt das mit, was sich aus dem ethischen Urteil ergibt.

So rückt – auch von diesen eher grundsätzlich angesetzten Überlegungen aus – als leitende Frage in den Blick, wie es den Betroffenen möglich sein wird, mit einem behinderten Menschen zu leben und zugleich damit die Frage: Wer sind denn hier die Betroffenen? Damit können nicht nur die Eltern oder gar nur die Mutter gemeint sein. Dies schließt schon von vornherein eine eigentliche ethische Überlegung aus und läßt nur abstrakte Modellentscheidungen zu, die auf keine bestimmte Verantwortung bezogen sind.

Wenn gesagt werden muß, daß Eltern (was SINGER diskutiert) in einem bestimmten Fall ein behindertes Kind nicht „wollen", dann ist zuerst alles dieses mitzubedenken und bestimmt nicht dieser „Wille" der Eltern (im Sinne ihrer Präferenz von Lebensaussichten) sozusagen „heilig" zu halten, ohne daß kritisch gefragt würde, inwiefern die Entscheidung von ihnen alleine getroffen und getragen werden muß. Ebensowenig können etwa der Arzt und die Eltern in einer solchen Entscheidung alleine bleiben.

Unsere Überlegungen müssen hier abbrechen. Es ist für die weitere Diskussion zu hoffen, daß „ethische Rechenschaft" als eine „Praxis" im Blick bleibt (nicht als eine Technik für Problemlösungen), die den ganzen Lebenszusammenhang betrifft, in dem sie steht. Das heißt aber generell, daß „Ethik" als Medium einer Verständigung darüber immer wieder (und auch wieder neu!) wahrgenommen und eingeübt werden muß. Dafür, daß dies besser gelingt, gibt es gegenwärtig durchaus hoffnungsvolle Anzeichen.

Zusammenfassung der Diskussionen und Kommentar (P. Boland)

Die Diskussion entzündete sich an den Begriffen „artspezifisches Leben" und „Individuum".

Artspezifisches menschliches Leben befindet sich „in einer Zellkultur menschlicher Zellen, in einer Blutkonserve, in der lebende Zellen enthalten sind, genauso wie in einer Plazenta. Was wir wissen wollen ist, wann der Mensch, das neue Individuum, als Person beginnt" (WUERMELING).

Hier scheint ein Ansatz zu sein im Bemühen, anfänglich entstehendes Leben von dem Organismus der Mutter, welches sicherlich in der Verschmelzung von Samen und Eizelle gegeben ist, abzugrenzen und treffend zu bezeichnen. GRÜNDEL postuliert deshalb eine „Grauzone" und gewinnt damit Handlungsspielraum. Es gehe nicht darum, den Embryo der Willkür auszusetzen, sondern einen Ausweg in akuten Konfliktfällen konkurrierender Güter zu ermöglichen. „Als Terminus ad quem würde ich nicht einfach die Nidation nehmen, sondern ich möchte eine Grauzone bis zur Herausbildung der ersten Gehirnstrukturen in der 5. Woche postulieren."

Der Begriff „Individuum" erwies sich als äußerst mißverständlich, weil er in der Anthropologie und Biologie sehr unterschiedlich gebraucht wird. In der allerfrühesten Entwicklung, etwa zwischen dem 3. und 13. Tag, ist eine Mehrlingsbildung durch Teilung der Embryoanlage möglich. Es entstehen „Individuen". Was war aber vorher? Ein „Individuum"?

Diese Art der Fragestellung gebe „für den Beginn menschlichen Lebens keine Hilfe" (WUERMELING). Aber vielleicht für die Personenwerdung bzw. Beseelung? „Hier wäre der Begriff Individuum eben von uns anders verwendet als beim Naturwissenschaftler. Wir können nur mit Hypothesen arbeiten, und wir werden für den Normalfall den sichersten Weg gehen. Ich würde in bestimmten Konfliktsituationen dann fragen, ob ich auch ein

Risiko in Kauf nehmen kann wegen der Unsicherheit der Personenwerdung. Das hat Konsequenzen für die Frage der Spirale, bei der Vergewaltigung, für Ausschabungen und dergleichen" (GRÜNDEL).

Dieser Rekurs auf naturwissenschaftliche Kategorien löste eine gewisse Verwirrung aus. „Möglicherweise ist die Frage nach der Beseelung zu kurz gegriffen" (ULRICH). Tatsächlich spricht die jüdisch-christliche Tradition nicht von „Seele". Statt dessen hebt sie die besondere Anteilnahme Gottes an jedem einzelnen Menschen hervor, z. B.: „Noch ehe ich dich ausersehen, noch ehe du aus dem Mutterleib hervorkamst, habe ich dich geheiligt." (Jer. 1,5) oder: „Du (Gott) hast mein Inneres geschaffen, mich gewoben im Schoß meiner Mutter (...). Als ich geformt wurde im Dunkeln, kunstvoll gewirkt in den Tiefen der Erde, waren meine Glieder dir nicht verborgen. Deine Augen sahen, wie ich entstand." (Ps 139, 13–15). In diesem Zusammenhang ist die Frage nach dem Anfang dieser einzigartigen Beziehung nur sehr bedingt zu beantworten. Die naturwissenschaftlichen Daten haben nur Hinweischarakter und dürfen nicht überstrapaziert werden.

Die Spannung zwischen dem empirischen Tatsachenurteil, das jederzeit nachprüfbar ist, und der Wertsetzung, die aus anderen Quellen gespeist wird, nämlich aus dem Glauben oder der Weltanschauung, wurde deutlich in der Bewertung des Anenzephalus. Ob die weltanschaulichen Voraussetzungen reflektiert oder intuitiv-gefühlsmäßig sind, sie sind doch für andere nur einsehbar und „zwingend", wenn ähnliche weltanschauliche Kategorien vorhanden sind.

Für HEPP ist der Anenzephalus „ein ebenso Sterbender, der nur an der Nabelschnur hängt, wie der schwer unfallverletzte Gehirnsterbende. Da keine Überlebenschance mehr vorhanden ist, leite ich die Nichtzumutbarkeit des Austragens für die Frau ab". Er habe aber vor sechs Jahren gerade nicht im Hinblick auf die Organspende argumentiert. Es bliebe die Frage: „Ist er ein Sterbender, oder ist er schon tot? Ich könnte mir aber jetzt theologisch, nicht naturwissenschaftlich, eine Position vorstellen, die sagt, ‚anenzephal', ob mit oder ohne Stammhirn, sei theologisch gesprochen „Mensch" im vollen Sinne „sterbend"."

GRÜNDEL wollte nicht auf ein Mindestmaß an äußeren Kriterien verzichten. Es müsse der empirische Sachverhalt berücksichtigt werden. Beim Anenzephalus oder Acardius fehlt aber „jenes Substrat", das zum Menschen gehöre, was aber unabdingbare Voraussetzung einer weiteren Entwicklung darstelle. „Ich könnte hier wohl sprechen, das ist vom Menschen gezeugt, aber es ist nicht zu einem Menschen geworden."

Anlaß dieser Wertung war nicht eine Feststellung von Tatsachen, sondern der akute Handlungsbedarf. Ob daraus mit gleicher Konsequenz eine beliebige Verwendung als Organspender abzuleiten wäre, wurde nicht diskutiert.

Das Stichwort „Mehrlingsgeburt" lenkte die Diskussion in Richtung des selektiven Fetozids. „Wenn im Rahmen der provozierten Ovulation und In-vitro-Fertilisation Mehrlinge entstehen, sehe ich zunächst bis zu einer Zahl von vier kein so entscheidendes Problem. Ich werde aber doch sehr beklommen bei einer Zahl von fünf oder höher, wenn ich der Patientin mitteilen muß, daß hier jetzt mit einer Mortalität von 90 % für den einzelnen zu rechnen ist und daß der Überlebende mit der Hypothek einer Hirnblutung von 50 % belastet ist, so daß ich zweimal Fünflinge brauche, um ein Kind ohne Hirnblutung als Überlebenden zu haben" (HANSMANN). Ist daher eine Reduktion angezeigt?

In welchem Sinne ist eine Abschätzung der Chancen ein gültiger Parameter für das ethische Handeln? Eine exakte Ausgangsinformation in jedem Einzelfall ist unerläßlich. Das Problem der Kinder aus Mehrlingsschwangerschaften sind die erheblichen postnatalen Komplikationen. Wenn es z. B. heißt: „33 % Kinder mit schwerem Handicap", dann heißt das umgekehrt, „daß zwei Drittel der Kinder erwarten, ohne ein schweres Handicap zu überleben. Ich glaube, vor dem Hintergrund dieser Zahl und unserer Ergebnisse und Erfahrungen – wir haben in Deutschland mit Abstand die größte Erfahrung mit Mehrlingen –, daß wir Kinderärzte bei weitem nicht denken, daß 90 % der Kinder oder über 30 % dieser Kinder ein schweres Handicap haben. Es sind wesentlich weniger. Somit ist es zumindest zweifelhaft, ob die Reduktion von Mehrlingen ein akzeptables Vorgehen ist" (VERSMOLD). Es ist eine Sache, wenn es darum geht, ein großes Übel – Abbruch der Mehrlingsschwangerschaften – durch das geringere Übel der Reduktion zu vermeiden, um so ein gedeihliches Überleben einiger zu ermöglichen. Es ist eine andere Sache, wenn es heißt, aus Gründen der Bequemlichkeit erfolgt der Abbruch oder die Reduktion. Solche Ultimativforderungen sind nur erklärlich auf dem Hintergrund der weitverbreiteten und ungehemmten Abbruchpraxis. Auch wenn sich ein Kompromiß als einzig verantwortbarer Weg in dieser konkreten Situation zeigt, darf die Entscheidung nicht zum

Automatismus führen. „Zu sagen, diese Möglichkeit habe ich, also brauche ich nicht weiter nachzudenken, ob es zu Fünf- oder Sechslingen bei einer Schwangerschaft kommt, wäre für mich ein fauler Kompromiß" (GRÜNDEL).

Wann, so muß man fragen, läßt sich das selbstinduzierte Problem von Mehrlingen durch eine sorgfältigere Anwendung der provozierten Ovulation vermeiden (SCHWINGER)?

Was die strafrechtliche Seite anbelangt, machte HIRSCH auf folgendes aufmerksam: „Eine Reduktion ist nur dann straffrei, wenn eine der vier gesetzlichen Indikationen vorliegt." Eine Reduktion, um die Gefahr der Schädigung einiger der Mehrlinge auszuschließen oder um ihre Überlebenschance zu erhöhen, ist gesetzlich nicht gedeckt. „Nach dem Wortlaut des Gesetzes liegt in diesem Fall keine Indikation vor."

Es gilt sehr wohl, Prinzipien oder Grundsätze wie „Achtung vor dem Leben" oder die „Schutzwürdigkeit des Lebens" aufzuzeigen. Sie entlasten allerdings nicht von einer Berücksichtigung der Eigenart der konkreten Situation. Diese muß immer neu abgewogen werden.

„Wir sind einfach nicht in der Lage, eine moraltheologische Grundsatzdiskussion tagtäglich einzugehen. Mit jeder einzelnen Situation werden wir in eine moralethische Diskussion geführt, die wir individuell ausdiskutieren müßten. Müssen wir tun, was wir können? Können wir tun, was wir sollten? Wollen wir tun, was die anderen glauben, das wir müssen? Das Dilemma besteht doch darin, daß aufgrund der unterschiedlichen Individualsituationen keine präzisierbare Güterabschätzung aus einer absoluten Moralauffassung erfolgen kann" (STAUDACH).

Bleibt das Prinzip der Situationsethik? „Die Bezeichnung ist mißverständlich, weil sie mit Beliebigkeit = Prinzipienlosigkeit verwechselt wird" (BOLAND). Gemeint ist das Ringen um umfassende Berücksichtigung möglichst vieler Güter in Konfliktsituationen, die Wahl des geringeren Übels, etwa die Suche nach einem „guten" Kompromiß. Dazu gehört auch die nachträgliche Reflexion und Infragestellung unserer Handlungsmuster, die nur zu schnell zur Gewohnheit werden können. Die „Situation" darf nicht zur Norm werden.

Mehrfach wurde auf das Problem des Abbruchautomatismus eingegangen. In einer Gesellschaft, in der praktisch jeder gewollte Schwangerschaftsabbruch legal erfolgen kann – „Die Praxis ermöglicht fast jedem, der geschickt genug ist, diese legale Möglichkeit zu nutzen." (WÜNDISCH) –, äußerten viele ihr Unbehagen. „Wir machen die pränatale Diagnostik, weil sie relativ risikoarm ist, weil die Belastung für die Mutter im Falle einer Konsequenz relativ gering ist und weil sich das ungeborene Kind in einem nicht ganz rechtsfreien, aber doch rechtsarmen Raum befindet" (BERG).

Wie soll ein Automatismus verhindert werden? Brauchen wir eine bessere Ausbildung der genetischen Berater, um dieser programmierten Konfliktsituation vorzubeugen oder die richtige Akzentsetzung in der genetischen Beratung (PFEIFFER)?

„Die genetische Beratung bei pränataler Diagnostik hat nicht den Schwangerschaftsabbruch als logische Konsequenz zur Folge. Das ist unsere Schulung" (STENGEL-RUTKOWSKI).

„Der Automatismus wird zwangsläufig kommen, wenn es uns nicht gelingt, eine Wertung durchzusetzen. Es ist einfach, im Fall der Bagatellerkrankung, die durch Ultraschall oder andere Untersuchungen entdeckt wird, zu sagen: Hier lasse ich mich gar nicht erst auf das Risiko ein. Ich willfahre auch dem Wunsch der Schwangeren, die dann sagt, ich möchte kein Kind mit Klumpfuß haben. Der Klumpfuß ist doch sicher kein Grund für ein Interruptio. Hier müssen wir Mechanismen einbauen, die diesen Automatismus verhindern" (BERG).

Nur auf die Pluralitäten der Ansicht hinzuweisen und sich damit zu begnügen, schien angesichts der Schwere des Problems äußerst dürftig. Es bot sich aber kein praktischer Ausweg aus diesem Dilemma.

Grund zur gedämpften Hoffnung waren die Therapieaussichten. Auch wenn es wahr ist, daß z. Zt. „die große Mehrzahl von Schädigungen, die man pränatal feststellen kann, nicht therapierbar ist" (ROPERS) – das gilt vor allen Dingen für die Erbkrankheiten –, gibt es doch einige Lichtblicke. „Niemand kann in Frage stellen, daß sich zunehmend Möglichkeiten für die Behandlung des ungeborenen Kindes ergeben" (HANSMANN).

Der kranke Fet ist zum Patienten geworden, wenn auch im bescheidenen Umfang, aber in eindrucksvoller Weise.

Die 14 Nothelfer

B. Rupprecht

In seinem 1958 erschienenen Buch „Parkinson's law" hat Cyril NORTH-
COTE PARKINSON die Beobachtung gemacht, daß die Monumente
von Institutionen oft dann vollendet werden, wenn die Institutionen selbst
sich schon überlebt haben und ihre Funktion nicht mehr voll ausfüllen.
Seiner Aufzählung solcher Monumente hätte er auch die Wallfahrtskirche
zu den 14 heiligen Nothelfern am Obermain hinzufügen können. 1772
geweiht, wurde eine Generation später, 1803, die Wallfahrt untersagt und
die tragende Institution, das nahe Zisterzienserkloster in Langheim, säku-
larisiert.
Die Wiederaufnahme von Kult und Wallfahrt durch Franziskaner 1839
gehört in den Rahmen der Restaurationspolitik Ludwigs I. von Bayern; sie
kann nicht darüber hinwegtäuschen, daß zu Ende des 18. Jahrhunderts ein
Äon der Heiligenverehrung und der Frömmigkeitsgeschichte zu Ende
gegangen ist.
Zwar hält das zweite vatikanische Konzil noch an der Glaubenswahrheit
über die Fürbitte der Heiligen fest (Dogmat. Konstitution über die Kirche,
Kap. 7, Art. 49 und 50), über die Anrufung in bestimmten Anliegen jedoch,
auf denen der Kult der 14 Nothelfer beruhte, ist wenig mehr die Rede. Die
Erzählungen aus Vita und Legende, die den Anlaß bildeten für die abge-
grenzten Ressorts der Hilfe durch die Heiligen, sie sind den verschiedenen,
schon im 17. Jahrhundert einsetzenden Schüben inner- und außerkirchli-
cher Kritik zum Opfer gefallen. Und was Wallfahrt betrifft, so las man schon
1965 im maßgebenden Lexikon für Theologie und Kirche, daß „theologische
Reflexion ihr im allgemeinen nicht günstig" sei (Bd. 10, Sp. 945).
Gerade davon soll im folgenden nicht die Rede sein, sondern von den Überzeugungen und Kräften, die zu Wallfahrt und Monument geführt haben.
Was ist eine Wallfahrt? Wallfahrt ist im christlichen Bereich das Aufsuchen

von entfernt gelegenen Kultobjekten oder Gedenkstätten. Man kann die Wallfahrten nach ihren Objekten klassifizieren. Die von frühchristlicher Zeit bis heute wichtigste Wallfahrt führt zu den historischen Stätten des Heiligen Landes, die zweitwichtigste zu dem in Santiago di Compostela vermuteten Grab des Apostels Jakobus d. Ä. Dann gibt es die Wallfahrten zu materiellen Erinnerungsstücken wie das Turiner Grabtuch oder den Heiligen Rock in Trier.

Eine weitere Klasse stellt die Wallfahrt zu Orten von Erscheinungen dar. Im fünften Jahrhundert erschien der Erzengel Michael auf dem Monte Gargano in Apulien. Er erschien auch am Atlantik auf dem Mont St. Michel. Neuere Erscheinungen haben wir von Maria – in Lourdes, in Fatima; die jüngste und vielbesuchte, doch kirchlich (noch) nicht anerkannte, in Jugoslawien. Der Kult ist also nicht an vorgängiger Historie, an Gräbern, Reliquien oder sonst verehrungswürdigen Gegenständen festgemacht, zu denen auch Bildwerke gehören können. Er ist vielmehr durch den Ort der Erscheinung fixiert. Die Wallfahrt zu den 14 Nothelfern gehört zu dieser Klasse der Erscheinungswallfahrten.

In den Jahren 1445 und 1446 fanden an diesem Ort vier Erscheinungen statt, ein Kind mit rotem Kreuz auf der Brust wurde sichtbar. Die dritte Erscheinung am 28. Juni 1446 ist die für die Wallfahrt entscheidende. Das Kind ist umgeben von 14 weiteren Kindern, und sie sagen dem jungen Schäfer aus Kloster Langheim, der die Erscheinungen hat: „Wir sind die 14 Nothelfer und wollen eine Kapelle haben, auch gnädiglich hier rasten. Und bist du unser Diener, so wollen wir deine Diener wieder sein." Das entscheidende Wort dieses Textes, der erstmals im Wallfahrtsbuch von 1519 publiziert wurde, lautet: hier. An diesem „Hier" hat man sogleich ein Holzkreuz als Markierung errichtet, 1448 den Altar der ersten Kapelle konsekriert, die 1525 im Bauernkrieg zugrunde ging. Hier wurde 1543 die zweite Kirche geweiht, die dem barocken Bau vorausging. Aus dessen Baugeschichte gibt es ein für die Qualität des „Hier" ungemein bezeichnendes Faktum. Nach langwierigen Planungen, an denen eine Reihe bedeutender Architekten beteiligt war, entschloß man sich für einen Bau in der traditionellen Kreuzform. Der Gnadenaltar über dem Ort der Erscheinung ist für die Vierung vorgesehen. 1743 begann man zu bauen; die Bauleitung lag bei einem Architekten aus Thüringen-Weimar, Gottfried Heinrich KROHNE, geboren in Dresden. Als die Umfassungsmauern an einigen Stellen schon bis vier Meter hoch geführt

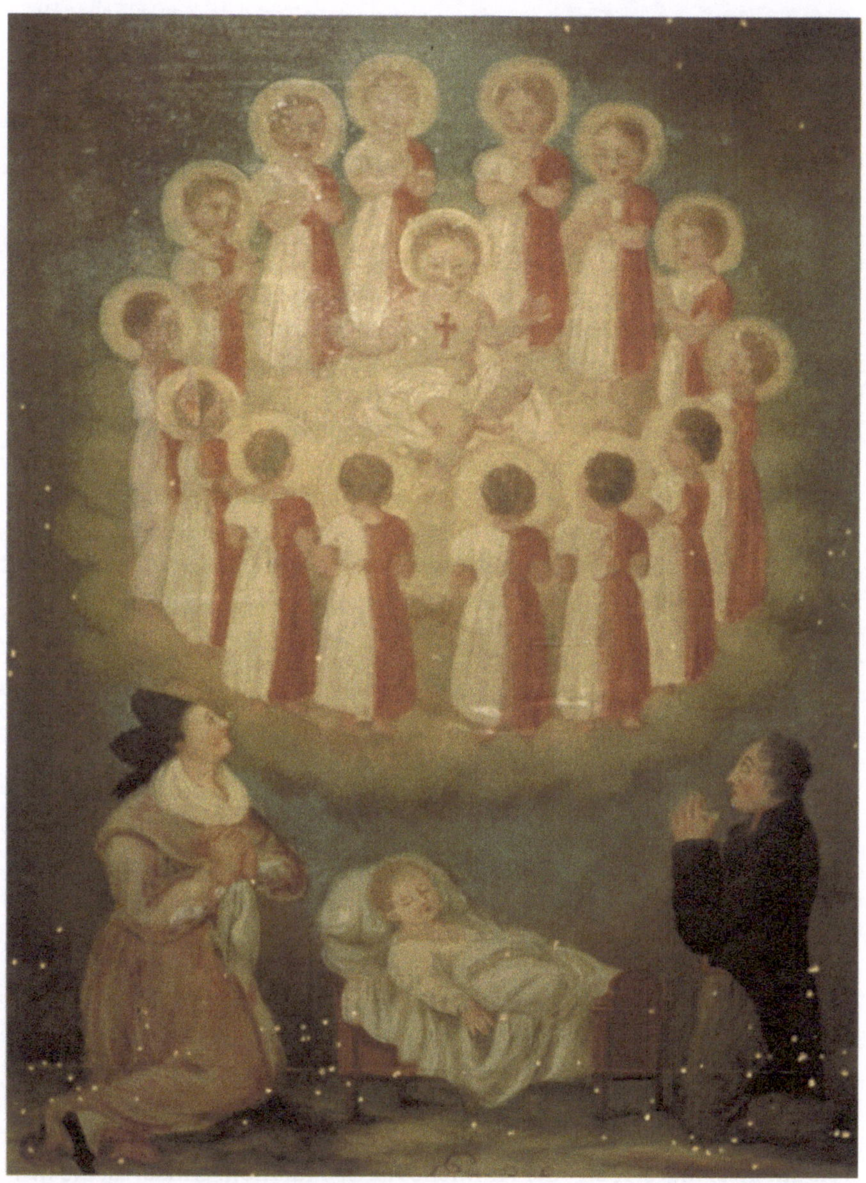

Votivtafel in der Basilika Vierzehnheiligen (Foto genehmigt von Pater B. Lutz).

waren, kam Balthasar NEUMANN aus Würzburg zur Inspektion und stellte fest, daß KROHNE den Bau beträchtlich nach Osten verschoben hatte. Die bei allen Verantwortlichen daraus resultierende Aufregung beruhte auf dem Umstand, daß der Erscheinungsort samt dem Gnadenaltar nun nicht mehr die auszeichnende Position in der Vierung einnehmen konnte, sondern sich nun gegen Westen im Langhaus befand. Wie so oft haben gerade Schwierigkeiten den Witz angestachelt: In einer genialischen Planungsserie ist es NEUMANN schließlich gelungen, daß Raumgefüge so zu ordnen, daß der Gnadenaltar auch im Langhaus ein Zentrum darstellte.

Die Bewunderung für dieses Meisterstück spätbarocker Kirchenarchitektur hat das auslösende Moment oft in Vergessenheit geraten lassen. Lag es nicht am nächsten, den Gnadenaltar um die zwölf oder dreizehn Meter - um mehr hat es sich nicht gehandelt - nach vorne, in die neue Vierung mitzunehmen? Der Gedanke ist damals wohl nicht einmal gedacht worden - er war im eigentlichen Sinn des Wortes undenkbar. Auch nach dreihundert Jahren stand die Stelle, der Punkt der Erscheinung um keinen Meter zur Disposition. Nur für diese Stelle gilt die Verheißung der Nothelfer als „Diener", nur hier können Gnaden erfleht und vermittelt werden, nicht ein Ungefähr, sondern dieser eine Ort ist das Ziel der Wallfahrt.

1445, das ist im Abendland keine sehr alte Wallfahrt, wenn auch mehr als ein halbes Jahrtausend darüber vergangen ist. Das Spätmittelalter hat die Ausbreitung und auch die Ausschmückung der Heiligenlegende, die Heiligenverehrung sehr propagiert, hat die Heiligenlegende bis zu einem gewissen Grad kodifiziert. Der Erscheinungsbericht des jungen Schäfers setzt ja bereits einen Bewußtseinsinhalt, ein Wissen von den 14 heiligen Nothelfern voraus; der Kult bestand bereits. Das früheste Zeugnis davon haben wir in Österreich Ende des 13. Jahrhunderts. Genau wissen wir nicht, wo der Kult entstanden ist. Seine Verbreitung ist im deutschen Sprachgebiet am dichtesten, vor allem in den Diözesen Regensburg und Bamberg. Über die Entstehung und Herkunft gibt es heute nur Spekulationen. Oft wird Italien und die große Pest um die Mitte des 14. Jahrhunderts genannt. Beides kann nicht stimmen. Der Kult ist schon früher belegt, und was Italien anbelangt, so darf man sich wundern, daß so wichtige Heilige und Nothelfer wie ein Laurentius, ein Rochus nicht dabei sind. Unklar ist der Grund der Zahl 14; der Hinweis auf zwei mal sieben oder Ähnliches ist Spekulation. Unklar ist die Mitgliedschaft, warum es gerade diese 14 Heiligen sind; darunter so seltene in der Verehrung des späten Mittelalters wie der heilige Aegidius, dessen Kult in Südfrankreich beheimatet war.

Gelegentliche Sonderformen der Reihe sollen nur kurz angedeutet werden. In Füssen hat man den Lokalheiligen Magnus hinzugestellt, so daß man auf 15 Nothelfer kam. Andernorts legte man ebenfalls Wert auf einen speziellen Heiligen als Nothelfer, ließ aber aus der standardisierten Reihe dafür jemanden weg, damit es bei der üblichen Zahl blieb. Daß über Ursprung und Frühformen des Nothelferkultes so wenig Klarheit herrscht, stimmt doch nachdenklich.

Für die mit der „Moderne" aufsteigenden kritischen historischen Wissenschaften war Frömmigkeitsgeschichte eben kaum mehr ein Thema. Daß Legenden nicht auf historischen Fakten beruhen, hat weitgehend übersehen lassen, daß Legenden Anlaß zu gewichtigen Fakten gegeben haben – spirituellen, sozialen und monumentalen, wie nicht zuletzt die Wallfahrtskirche Vierzehnheiligen dokumentiert. Das Material über die 14 Nothelfer und die damit zusammenhängenden Fragen sind im 19. Jahrhundert und in den ersten Jahrzehnten des 20. der Volkskunde älteren Schlages überlassen worden, die von ihrer Gegenstandsbestimmung, ihren Begriffen, ihren Fragestellungen und Methoden her nicht immer befriedigende Antworten gegeben hat.

Die 14 heiligen Nothelfer, wer sind sie? Ich folge der Aufzählung in der ersten liturgischen Fixierung der 14 heiligen Helfer in dem gedruckten Missale von 1490 der Diözese Bamberg. Dort werden genannt: Georg, Blasius, Erasmus, Pantaleon, Veit, Christopherus, Dionysius, Cyriakus, Achatius, Eustachius, Aegidius und dann die drei Frauen, Jungfrauen, Margareta, Barbara und Katharina. In allen Aufzählungen werden die drei Frauen zuletzt genannt. Aber sie bleiben beisammen, denn sie sind selber schon Gruppe gewesen, als die drei Heiligen Jungfrauen verehrt. In Altbayern, in Österreich sind sie die „drei Heiligen Madln", die oft zusammen auf Altären vorkommen. Sie sind hier nicht einzeln vorzustellen, das führt bei 14 zu weit. Aber einige Hinweise auf die Voraussetzung einer Heiligenverehrung, auf die Überzeugungen, Glaubensinhalte, die dazu Grundlagen abgegeben haben, sind doch zu erwähnen.

Die allgemeinste Grundlage ist die Idee der Kirche als einer *Communio sanctorum,* als einer Gemeinschaft der Heiligen, die sowohl die Lebenden wie die Toten umfaßt, und die Vorstellung – eine frühchristliche Vorstellung –, daß diese *communio* füreinander betet. Der zentrale Gedanke der Fürbitte, ihrer Notwendigkeit und ihrer Wirkung sind für die Heiligenverehrung daraus abgeleitet. Nun ist bei den 14 Nothelfern noch ein weiteres Moment von Wichtigkeit. Bis auf einen, Ägidius, sind sie alle Märtyrer, und schon das frühe Christentum hat den Märtyrern eine besondere Stellung zuerkannt. Sie sind die wahren Nachfolger Christi, auch wegen der Passion, die sie durchlitten haben. Ihnen ist eine besondere Kraft der Vermittlung von Gnaden eingeräumt. Sie stehen ihrer Verdienste wegen dem Erlöser ganz nahe, bei Augustinus und Ambrosius finden wir sogar, daß sie Beisitzer des jüngsten Gerichtes sind, also eine unerhörte Stellung in den letzten Dingen haben.

Die Märtyrerlegende gibt nach einem einzigen Grundmuster, aber in vielerlei Versionen Auskunft, wie diese Macht den Märtyrern zugekommen ist, sie spricht sozusagen von ihrer Bestallung. Der Zeitpunkt dafür ist innerhalb des Martyriums immer kurz vor dem Tode, und eine besonders feierliche Bestallung wird vom Heiligen Dionysius berichtet. Ich beziehe mich auf ein Geschichts- und Predigtbuch, das in Augsburg 1738 erschienen ist und dessen zweiter Band von den 14 heiligen Nothelfern handelt. Dort liest man: Der heilige Dionysius verbringt nach vielen Martern seine letzte Nacht vor der Hinrichtung im Gefängnis und feiert dort eine Messe. Dann heißt es: „Als der heilige Bischof die hochwürdige Hostie zerbrach, ein himmlischer Glanz das Gefängnis erleuchtet und Christus selbst von vielen Engeln begleitet erschien, die Hostie in seine heilige Hand nahm und dem heiligen Dionysius zum Genießen darreicht, sprechend: ‚Nehme dies hin, mein Geliebter, welches ich Dir zugleich mit meinem Vater erfüllen werde. Wegen Deiner Lieb und Mildigkeit, so Du allzeit getragen, wirst Du alles erhalten, was Du für jeden begehren wirst.‘ Wegen solcher himmlischer Zusagen hat die Kirche den heiligen Dionysius unter die 14 Nothelfer gezählt.“ – „Wirst Du alles erhalten, was Du für jeden begehren wirst“. Das ist die Nothelferformel der Märtyrer-Passio gewesen, und darin ist eine Rechtsvorstellung enthalten, die in jener Zeit ganz selbstverständlich war. Aufgrund von Verdienst hat eine Person ein Privileg eingeräumt erhalten. Und dieses Privileg ist eben die Vermittlung von Bitten und die Vermittlung von Gnaden. Voraussetzung ist das Gedächtnis, die Erinnerung der Verdienste des Martyriums und damit die Verehrung. Es ist heute sehr schwierig, sich eine zureichende Vorstellung zu machen, welch eine dichte Realität eine solche garantierte Privilegierung des Heiligen für das Christentum von der frühchristlichen Zeit bis zum Ende des Barock gewesen ist.

Die Heiligenlegende selbst bringt nun eine konkrete Ausgestaltung dieser Privilegien je nach Anliegen. Zum Beispiel die heilige Margareta. Ich zitiere aus der Legenda Aurea, der großen Kodifizierung der Heiligenlegende am Ende des 13. Jahrhunderts durch den Erzbischof von Genua, Jacopo DE VORAGINE. Diese Legenda Aurea war nach der Bibel eines der ersten gedruckten Bücher und der meist gedruckten überhaupt, die große Sammlung der Heiligenlegenden. „Die heilige Margareta bat vor der Hinrichtung noch um eine Frist zum Gebet und betete dann mit Andacht für sich, ihre Verfolger und für die, so ihr Gedächtnis würden feiern und ihren Namen anrufen und bat auch, welche Frau ihren Namen in Kindsnöten anrufe, die sollte eines gesunden Kindes genesen. Da kam eine Stimme vom Himmel, die sprach, sie sei ihrer Bitte gewährt." Und damit ist sie die Patronin der niederkommenden Frauen.

Es gibt für die Patronage der Nothelfer eine weite Auffächerung, nicht nur nach Leiden und sonstigen Notsituationen, sondern auch nach Ständen, nach Lebensaltern, nach Berufen. Ein paar Beispiele: Der heilige Georg ist ein Streiter zu Pferd, ein Ritter. Er ist somit der Patron der Aristokraten und des Wehrstandes. Die heilige Katharina diskutiert gleich 50 heidnische Philosophen auf einmal nieder, sie ist die Patronin der Universitäten, der Gelehrten und der Wissenschaften. Der heilige Veit wird schon als Knabe zu Tode gemartert. Er ist der Patron der Jugend. Der heilige Pantaleon ist Leibarzt des Kaisers Maximinianus, der Patron der Ärzte. Der heilige Christopherus trägt Reisende über den Fluß. Er ist der Patron der Schiffer und der Flößer.

Hinter all dem steht eine statistisch aufgefaßte Ordnung der Gesellschaft nach Ständen und nach Berufen, und es gibt so etwas wie die Vorstellung einer Klientel, die einen Mächtigen hat an der Spitze des Systems. Natürlich ist die Ordnung der Gesellschaft hineingespiegelt in die Heiligenlegende und in die Vorstellung der Ordnung der heiligen Gemeinschaft selbst. Sie hat auch mit Sicherheit auf die Ausgestaltung der Legende rückgewirkt.

Dann gibt es noch Patronate für Leiden und Krankheit, für Notsituationen. Die Motive für diese Patronate werden aus den Fakten der Biographie und vor allem des Martyriums der Heiligen entnommen. Der heilige Dionysius wird enthauptet – Patron für Kopfkrankheiten und Kopfschmerzen. Die heilige Barbara wird in einem Turm eingesperrt – Patronin der Architekten und Bauleute. Auf der Flucht öffnet sich wunderbarerweise ein Felsen, um sie zu verbergen, daher auch ihr Patronat über Bergwerke und Minenarbeiter. Ihr Henker wird vom Blitz erschlagen, sie schützt vor Blitzschlag und Feuer, ist aber auch die Patronin der Artilleristen und der Feuerwehr. Wegen ihrer außergewöhnlichen Schönheit wird Margareta vergebens vom Präfekten Olibris begehrt – Patronin der Gesichtskrankheiten. Blasius holt einem erstickenden Kind die Fischgräte aus dem Hals – zuständig für Halskrankheiten. Ägidius wird in seiner Einsiedelei von der Milch einer Hirschkuh ernährt – an ihn wenden sich die stillenden Mütter. Cyriakus, schon ins Gefängnis geworfen, treibt dort der Tochter des Diokletian einen bösen Geist aus – er hilft gegen Besessenheit und Epilepsie.

Auch aus Mißverständnissen sind Patronate entstanden. Der heilige Erasmus, wunderbarerweise aus dem Gefängnis befreit, fährt anschließend übers Meer. Als Patron der Seefahrer wurde er dargestellt mit einer Schiffswinde mit Seil; diese wurde mißinterpretiert auf ein Martyrium, bei dem dem Heiligen die Gedärme herausgewunden wurden – daher sein Patronat für Magenkrankheiten, für Koliken, aber auch für niederkommende Frauen, zudem noch der besondere Schutz über die Dreher und Drechsler. Eine der Stationen im Martyrium des heiligen Veit bestand darin, in einem Kessel siedenden Öles gesteckt zu werden. Dieser Kessel, sein Attribut, wurde oftmals ziemlich klein abgebildet, woraus dem Heiligen ein Patronat über die Bettnässer zugewachsen ist.

Es erhebt sich die Frage, worauf die bei den Nothelfern geglaubte Kraft der Gnadenvermittlung in so konkreten Anliegen und Leiden beruht. Die zugrunde liegende Vorstellung ist das Verdienst des stellvertretenden Opfers. Der Märtyrer hat mit seinem physischen Leiden um Christi willen ein Opfer dargebracht. Und dieses in der Legende meist konkret bezeichnete und oft drastisch geschilderte Leiden um Christi willen hat stellvertretend für das Christenvolk so etwas wie eine Teilerlösung bewirkt. Daraus ergibt sich die Privilegierung des Märtyrers für die konkrete, von ihm durchlittene Beschwer helfende Gnade zu vermitteln. Das hinter dieser Vorstellung stehende Bewußtsein ist das einer menschlichen Existenz in der *vallis lacrimarum,* einer geschädigten Schöpfung durch Hochmut, Sünde und Schuld. Auf Befreiung von diesen Bedrängnissen hat niemand ein Anrecht, sondern es gibt nur Gnade und Barmherzigkeit. Sich diesen Stand des

Bewußtseins zu vergegenwärtigen ist nötig, weil er mit der neuesten Phase der Moderne so gut wie völlig abhanden gekommen ist.

Mit dem Patronat über Stände und Berufe, der Hilfe bei Leiden und in Nöten ist das Amt der Nothelfer nicht erschöpft. Sie waren nicht nur für physische, materielle Dinge, sozusagen in terrestrischen Angelegenheiten zuständig. Nach christlichem Verständnis sind sie für die gesamte *conditio humana* zuständig, auch für das Spirituelle, für das Heil, nicht nur des Körperlichen, sondern auch der Seele. Der heilige Georg hilft gegen Religionsfeinde und gegen den Satan selbst, der heilige Cyriakus gegen Versuchungen und Anfechtungen. Der heilige Achatius stärkt in Zweifeln, der heilige Blasius ist für Gewissensbisse zuständig, der heilige Ägidius für eine gute Beichte und der heilige Pantaleon für wahre Buße. Am wichtigsten vielleicht von allen diesen spirituellen Nothelfern ist Sankt Christophorus. Er wird gemartert in vielerlei Weisen, doch kommt er nicht zu Tode. Er hat so etwas wie einen Vorschuß des ewigen Lebens. Er ist der klassische Patron für einen guten Tod. Er bewahrt vor dem plötzlichen und vor allem vor dem unbußfertigen Tod. Nach der Legende war er ein Riese, deshalb wird er oft im Riesenmaßstab abgebildet, und es ging der Glaube, daß niemand eines plötzlichen und versehenenen Todes sterben werde an dem Tag, an dem er seines Bild ansichtig geworden war.

Erst mit dem Patronat auch über Gesundheit der Seele und ihr ewiges Heil rückt das ganze Offizium der Nothelfer in den Blick; erst diese Übersteigung des Bereiches hienieden macht sie zu Gestalten christlichen Kultes.

Das Streben moderner menschlicher Existenz nach Autonomie ging Hand in Hand mit der Erarbeitung effizienter Hilfeleistungen durch Medizin, angewandte Naturwissenschaften, Technik, Versicherungswesen und nicht zu vergessen durch institutionalisierte Sozialsysteme mit ihrer breiten Streuung des Fortschritts.

Damit ist die Ausrichtung der Solidargemeinschaft verändert worden. Die Solidargemeinschaft mit den Nothelfern war eine vertikale. Sie reichte über alle terrestrischen, physischen und materiellen Anliegen, auch über das Gegenwärtige hinaus ins Jenseitige; sie verspannte Erde und Himmel, Zeit und Ewigkeit.

Die moderne Solidargemeinschaft ist rein horizontal ausgerichtet, ihre immense Hilfeleistung ereignet sich innerhalb des Horizonts, den historische Zeit absteckt.

Die Anrufung der Nothelfer war die Bitte der Kreatur um Gnade und Barmherzigkeit. Das moderne Bewußtsein besteht auf Rechten und Anrechten, es dringt – was der Christ nie wagen würde, ja was er geradezu zu fürchten hat – auf Gerechtigkeit. Der weit vor dem 18. Jahrhundert beginnende Prozeß der Aufklärungen und Säkularisationen, der Entscheid, Notstände von „natürlichen" und „wissenschaftlichen" Grundlagen her zu beheben, ließ den Perspektivpunkt ewigen Heiles aus dem Blick geraten.

In der vorletzten Szene des berühmten Romans „Gattopardo" des Tomasi DI LAMPEDUSA wird ein erhellendes Licht auf das Schicksal des Stiles der Heiligenverehrung geworfen, der im 19. Jahrhundert zu Ende gegangen ist. Die Szene spielt in der Garibaldi-Zeit, als Sizilien eben an das Königreich Italien angeschlossen war. Niedergeschrieben wurde sie in den fünfziger Jahren dieses Jahrhunderts.

Der alte Fürst Salina ist gestorben, drei Töchter leben noch im Palast auf dem Land. Der Erzbischof und Kardinal von Palermo meldet sich an zur Visitation der Hauskapelle. Die Bemerkung des Autors, der Kirchenfürst sei kein Sizilianer, kein Meridionaler – nicht einmal ein Römer, verheißt nichts Gutes. Der Kardinal kommt ohne jegliches Zeremoniell, gibt sich unverbindlich freundlich und befindet, daß das Bild auf dem Altar besser in der Familiengalerie aufgehoben wäre. Er führt mit sich einen Geistlichen, Fachmann für Reliquien und Dokumente, einen Piemontesen, der die paläographische Schule des Vatikans absolviert hat. Dieser läßt sich alle die Kultgegenstände betreffenden Dokumente übergeben und zieht sich mit seinen Werkzeugen – einer kleinen Säge, einem Hämmerchen, Schraubenzieher und zwei Bleistiften – in die Kapelle zurück. Nach drei Stunden öffnet sich die Tür, in einem Korb liegen alle Dokumente zerrissen, und der wackere Geistliche ist mit Staub übersät – vom Zerklopfen der Reliquien, die, so gut wie alle, ebenfalls in dem fatalen Korb gelandet sind. Dieser Kardinal ist ein Türke, knirscht eine der Schwestern. Eine andere fragt, was man mit dem Inhalt des Korbes machen solle. Nach Belieben, es sei völlig wertloses Zeug, man könne es auch auf den Abfallhaufen werfen.

Der Kardinal war inzwischen abgereist.